Pareceres do *Língua-Presa*

Tendo examinado e tratado recém-nascidos e adultos com frênulos alterados desde o início dos anos 1980, nunca vi um estudo tão completo e abrangente sobre o assunto. O Dr. Baxter abordou tudo! Sua própria experiência pessoal foi um grande motivador para tornar este livro uma leitura obrigatória para pais, médicos, dentistas, consultores em amamentação e terapeutas de todas as especialidades.

Greg Notestine, DDS, AAACD
Membro Fundador e Ex-Diretor, Afiliação Internacional de Profissionais da Língua Presa. (International Affiliation of Tongue-Tie Professionals - IATP)

Não há melhor sensação do que ver que fui capaz de incentivar indivíduos como o Dr. Baxter a adicionar conteúdo de conhecimento necessário para educar a comunidade da saúde, e também os pais sobre a necessidade de avaliar os frênulos orais para potenciais problemas relacionados à língua, que não é apenas um músculo, mas uma parte do nosso corpo que pode afetar muitos outros sistemas, crescimento e desenvolvimento infantil, fala e muito mais. Parabéns por escrever este excelente livro.

Larry Kotlow, DDS
Pioneiro e especialista em frênulos orais de renome mundial

"Língua Presa" é um recurso revolucionário para pais, pacientes e profissionais. Um recurso tão detalhado, extenso e baseado em pesquisas que ainda não existiam até agora! Como fonoaudióloga e terapeuta miofuncional orofacial certificada pela IAOM, este livro ocupará um lugar de destaque em minha biblioteca e será uma recomendação que farei a meus colegas, pacientes e alunos. Agradeço por preencher esse espaço!

Autumn R. Henning, MS, CCC-SLP, COM
Fundadora, Treinamento TOTS

Que revigorante ter um recurso para pais e profissionais baseado em experiência clínica e pesquisas atuais! "Língua Presa" é uma abordagem direta e objetiva sobre a influência dos frênulos alterados no desenvolvimento da fala e alimentação.

Melanie Potock, MA, CCC-SLP
Autora de Adventures in Veggieland e co-autora de Raising a Healthy Happy Eater

Como especialista cirúrgico e pesquisador clínico na área de frênulos alterados por quase 20 anos, eu estava ansioso por um livro que abrangesse este assunto. "Língua Presa" é uma contribuição bem-vinda e muito esperada. Deve servir como um guia conciso para profissionais e famílias que buscam mais conhecimento sobre esse tópico. Obrigado, Dr. Baxter, por impulsionar nossa especialidade!

Scott A. Siegel, MD, DDS, FACS, FICS, FAAP, DABLS
Cirurgião Buco-Maxilo-Facial e Pioneiro em Cirurgia à Laser de Frênulo Labial e Lingual

Dr. Baxter e seus co-autores fizeram um trabalho notável de unir todas as informações atuais sobre frênulos orais alterados e seu impacto na saúde em um só lugar. Esta publicação é o elo que faltava e ajudará a todos nós que estamos envolvidos no cuidado integral ao paciente, desde recém-nascidos até adultos subdiagnosticados. Ótimo trabalho, Dr. Baxter e equipe!

Martin A. Kaplan DMD, DABLS
Odontopediatra e Diretor de Cirurgia Odontológica à Laser para o American Board of Laser Surgery

LÍNGUA PRESA

Como Uma Pequena Membrana Embaixo da
Língua Impacta a Amamentação, a Fala,
a Alimentação, e Muito Mais

RICHARD BAXTER, DMD, MS

com

Megan Musso, MA, CCC-SLP, **Lauren Hughes**, MS, CCC-SLP,
Lisa Lahey, RN, IBCLC, COMS, **Paula Fabbie**, RDH, BS, COM,
Marty Lovvorn, DC, e **Michelle Emanuel**, OTR/L, NBCR, CST
Prefácio por **Rajeev Agarwal**, MD, FAAP
Traduzido por **Renata Nehme**, RDH, BSDH, COM®

Língua Presa: Como Uma Pequena Membrana Embaixo da Língua Impacta a Amamentação, a Fala, a Alimentação, e Muito Mais.

Publicado por Alabama Tongue-Tie Center www.TongueTeAL.com

Solicitações de informações devem ser endereçadas ao Alabama Tongue-Tie Center
Info@TongueTieAL.com
2480 Pelham Pkwy, Pelham, AL 35124

Primeira Edição

Design da Capa: Kostis Pavlou
Design Interior: Allan Ytac
Editores: Barbara Stark Baxter, Christine Ekeroth, Michael McConnell, e Taylor McFarland

Foto do Autor por Christine Ekeroth
Tradutor: Renata Nehme, RDH, BSDH, COM®
ISBN-13: 978-1-7325082-8-6
Impresso nos Estados Unidos da América

Dados de catalogação na publicação do editor
Nomes: Baxter, Richard Turner, autor. | Musso, Megan, colaborador. | Hughes, Lauren, colaborador. | Lahey, Lisa, colaborador. | Fabbie, Paula, colaborador. | Lovvorn, Marty, colaborador. | Emanuel, Michelle, colaborador. | Agarwal, Rajeev, autor do prefácio.

Título: Língua Presa : Como Uma Pequena Membrana Embaixo da Língua Impacta a Amamentação, a Fala, a Alimentação, e Muito Mais/ Richard Baxter, DMD, MS ; com Megan Musso, MA, CCC-SLP ; Lauren Hughes, MS, CCC-SLP ; Lisa Lahey, RN, IBCLC ; Paula Fabbie, RDH, BS, COM ; Marty Lovvorn, DC ; e Michelle Emanuel, OTR/L, NBCR, CST ; prefácio por Rajeev Agarwal, MD.

Descrição: Pelham, AL: Alabama Tongue-Tie Center, 2025

Identifiers: ISBN 978-1-7325082-8-6 | LCCN 2018907841

Assuntos: Língua LCSH. | Otorrinolaringologia Pediátrica. | Amamentação. | Fala. | Distúrbios da fala em crianças. | Terapia da fala para crianças. | Distúrbios nutricionais em lactentes. | Distúrbios nutricionais em crianças. | Odontopediatria. | Crianças - Assistência Odontológica. | BISAC MÉDICO / Pediatria | MÉDICO / Odontologia / Geral | MÉDICO / Audiologia e Fonoaudiologia | MÉDICA / Perinatologia e Neonatologia

Classificação: LCC RF47.C4 .B39 2018 | DDC 618.92/09751--dc23

Os royalties do autor deste livro serão doados para caridade.

Isenção de responsabilidade:

Para Hannah, Noelle, e Molly,
E para todos os pacientes que eu tive o privilégio de tratar.

Índice

Agradecimentos

Richard Baxter, DMD, MS

Em primeiro lugar, gostaria de agradecer à minha esposa, Tara, pelo apoio a este projeto e pelo trabalho amoroso na criação de nossas três filhas, todas com dificuldades na amamentação e apresentando língua e lábio presos. Agradeço ao Dr. Taylor McFarland, à Dr. Bobbie Baxter, a Christine Ekeroth, Michael McConnell e Lynn Richardson por dedicarem incontáveis horas editando e oferecendo sugestões para esclarecer nossos pensamentos e tornar este projeto melhor de maneiras imensuráveis. Sou grato aos pioneiros no campo da língua presa, que tornaram mais fácil para profissionais como eu cuidar dessas famílias. Obrigado ao Dr. Larry Kotlow, que tem sido tão generoso em responder perguntas, ministrar palestras e oferecer conselhos sobre tratamento, tanto para mim quanto para milhares de outros profissionais. Agradeço também ao Dr. Marty Kaplan por seu apoio, encorajamento e cursos sobre frênulos alterados, e ao Dr. Bobby Ghaheri, por escrever postagens instigantes em seu blog, revisar o manuscrito e, como otorrinolaringologista, colaborar com dentistas para ajudar a educar e promover a integração entre profissionais. Muitos dos pensamentos e ideias apresentados neste livro nasceram de interações e palestras ministradas por essas pessoas, além do conhecimento adquirido ao observar pacientes sofrendo diariamente com sintomas relacionados à língua presa em nosso consultório. Obrigado a Megan, Lauren, Lisa, Paula, Marty, Michelle e Rajeev, que contribuíram para este livro e dedicaram inúmeras horas para torná-lo realidade. Acima de tudo, agradeço ao Senhor, por ter usado nossas experiências pessoais com frênulos alterados como um catalisador para ajudar outros com essa condição.

Megan Musso, MA, CCC-SLP

Gostaria de expressar minha profunda gratidão ao Dr. Baxter por me permitir contribuir com este livro e por sua paciência e apoio enquanto eu conciliava a escrita com as demandas da vida. Agradeço também a Courtney Gonsoulin, Diane Bahr, Melanie Potock, Autumn Henning, Kristie Gatto e Dana Hearnsberger por me oferecerem uma base sólida nesta área, por me encorajarem a ser uma voz para meus pacientes e por estarem presentes quando me faltavam palavras. Obrigada por serem pioneiras brilhantes no nosso universo da alimentação. A Kacie Peterson e Danielle Robinson — obrigada por fazerem parte da minha tribo e por me ajudarem a crescer como terapeuta. Eu não conseguiria exercer meu trabalho sem vocês. Ao meu marido, minha eterna gratidão por acreditar em mim, me apoiar em cada jornada e nunca reclamar quando levo trabalho para casa. Às famílias que tenho a honra de atender — obrigada por lutarem por seus filhos e por serem seus maiores defensores. E, por fim, a Deus, a quem devo todos os meus dons e talentos. Sou imensamente grata por Ele ter me escolhido para cumprir Sua obra por meio deste trabalho tão recompensador.

Lauren Hughes, MS, CCC-SLP

Em primeiro lugar, quero expressar minha profunda gratidão ao Dr. Baxter, não apenas por me incluir neste projeto, mas também por todo o apoio que me ofereceu quando iniciei meu consultório. Não teria alcançado a experiência e o conhecimento que possuo hoje sobre língua presa se ele não tivesse me incluído em seu trabalho desde nosso primeiro encontro. Agradeço à Autumn Henning por me apresentar os frênulos alterados sob a perspectiva da fonoaudiologia e por me permitir incorporar algumas de suas valiosas informações nos meus capítulos. Sou grata aos meus amigos e familiares pelo apoio constante ao longo do caminho, enquanto eu construía minha clínica particular. E, acima de tudo, agradeço ao Senhor, por usar o Dr. Baxter e cada pessoa que contribuiu para este livro para aumentar a conscientização sobre um tema que impacta muito mais famílias, crianças e adultos do que muitas vezes podemos imaginar.

Lisa Lahey, RN, IBCLC, COMS

Obrigado Dr. Baxter por sua dedicação em escrever este livro e por me pedir para contribuir. É minha paixão compartilhar minha experiência, ensinar e ajudar os pais e outros profissionais a crescerem em sua compreensão e conhecimento sobre amamentação e função oral em todas as idades. Gostaria de expressar minha gratidão às famílias, crianças e adultos com quem trabalho e que me ensinam todos os dias sobre questões complexas de alimentação e perseverança. Gostaria de agradecer aos mentores que me incentivaram a aprender mais sobre disfunção oral e reabilitação. Sou particularmente grata ao meu querido marido e cinco filhos, que me apoiaram ao longo do caminho e compreenderam o sacrifício do meu tempo e talentos. Sou grata à Deus por me abençoar com talentos, habilidades e uma vocação gratificante que me permite ajudar outras pessoas a encontrar saúde e bem-estar.

Paula Fabbie, RDH, BS, COM

Agradeço ao Dr. Baxter e a todos os médicos e profissionais de saúde pela confiança e incentivo ao longo dos anos. O apoio de vocês me permitiu desenvolver e aprofundar meu interesse e minhas habilidades como profissional atuante em motricidade orofacial e terapia miofuncional. Sou grata aos meus colegas que compartilham do mesmo grau de altruísmo e que, juntos, contribuíram para o sucesso de inúmeros casos ao longo dos anos. Um agradecimento muito especial à Lorraine Frey, RDH, LDH, BAS, COM, FAADH, minha coautora, por suas contribuições, apoio constante e excelente trabalho neste campo emergente e essencial. Ao meu marido, Joe, ao meu filho Marc e à sua esposa Laura, minha gratidão por compreenderem e me apoiarem, permitindo que eu me dedicasse a esta missão pela qual sou profundamente apaixonada. E, por fim, a todas as crianças e adultos que se beneficiaram desta terapia tão necessária, meu sincero agradecimento por me permitirem acompanhá-los em sua jornada rumo ao bem-estar.

Marty Lovvorn, DC

Tenho grande admiração pelo Dr. Baxter e sua capacidade de impactar positivamente as gerações futuras através de seu trabalho. Estou realmente honrado por fazer parte de seu livro. Eu sou muito agradecido à disposição do Dr. Baxter de incentivar o estudo em grupo ao longo deste livro, e sou grato pela oportunidade de compartilhar uma perspectiva da quiropraxia sobre as condições de língua presa. Gostaria de agradecer à minha esposa maravilhosamente solidária, Lindsey, por seu espírito inabalável em compartilhar a incrível paixão pela quiropraxia e serviço aos outros. Seu amor por Cristo, coração generoso e dedicação para criar nossos dois lindos filhos, me inspiram diariamente. Mais importante ainda, gostaria de agradecer ao meu Senhor e Salvador, Jesus Cristo, por abençoar todos os envolvidos neste livro com os dons para melhorar a vida de outras pessoas e ajudá-las a alcançar a saúde ideal.

Michelle Emanuel, OTR/L, NBCR, CST

Sou grata pelos meus 3 filhos, Eric Henry, Marin Elise e Ella Ann e também pelos milhares de bebês que avaliei e tratei nos últimos 22 anos. Todo meu domínio se deve à minha experiência de mãe e de terapeuta ocupacional neonatal/pediátrica. Sou grata aos meus outros professores, Loren "Bear" Rex, Stephen Porges, Sue Ricks, muitos, muitos residentes, bolsistas e neonatologistas e assistentes neurologistas durante minha carreira no hospital, e colegas de terapia que desafiaram meu pensamento e me incentivaram a desenvolver pensamentos e contribuições próprias. Obrigada, Dr. Baxter, por reunir esta "equipe" para o maior benefício dos bebês e famílias que navegam pelo mundo dos frênulos orais alterados.

Agradecimentos do Tradutor

Como tradutora da obra *Língua Presa*, gostaria de expressar minha profunda gratidão a todos os mentores e colegas que me inspiram e compartilham generosamente seu conhecimento, sem reservas. Agradeço, em especial, à Dra. Irma Rottschaefer, à Dr. Marina Pereira, e à Larissa Távora, que contribuíram com atenção e cuidado na revisão e edição desta tradução. Sou também imensamente grata ao Dr. Richard Baxter, pela paciência, confiança e pela oportunidade de participar de um trabalho tão significativo, que certamente impactará a vida de muitas famílias e profissionais. Às minhas mentoras — Roberta Martinelli, Jéssica Iara, Mariana Ferreiro e Patricia Faro — meu eterno reconhecimento. Obrigada por sempre me acolherem de braços abertos, com generosidade, orientação e inspiração constantes. E um agradecimento especial à minha mãe, que, mesmo diante das dificuldades, me amamentou com amor e perseverança, mesmo eu tendo a língua presa. Sua força e dedicação plantaram as sementes do propósito que hoje me guia.

— *Renata Nehme*

Todos os valores arrecadados com a venda deste livro serão doados para caridade local e para áreas mais pobres ao redor do mundo. Nós realmente queremos que este livro ajude a educar pais e profissionais da saúde. Por favor, compartilhe este livro com seus profissionais da saúde e outros pais que podem se beneficiar em aprender mais sobre essa condição muito comum, sabendo que os lucros vão para uma causa nobre.

Prefácio

Rajeev Agarwal, MD, FAAP

É uma grande honra e privilégio ser convidado a escrever o prefácio desta tão necessária publicação abrangente e educativa sobre questões que envolvem a avaliação, diagnóstico e manutenção dos frênulos orais. Trabalho neste campo há mais de 10 anos e muitas vezes desejei um documento coletivo, abrangente e equilibrado que eu pudesse compartilhar com meus colegas atuantes na pediatria, bem como pacientes e familiares, que descrevesse as questões passadas, presentes e futuras associadas a esses diagnósticos muito comuns.

Os pediatras têm a responsabilidade de identificar com rapidez e precisão as alterações nas funções biológicas mais vitais do recém-nascido, incluindo respiração, alimentação, crescimento e desenvolvimento. A alimentação é um processo dinâmico e multifacetado que engloba fisiologia e anatomia, função oral-motora infantil e questões relacionadas ao cuidador principal, que na maioria das vezes é a mãe que amamenta. Meu interesse pelos efeitos dos frênulos orais alterados foi despertado pelo enorme volume de díades que não conseguiam atingir as metas de amamentação.

Nas últimas décadas, a alimentação por mamadeira tornou-se a resposta aceita pelos pediatras quando confrontados com ganho de peso lento e dificuldades de amamentação em bebês. Embora a suplementação seja muitas vezes útil para atingir as metas de ganho de peso e prevenir complicações pós-parto e internações hospitalares mais longas, a identificação precoce de barreiras à amamentação pode certamente aumentar a taxa de sucesso das díades de amamentação. O tempo é essencial no período pós-parto inicial, e as dificuldades de alimentação devem ser cuidadosamente examinadas para ajudar as mães a estabelecerem uma relação de amamentação bem sucedida.

Meu interesse por frênulos orais se enraizou neste território desconhecido nos últimos 20 anos de prática primeiramente pediátrica, e foi apenas nos últimos anos que outros profissionais de diversas especialidades começaram a reconhecer os frênulos alterados como contribuintes para resultados ruins de amamentação. Embora meu interesse tenha começado com a extração disfuncional de leite em recém-nascidos, tem sido fácil ver como os frênulos orais alterados afetam um indivíduo ao longo de sua vida, juntamente com mecanismos compensatórios, que às vezes ajudam o indivíduo o suficiente para que o procedimento não seja justificado, mas muitas vezes não ajudam o suficiente, o que leva a uma vida inteira de déficits funcionais.

Muitas vezes reflito sobre minha formação médica. Me ensinaram algoritmos muito complicados para o diagnóstico e tratamento de doenças raras, mas a questão aparentemente simples de frênulos orais e alimentação não foi identificada e sim ignorada. Infelizmente, o mesmo é verdade para a maioria dos programas de residência pediátrica até hoje, apesar das vastas evidências que demonstram os benefícios da amamentação para a saúde e o bem-estar infantil.

Ao longo dos anos, esses diagnósticos também foram sobrecarregados com muitos mitos, mistérios e alegações exageradas que dividiram as comunidades de atendimento pediátrico. Porque tantas especialidades "tomaram posse" do diagnóstico e deram sua própria opinião sobre ele, tornou-se como o provérbio os cegos e o elefante! Todo mundo tem algo a dizer sobre o assunto, mas ninguém ainda apresentou o quadro geral de forma eficaz.

Tem havido uma resistência crescente, baseada principalmente em mal-entendidos, por parte dos prestadores de cuidados pediátricos em relação à avaliação, diagnóstico e manejo dos frênulos alterados, especialmente os frênulos de língua posteriores mais difíceis de diagnosticar. A ausência de critérios diagnósticos padronizados e vias de manejo, principalmente relacionadas à falta de resultados quantificáveis publicados, têm dificultado a compreensão dessas condições e dado lugar à ambiguidade e variação nas técnicas de manipulação. A preocupação entre os profissionais pediátricos é que "muitos" bebês estão sendo submetidos a procedimentos de frenectomia e podem não "precisar deles". Como identificamos a necessidade? Como medimos os resultados? Como desenvolvemos procedimentos padronizados para criar critérios de inclusão adequados e seguros? A língua presa é um "novo problema" ou tem sido um problema não reconhecido e subdiagnosticado? O aumento repentino na incidência de diagnósticos de língua presa, aliado ao crescimento significativo no número de profissionais que realizam esses procedimentos, gerou uma grande controvérsia entre as comunidades médicas e de amamentação.

Esperamos que este texto sirva para examinar, unificar e esclarecer informações, criando um recurso valioso e útil para pais e profissionais. Este livro é abrangente, organizado e bem escrito, mas o mais importante, é equilibrado. Pode ser fundamental para aumentar a conscientização, o conhecimento e o conforto em relação a frênulos alterados e questões associadas para prestadores de cuidados pediátricos, preocupações com o escopo da prática e educação em programas de treinamento médico. Como sempre afirmo em muitas de minhas palestras: "Seus olhos não veem o que sua mente não conhece . . . mas uma vez que você o tenha visto, é impossível não enxergá-lo mais."

Introdução:
Porque Escrever um Livro Sobre Língua Presa?

Imagine, por um momento, que você nasceu míope — como todos os bebês nascem naturalmente —, mas sua miopia nunca se corrige com o tempo. Para alguns leitores, talvez nem seja preciso imaginar, pois essa já é a sua realidade. Na infância, tudo parece estar ao alcance: brinquedos, comida, pessoas queridas. Mas, por trás das aparências, essa limitação visual começa a tornar as tarefas do dia a dia cada vez mais difíceis. A criança, sem saber que algo está fora do comum, adapta-se à sua realidade, acreditando que o que experimenta é "normal" — assim como alguém que nasceu daltônico presume que todos enxergam como ele.

Com o tempo, essa criança míope começa a modificar seu comportamento: senta-se mais perto da TV ou na primeira fileira da sala de aula, tentando compensar a dificuldade. Em muitos casos, a miopia é diagnosticada antes dos 12 anos. Mas, para outros, o problema só se revela, por exemplo, durante o teste de visão para obter a carteira de motorista aos 16 anos — quando, finalmente, entendem por que não conseguiam ver bem o quadro. A partir de um simples exame oftalmológico e do uso de óculos, o mundo se transforma. Pela primeira vez, aquela criança consegue ver as folhas nas árvores. Quantas descobertas ainda estão por vir!

Agora imagine que, em vez da visão, a limitação estivesse na mobilidade da língua. Uma língua presa não diagnosticada nem tratada (anquiloglossia) pode seguir um percurso parecido com o da miopia não corrigida. Hoje em dia, os efeitos de um frênulo lingual alterado são mais facilmente reconhecidos logo nos primeiros meses, devido a dificuldades na amamentação, alimentação ou fala. Ainda assim, o diagnóstico pode passar despercebido até a adolescência ou até mesmo a idade adulta.

Talvez você, adulto que está lendo este livro, sofra com distúrbios respiratórios do sono, dores de cabeça, tensões no pescoço ou ombros, dificuldades para engolir ou falar — e nunca tenha imaginado que a origem desses sintomas possa estar na boca. Quando há também histórico de problemas com alimentação ou fala na infância, é essencial uma avaliação cuidadosa com um dentista ou profissional de saúde devidamente capacitado para investigar se há uma limitação no movimento da língua causada por um frênulo alterado.

Embora o conhecimento sobre língua presa esteja se expandindo, muitos ainda subestimam o impacto dessa condição. Diante de dificuldades alimentares, é comum ouvir que a criança é "chata pra comer" ou que "se distrai com facilidade". Mães em processo de amamentação escutam conselhos como "vai doer por seis semanas", "com o tempo você cria calo" ou ainda "seu bebê é só preguiçoso para mamar". Apesar de bem-intencionadas, essas frases ignoram (ou pior, negam) um possível diagnóstico real.

A língua presa pode ser a raiz de tudo isso. E, sem saber, a pessoa tenta se adaptar aos seus efeitos por anos — quando, na verdade, o caminho até um diagnóstico e tratamento pode ser seguro, simples e eficaz. Assim como no exemplo da criança míope, que nem sabia o que estava perdendo, uma língua com mobilidade plena pode abrir portas para um novo mundo de possibilidades: falar com clareza, comer com mais conforto e usufruir de funções orais essenciais para a qualidade de vida.

O processo de diagnóstico inclui a análise de um histórico detalhado, avaliações clínicas e o exame das estruturas da cavidade oral, cabeça e pescoço. Para muitos pacientes — e até mesmo profissionais — esse processo pode parecer confuso. Por isso, este livro foi escrito: para tornar mais claro e acessível o caminho de reconhecimento e tratamento dos frênulos orais alterados, oferecendo orientação prática e segura a profissionais e famílias.

No meu caso, os frênulos orais alterados impactaram profundamente minha vida pessoal e profissional. Eu mesmo tive uma língua presa que só foi diagnosticada na vida adulta, e minhas filhas gêmeas também nasceram com essa condição. Descobri, então, que isso não é incomum: a língua presa tem forte componente genético. Quando a minha foi identificada pela primeira vez, eu já estava cursando odontologia — e, mesmo assim, ela foi mencionada apenas como possível causa de uma leve recessão gengival. Após anos de formação em uma excelente instituição, eu ainda não sabia que a língua presa poderia causar tantos outros problemas. Fui aprendendo na prática, com meus pacientes e com a experiência pessoal.

Estudos estimam que a prevalência da língua presa esteja entre 4% e 10% da população. Mas esse número pode ser ainda maior, já que muitos trabalhos não consideram a língua presa posterior, que será abordada mais adiante neste livro. É bem possível que alguém próximo a você — ou até você mesmo — conviva com essa condição sem saber.

A língua presa pode estar por trás de dificuldades de amamentação em bebês, problemas alimentares em crianças pequenas, alterações na fala e, em adultos, dores crônicas, enxaquecas ou distúrbios do sono. Será que ela é a causa de todos os males? Claro que não. Mas é, sim, frequentemente ignorada, mal diagnosticada e subestimada por muitos profissionais de saúde.

Minha esperança é que este livro — com sua base científica e histórias reais — encoraje mais profissionais, educadores, pais e pacientes a entender que vale a pena investigar e tratar essa condição. Vamos dar esse primeiro passo juntos?

CAPÍTULO 1

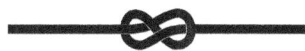

Mas Afinal, o que é uma Língua Presa?

Cresci com uma língua presa e nunca soube disso — e talvez o mesmo aconteça com você ou com alguém próximo. Concluí a faculdade de odontologia e finalizei minha residência em odontopediatria sem assistir sequer uma aula sobre o tema. Se não é algo ensinado nas faculdades de odontologia, medicina ou nos programas de residência, então provavelmente não deve ser tão importante assim... certo? Será que é tudo mito? Diagnosticar e tratar a língua presa seria apenas uma "modinha"? Um jeito dos cirurgiões ganharem dinheiro?

Este livro é minha tentativa honesta de apoiar pais de crianças com frênulo lingual alterado, profissionais de saúde e até mesmo adultos afetados, para que compreendam o impacto que uma língua presa não diagnosticada ou mal tratada pode ter ao longo da vida. Se você é um profissional da saúde e está cético, pode ir direto ao Capítulo 9, onde trago estudos e evidências científicas sobre língua presa e amamentação. Caso contrário, convido você a seguir a leitura com a mente aberta e descobrir o novo paradigma que está se formando ao redor desse tema.

A condição conhecida como anquiloglossia é descrita há milhares de anos. Existem dezenas de definições propostas, geralmente envolvendo características visuais, fatores embriológicos e limitações funcionais. Mais recentemente, a *Afiliação Internacional de Profissionais*

1

da Língua Presa (IATP — sim, é uma organização real!) propôs uma definição clara e objetiva:

Ou seja, trata-se de um tecido remanescente que pode limitar os movimentos da língua. É importante lembrar que a maioria das pessoas apresenta algum tipo de frênulo sob a língua — por isso, nem todo frênulo visível é considerado alterado. O que diferencia é o impacto funcional.

A chave do diagnóstico está na combinação entre características anatômicas e limitação funcional. Se ao examinar um frênulo parece haver restrição, é essencial investigar quais funções estão sendo afetadas. Muitas vezes,

> *"Uma persistência de tecido embriológico na linha média entre a face inferior da língua e o assoalho da boca, que restringe o movimento normal da língua."*

dificuldades evidentes na amamentação ou na alimentação são atribuídas a comportamentos ("Ele é distraído para mamar" ou "Ela é chata para comer"), quando, na verdade, o que está em jogo é a limitação dos movimentos da língua.

Há casos em que a criança parece estar se desenvolvendo bem, ganha peso, e os pais recebem o famoso "está tudo bem". Mas muitos sintomas importantes acabam sendo ignorados. Nosso objetivo não é que bebês e crianças apenas sobrevivam ou "se virem bem". Queremos que prosperem — com liberdade total de movimentos para mamar, comer, falar, respirar e dormir bem. Nenhum pai deseja o "mais ou menos" para seu filho. Todos queremos que eles alcancem seu pleno potencial. E, às vezes, liberar um frênulo oral alterado pode ser o primeiro passo para isso.

Por outro lado, nem sempre a limitação é visível a olho nu. O bebê, a criança ou o adulto pode apresentar sintomas mesmo com um frênulo aparentemente normal. Nesses casos, é necessário investigar a possibilidade de uma língua presa posterior — uma forma mais sutil, mas igualmente impactante da condição. Temos acompanhado muitos pacientes que foram informados de que não possuíam a língua presa, mas, após a liberação da parte posterior, relatam melhorias imediatas em amamentação, alimentação, fala e sono — muitas vezes, de forma surpreendente e sem nenhuma outra mudança de tratamento.

Além do frênulo lingual, outros tecidos orais também podem estar alterados e contribuir para disfunções. É o caso do frênulo labial (que pode causar o chamado *lábio preso*) ou dos frênulos bucais (presos nas

Para que seja considerada uma língua presa, deve haver uma limitação funcional associada à alteração anatômica.

bochechas). Todos eles serão abordados ao longo do livro.

Agora que compreendemos o que é uma língua presa, vamos pensar no que ela causa. Imagine que seu primeiro par de tênis de corrida viesse com os cadarços amarrados entre si. Você até conseguiria correr, mas tropeçaria, cairia, andaria mais devagar. Quando alguém finalmente desamarra os cadarços, você se dá conta de que era possível correr muito melhor — e nem sabia disso.

Essa é uma analogia poderosa para entender o impacto da língua presa: a compensação é constante, mas os benefícios da liberação são surpreendentes. No entanto, a frenectomia por si só não é suficiente. Assim como nosso corredor imaginário precisa reaprender a correr com liberdade, o paciente com língua presa precisa reaprender a usar sua língua. A cirurgia deve ser complementada com fonoaudiologia, terapia miofuncional, acompanhamento da alimentação e, no caso dos bebês, apoio à amamentação.

Se os "sapatos amarrados" foram sua única realidade, os músculos estarão descoordenados e os hábitos orais compensatórios estarão bem estabelecidos. A língua, sendo um músculo complexo, também precisa reaprender seus padrões corretos para mastigar, falar, respirar e engolir adequadamente.

A língua é um órgão extraordinário, formado por oito músculos, envolvidos em funções como alimentação, fala, respiração, sono e postura. Sua posição de repouso e função correta são fundamentais para o crescimento dos arcos dentários e o desenvolvimento facial. Após a formação oral do feto, uma membrana chamada frênulo permanece sob a língua. Essa estrutura varia bastante: pode ser mais curta, espessa, rígida ou inserida muito próxima à ponta da língua — e, muitas vezes, reúne várias dessas características ao mesmo tempo. Frênulos escondidos sob a mucosa também existem e são mais difíceis de visualizar. Isso torna a avaliação desafiadora. A boca, por ser uma cavidade interna, tem complexidade anatômica que dificulta a percepção de anomalias. Quando um bebê nasce com sindactilia (dedos unidos por uma membrana), a alteração é visível e facilmente reconhecida. Já as alterações orais, muitas vezes, passam despercebidas ou não são compreendidas.

Enquanto malformações como fenda palatina são amplamente reconhecidas e tratadas, o mesmo nem sempre acontece com o frênulo lingual alterado. Muitos profissionais ainda têm dificuldade em correlacionar estrutura e função quando se trata da língua.

Embriologia

A língua presa é resultado de uma falha na reabsorção de uma membrana presente sob a língua durante o desenvolvimento fetal. Esse processo natural, conhecido como apoptose (morte celular programada), normalmente ocorre por volta da 12ª semana de gestação[2,3].

Durante o desenvolvimento embrionário, à medida que a língua se desloca para trás, afastando-se do maxilar primitivo, o frênulo se forma para manter sua posição correta temporariamente — e, idealmente, desaparece em seguida[2].

Um exemplo bem conhecido de apoptose é a regressão da "cauda" semelhante à de um girino, que desaparece à medida que o embrião humano evolui. Quando esse processo não acontece de forma completa, uma membrana pode permanecer presa à gengiva e à parte inferior da língua, interferindo em sua mobilidade.

Em outras situações, a membrana pode ser reabsorvida parcialmente, mas o frênulo permanece espesso, curto ou com elasticidade reduzida, levando a restrições semelhantes às da forma clássica de língua presa.

Esse mecanismo é semelhante ao que ocorre na sindactilia, condição em que dois ou mais dedos permanecem unidos por uma fina membrana de tecido — também resultado de uma falha no processo apoptótico durante o desenvolvimento fetal.

Uma Breve História sobre Língua Presa

A condição conhecida como língua presa e o procedimento de frenectomia lingual têm sido documentados ao longo da história — desde os primeiros escritos japoneses até textos religiosos, incluindo passagens da Bíblia.

No livro de Êxodo (4:10), Moisés é descrito como alguém "lento de fala e de língua" (tradução ESV), o que muitos interpretam como uma possível referência à língua presa. Em Marcos 7:35, ao relatar a cura de um homem surdo por Jesus, está escrito: "seus ouvidos foram abertos, sua língua foi liberada e ele falou claramente" (ESV). Algumas versões, como a King James (KJV), traduzem como "o fio de sua língua foi desatado", o que reforça ainda mais essa associação.

Durante séculos, a liberação da língua era feita de forma simples e direta, reconhecendo-se claramente que o frênulo era uma membrana que restringia o movimento da língua e precisava ser removido para permitir sua função adequada.

Já em 1600, o procedimento de frenotomia era amplamente conhecido. Um manual obstétrico publicado em 1609 orientava:

Um dos registros mais notáveis da época é o do rei Luís XIII da França, nascido em 1610. Quando ainda bebê, teve

"Deve-se também passar suavemente o dedo sob a língua para verificar se há uma membrana..."

dificuldade para mamar, o que levou os médicos da corte a examinarem sua boca. A membrana sob a língua foi identificada como a causa da dificuldade. Às cinco da tarde daquele mesmo dia, o cirurgião real, M. Guillemeau, realizou o corte do frênulo em três pontos[4].

Antes mesmo dessa época, parteiras já reconheciam a língua presa em recém-nascidos e, como não podiam usar instrumentos cirúrgicos, mantinham uma das unhas propositalmente afiada para realizar o corte com as próprias mãos[5].

Há registros em entalhes de madeira, datados de 1620, que retratam a técnica de Fabricius, mostrando um bebê enfaixado, com a língua sendo segurada por um lenço enquanto o frênulo era cortado. Em 1666, o médico Scultetusdesenvolveu um instrumento chamado levantador de língua, que foi aprimorado por Mauriceau em 1680. Em 1774, pouco antes da Revolução Americana, Petit modernizou esse instrumento ao criar um guia chanfrado — um modelo que, com adaptações, ainda é utilizado na prática clínica atual[4].

Durante séculos, problemas de amamentação e de fala — como gagueira, atraso na fala e ceceio — eram frequentemente atribuídos à língua presa, sendo tratada prontamente com a liberação do frênulo[5].

A frenectomia da língua é, muito provavelmente, um dos procedimentos cirúrgicos mais antigos ainda realizados nos dias de hoje.

Entre os anos de 1830 e 1841, uma verdadeira onda de procedimentos cirúrgicos se espalhou por França, Alemanha e Inglaterra, fazendo com que muitas pessoas buscassem cirurgiões para resolver os mais diversos problemas[5]. Algumas dessas cirurgias eram, de fato, eficazes — mas outras não apresentavam resultados satisfatórios.

Com o tempo, especialmente a partir da década de 1850, a percepção pública começou a mudar. O que antes era visto como uma intervenção útil passou a ser questionado — e o pêndulo cultural balançou para o outro extremo: a iA liberação do frênulo lingual, ou frenectomia, figura entre os procedimentos cirúrgicos mais antigos ainda utilizados na medicina atual.deia de que, se não funcionava em todos os casos, então não funcionava em nenhum.

Essa mudança deu origem ao conhecido ditado "jogar o bebê fora com a água do banho" — uma metáfora perfeita para o que ocorreu com a frenectomia: ela foi deixada de lado não por falta de evidência científica, mas por uma mudança de perspectiva cultural.

No passado, quando uma mãe não conseguia amamentar seu bebê, a solução era contratar uma ama de leite — ou, infelizmente, a criança corria risco de vida por falta de nutrição. Em determinados períodos históricos, especialmente entre as elites, amamentar era visto como algo reservado às classes populares, e por isso a realeza e as famílias mais abastadas preferiam terceirizar essa função. Com o passar dos anos, especialmente a partir do século XIX, a prática do aleitamento materno entrou em declínio. Ainda assim, muitas famílias continuaram a recorrer às amas de leite. Foi apenas no início dos anos 1900 que as fórmulas infantis começaram a ser desenvolvidas e ganharam espaço — impulsionadas por campanhas de marketing agressivas de empresas como a Nestlé®, que passaram a promover seus produtos como sendo "superiores ao leite materno".

A liberação do frênulo lingual, ou frenectomia, figura entre os procedimentos cirúrgicos mais antigos ainda utilizados na medicina atual.

Essas fórmulas eram frequentemente distribuídas gratuitamente aos hospitais, fazendo com que os recém-nascidos já iniciassem sua alimentação com mamadeira. Como o leite caía na boca do bebê com pouco ou nenhum esforço, os desafios da amamentação começaram a ser tratados com mamadeiras e fórmulas — sem investigar ou abordar possíveis causas, como dificuldades orais estruturais.

Com a crescente popularização das fórmulas, a língua presa deixou de ser tratada ao nascimento, passando despercebida por anos e se perpetuando pela infância e até a vida adulta. E, como se sabe hoje, a língua presa muitas vezes tem origem genética. Assim, gerações sucessivas passaram a apresentar essa condição, sem que fosse adequadamente reconhecida ou tratada.

Nas últimas décadas, no entanto, observamos um ressurgimento do aleitamento materno, apoiado por um número crescente de pesquisas que comprovam seus benefícios[6–8]. Entre eles estão a redução de infecções de ouvido (otite média), asma, eczema, obesidade,

7

diabetes, leucemia infantil e síndrome da morte súbita infantil (SMSI)[6].

Com esse retorno à amamentação, também se tornaram mais evidentes as dificuldades enfrentadas pelas mães, especialmente nas primeiras semanas de vida do bebê. Uma mamadeira não sinaliza dor nem alerta para uma pega inadequada — mas a mãe sente. E sente todos os dias. Muitas relatam amamentação dolorosa, com mamilos rachados, sangramento e exaustão emocional. Seus bebês, por outro lado, podem apresentar baixa ingestão de leite, perda de peso, refluxo, excesso de gases, e uma pega superficial, ineficaz.

Apesar disso, a resposta de muitos profissionais da saúde ainda é a mesma: oferecer uma mamadeira com fórmula, às vezes acompanhada de um medicamento para refluxo. Alguns não reconhecem esses sinais como um alerta para algo mais profundo — e, infelizmente, chegam a ignorar ou minimizar a queixa da mãe, fazendo com que ela procure respostas por conta própria.

Nos últimos anos, tem crescido de forma constante o número de pessoas que buscam ajuda em fóruns online e plataformas de mídia social. Mães que enfrentam dificuldades na amamentação têm se reunido em grandes comunidades virtuais, onde compartilham experiências, dicas e informações valiosas. Como resultado, observamos um interesse crescente no diagnóstico e tratamento da língua presa. Muitos pais, após exaustivas tentativas de entender o que está acontecendo com seus bebês, acabam encontrando nessas redes o apoio que não receberam no consultório. A liberação do frênulo lingual alterado é um

A mamadeira não avisa se algo está errado. Mas uma mãe sabe, porque sente a dor toda vez que o bebê mama.

procedimento cirúrgico que, quando bem indicado e realizado com técnica adequada, pode trazer grandes benefícios com riscos mínimos. Por isso, encorajo os profissionais de saúde — mesmo aqueles que ainda tenham dúvidas — a seguirem a leitura. Os pacientes estão aí fora, procurando respostas. E a língua presa pode ser justamente o elo perdido que está passando despercebido. Com o conhecimento certo, você poderá identificar, tratar ou encaminhar esses casos com segurança e confiança.

CAPÍTULO 2

---∞---

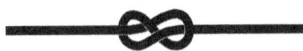

É Complicado - A Língua Presa Mal Compreendida

Atualmente, já foram publicados mais de 500 artigos científicos sobre língua presa em periódicos revisados por pares, segundo levantamento realizado no PubMed. Ainda assim, a literatura sobre o tema tem sido marcada por divergências históricas em torno da definição, avaliação e diagnóstico dessa condição, os critérios para sua medição, os efeitos da frenectomia e até as questões éticas relacionadas ao tratamento de bebês — um grupo extremamente vulnerável. Existem posições fortes de ambos os lados do debate quanto às justificativas para liberar ou não um frênulo lingual alterado. Como mencionado anteriormente, a língua presa pode ser comparada à sindactilia — condição em que dois ou mais dedos permanecem unidos por uma membrana de pele. Ambas são anomalias congênitas que podem comprometer significativamente a função, especialmente se não forem tratadas.

No entanto, ao contrário da sindactilia, que é visível a olho nu, a língua presa muitas vezes passa despercebida, pois está relativamente escondida. Além disso, avaliar corretamente o frênulo de um bebê exige habilidade, técnica e, às vezes, coragem — especialmente depois que os primeiros dentes nascem, pois um exame intraoral mal feito pode até resultar em uma mordida dolorosa! Outro fator que contribui para essa negligência é que o diagnóstico e o tratamento da língua presa não são tradicionalmente abordados durante a formação médica.

As consultoras em amamentação, muitas vezes as primeiras profissionais a identificar sinais de frênulo oral alterado, não são autorizadas a diagnosticar a condição, segundo suas diretrizes de atuação. Fonoaudiólogos — cuja atuação é essencial — muitas vezes não recebem formação adequada para realizar o exame intraoral, e precisam de autorização especial para fazê-lo em instituições de ensino.

A familiaridade com a língua presa varia enormemente entre consultores, fonoaudiólogos, dentistas e outros profissionais da saúde, já que muitos programas de formação ignoraram ou descartaram por completo o impacto dessa condição.

Embora o dentista seja o profissional responsável pela cavidade oral, inclusive para exames de tecidos moles, a falta de treinamento específico faz com que muitos frênulos orais alterados também passem despercebidos, mesmo nas consultas odontológicas.

Como odontopediatra certificado e atuante, recebo com frequência crianças entre 7 e 15 anos para as quais sou o primeiro profissional a informar aos pais que há uma limitação funcional importante associada a uma língua presa. A reação é quase sempre a mesma:

Depois de ouvir esse tipo de relato inúmeras vezes, senti que precisava assumir minha responsabilidade profissional e contribuir para a redução do número de casos não diagnosticados — especialmente quando esses frênulos estão afetando funções essenciais como alimentação, fala, sono e respiração.

"Como ninguém nunca nos contou isso antes?"

Não acredito que essa omissão seja fruto de negligência ou despreparo intencional, mas sim de lacunas na formação médica e odontológica. Médicos geralmente estudam muito pouco sobre alterações na cavidade oral, e os dentistas, por sua vez, recebem uma formação altamente focada em dentes e gengivas. Na faculdade de odontologia, passamos horas estudando patologias raríssimas — condições que afetam uma em cada milhão de pessoas — enquanto algo tão comum quanto a língua presa, que pode afetar 1 em cada 10, simplesmente não é abordado.

Minha esperança com este livro é que pais, profissionais de saúde, educadores e pacientes comecem a reconhecer que uma condição aparentemente pequena pode causar grandes impactos funcionais. E mais: que passem a entender como diagnosticá-la e tratá-la com segurança.

Assim que a comunidade médica e odontológica como um todo reconhecer a língua presa como uma condição comum e tratável, inúmeras vidas serão transformadas. E é muito provável que, já no dia seguinte à leitura deste capítulo, qualquer profissional atento e bem instruído consiga identificar em seu próprio consultório uma língua presa que esteja causando limitação funcional real.

Muitos profissionais de saúde já possuem opiniões formadas — e bastante diversas — sobre a língua presa[9]. Alguns pediatras acreditam que essas restrições não interferem na amamentação. Outros reconhecem impacto apenas quando se trata da forma clássica, com o frênulo inserido bem na ponta da língua. Há também aqueles que compreendem os benefícios clínicos de liberar tanto a parte anterior quanto a posterior (submucosa) da língua, especialmente quando há sinais de disfunção.

Reconhecer, diagnosticar e tratar adequadamente essa condição tem o poder de transformar vidas — e a comunidade médica está cada vez mais próxima disso.

As consultoras em amamentação também se posicionam em diferentes pontos desse debate, em parte devido aos níveis variados de treinamento sobre o tema. Algumas reconhecem a importância de liberar frênulos anteriores clássicos quando há impacto funcional, mas negam a existência ou relevância das restrições posteriores. Outros especialistas em aleitamento acreditam que uma melhora no posicionamento durante a amamentação pode resolver as dificuldades, e que as frenectomias raramente são necessárias.

Porém, na prática clínica, os relatos das famílias muitas vezes falam por si. Muitos pais de bebês que tiveram a língua presa posterior liberada (após esgotadas todas as abordagens conservadoras) relatam melhora imediata e significativa na amamentação.

Um exemplo marcante foi o de um bebê com língua presa posterior e lábio preso, que consumia apenas 2 onças (aproximadamente 56,7 mL) de leite materno em 45 minutos, medido por uma pesagem de antes e depois da mamada. Após o procedimento de frenectomia — sendo essa a única variável modificada — o mesmo bebê passou a ingerir 4 onças (113 mL) em apenas 10 minutos de amamentação. Isso representa um salto de 1,3 mL por minuto para 12 mL por minuto.

Além da melhoria objetiva no volume de leite ingerido, a própria mãe relatou uma redução acentuada da dor durante a amamentação, indicando melhora na pega e na função da língua.

Esse é apenas um exemplo típico entre muitos outros casos semelhantes. A combinação de dados objetivos, como o aumento da ingestão de leite e a ausência de estalos com a língua, com percepções subjetivas, como uma pega mais profunda e menos dor relatada pela mãe, confirma a presença de uma restrição submucosa ou posterior com impacto funcional real.

Esse cenário se repete frequentemente em consultórios especializados. Quando a frenectomia é realizada de forma adequada e com os critérios corretos, os benefícios são claros — e cada vez mais profissionais relatam resultados semelhantes em suas próprias experiências clínicas.

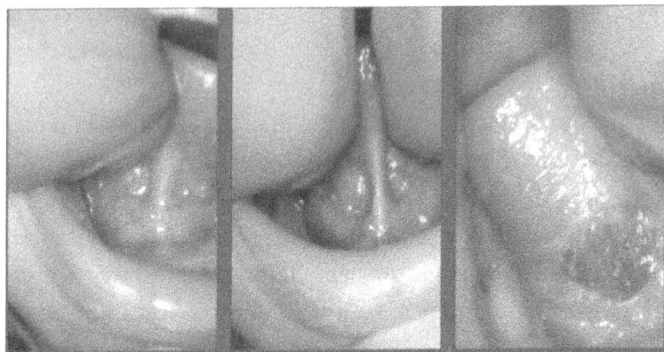

Como mencionado anteriormente, no caso do bebê com língua presa posterior, a elevação da língua com dois dedos durante o exame revelou um frênulo espesso e alterado, compatível com uma restrição funcional significativa.

Devemos aos nossos pacientes o compromisso de aplicar o conhecimento mais atualizado e o melhor julgamento clínico para apoiar as díades mãe-bebê que enfrentam amamentação dolorosa e ineficiente.

Há atualmente diversos ensaios clínicos randomizados, controlados e cegos que mostram que a liberação da língua pode ajudar significativamente com problemas de amamentação[10-20]. Na verdade, não existe nenhuma pesquisa baseada em evidências que demonstre que o tratamento de bebês com língua presa, que claramente enfrentam dificuldades para mamar, não traga benefícios.

Entre os estudos disponíveis, o único efeito colateral relatado com frequência foi um leve sangramento, geralmente temporário e autolimitado. Ainda assim, sangramentos mais intensos podem ocorrer especialmente quando a tesoura é utilizada ou quando o corte é muito profundo — o que ressalta a importância de treinamento técnico adequadopara realizar o procedimento com segurança.

A maioria das pesquisas reforça a afirmação publicada por Buryk et al. na revista Pediatrics, de que a frenectomia é um procedimento "rápido, simples e sem complicações"[10].

De forma bem-humorada (mas contundente), o Dr. Lawrence Kotlow, odontopediatra reconhecido na área, costuma provocar em suas palestras:

A resposta é sempre o silêncio. Para certas coisas cuja eficácia é evidente, não precisamos submeter pacientes a sofrimento apenas para obter dados controlados em nome da ciência.

Essa é uma das razões pelas quais tantos comitês de ética hesitam em aprovar estudos randomizados com bebês: o potencial benefício da frenectomia é tão claro que negar *"Quem gostaria de participar de um estudo clínico randomizado para saber se um paraquedas funciona?"* o tratamento a um grupo controle pode ser considerado antiético. Ainda assim, diversos ensaios clínicos randomizados e estudos de caso foram conduzidos — e minha esperança é que este livro contribua para convencer até os profissionais mais céticos de que o diagnóstico e o tratamento da língua presa podem transformar vidas.

Os efeitos de uma língua presa não tratada podem durar uma vida inteira. Algumas pessoas que leram os rascunhos deste livro compartilharam o quanto a leitura foi dolorosa — pois reacendeu memórias traumáticas de bullying, frustração escolar ou dificuldades de comunicação durante a infância.

Se este for o seu caso, saiba que nunca é tarde demais para liberar uma língua presa, e que a leitura deste livro pode ser o primeiro passo para compreender melhor sua história. Ao final da obra, você encontrará recursos úteis para localizar profissionais capacitados ou grupos de apoio que podem acompanhar seu processo.

Este livro oferece uma visão abrangente do conhecimento atual sobre língua presa e lábio preso, além de explorar como essas alterações afetam pacientes ao longo de toda a vida — da amamentação até a idade adulta.

Nossa esperança é que, ao concluir esta leitura, a importância de reconhecer e corrigir frênulos orais alterados fique absolutamente clara para você. E mais: que você se sinta mais preparado para ajudar pacientes, pais e até membros da sua própria família com esse novo olhar.

Como lembra sabiamente o Dr. Kevin Boyd no prefácio:

Com o conhecimento certo em mãos, você poderá reavaliar sinais e sintomas dos seus pacientes sob uma nova perspectiva — mais ampla, mais sensível e mais conectada com a causa de muitos problemas comuns, porém mal compreendidos.

"Os olhos não veem o que a mente não reconhece."

Então, aproveite essa jornada de descoberta. Há mães e bebês esperando que um profissional bem informado ofereça as respostas que eles tanto precisam — para desafios com a amamentação, alimentação, fala, sono e tantas outras áreas da vida que podem ser impactadas por estruturas orais anormais e não reconhecidas.

Parte 1: Amamentação

A vinheta a seguir é uma síntese de experiências vividas por muitos dos meus pacientes, tanto do ponto de vista emocional quanto clínico. Trata-se de uma história que, infelizmente, se repete com mais frequência do que gostaríamos em nosso consultório.

Maggie nasceu a termo, com 40 semanas de gestação, pesando 3,7 kg (8 libras e 2 onças). Sua mãe, de primeira viagem, havia decidido amamentar. No hospital, durante as primeiras tentativas de pega, tudo parecia normal. Uma consultora em amamentação foi chamada e, ao ouvir que a amamentação estava doendo um pouco, tranquilizou a mãe: disse que o desconforto era normal no início e que o posicionamento estava adequado.

Em casa, no entanto, Maggie regurgitava com frequência, arrotava constantemente e chorava mais do que o esperado. Parecia desconfortável. Na primeira visita ao pediatra, a mãe ouviu que "alguns bebês são apenas mais agitados".

Apesar disso, cada mamada continuava sendo um desafio. A regurgitação persistia, e a dor durante a amamentação se intensificava. Com três semanas de vida, Maggie ainda não havia recuperado o peso do nascimento. A mãe procurou uma nova consultora em amamentação, que observou que a pega parecia boa externamente e que o bebê aparentava estar transferindo bem o leite. Como medida paliativa, foi recomendado o uso de um protetor de mamilo, para aliviar a dor.

Ainda assim, sem respostas claras, a mãe decidiu buscar ajuda em grupos online. Publicou sua história no Facebook, e uma amiga recomendou que ela participasse de um grupo de apoio sobre língua presa e consultasse uma lista de profissionais especializados. Antes de optar pela fórmula, a mãe decidiu fazer uma viagem de quatro horas até o profissional mais próximo da lista.

No consultório, o profissional ouviu atentamente os relatos da mãe, fez perguntas sobre os sintomas dela e do bebê, e realizou um exame detalhado da cavidade oral — com posicionamento adequado, iluminação especial e lentes de aumento. Foram feitas fotografias para mostrar as áreas de restrição. A mãe teve todas as suas dúvidas respondidas com clareza e empatia.

Após discutir o procedimento, os riscos e benefícios, os cuidados pós-operatórios e a importância do acompanhamento multidisciplinar, o profissional utilizou um laser de alta precisão para remover a membrana sob o lábio e a língua, com mínimo ou nenhum sangramento e sem necessidade de suturas. Não foi utilizada anestesia geral nem sedação — apenas uma pequena quantidade de pomada anestésica tópica para alívio do desconforto.

Logo após o procedimento, Maggie foi levada à mãe, que aguardava em uma sala privativa. A amamentação foi imediata. A mãe notou uma pega mais profunda e menos dor, embora Maggie parecesse ainda não saber muito bem o que fazer com a nova liberdade da língua. Após a mamada, a bebê estava visivelmente mais relaxada, satisfeita e, pela primeira vez, sem os barulhos de clique que antes eram frequentes. Sua posição ao mamar era mais natural, e a frustração habitual havia diminuído.

Na semana seguinte, a mãe fez várias visitas de retorno com sua consultora em amamentação, que ofereceu suporte com o posicionamento, a pega e o acolhimento emocional. Sete dias após a frenectomia, Maggie havia ganhado meio quilo. Ainda havia mamadas mais difíceis entre as boas, mas a mãe já percebia uma melhora estável e contínua.

A parte mais desafiadora foram os exercícios pós-operatórios, que precisavam ser feitos de quatro a seis vezes ao dia para evitar nova aderência do freio e garantir uma boa cicatrização. Embora os exercícios fossem curtos e pensados para serem lúdicos, Maggie resistia à presença dos dedos da mãe em sua boca. Mesmo assim, a mãe se sentia mais segura, confiante de que poderia seguir com a amamentação. A dor e o estresse que ambas vinham sentindo deram lugar à conexão e à esperança. Com o tempo, Maggie recuperou seu peso e, aos três meses, voltou ao percentil 75 na curva de crescimento.

Este relato é um dos mais críticos do livro — e por boas razões. Ele ilustra como os sintomas de um frênulo lingual alterado podem impactar profundamente a saúde física e emocional de mães e bebês. A seguir, abordaremos em mais detalhes:

» Os sintomas da língua presa em mães
» Os sintomas da língua presa nos bebês
» A influência do frênulo labial e de outros frênulos orais
» O papel das consultoras em amamentação e do atendimento compassivo
» A realização da frenectomia e o que esperar no pós-operatório
» E, por fim, uma revisão das evidências científicas publicadas.

Quando a liberação do frênulo ocorre ainda na fase de bebê, muitos problemas futuros podem ser prevenidos — e é isso que você começará a entender nesta próxima parte da jornada.

CAPÍTULO 3

∞

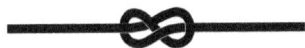

Língua Presa e Bebês

O relacionamento entre mãe e bebê durante a amamentação é fundamental — e as dificuldades enfrentadas nesse processo podem afetar profundamente o vínculo emocional e a saúde do bebê em um momento crítico do desenvolvimento.

Muitas mães de bebês com língua presa relatam sentir uma dor intensa e dilacerante durante a amamentação, geralmente causada por uma pega inadequada. Em nosso consultório, recebemos mães quase todos os dias com queixas semelhantes. Elas conhecem os benefícios do aleitamento materno e desejam oferecer esse cuidado ao filho, mas a dor pode se tornar tão intensa que torna a continuidade inviável a longo prazo.

Enquanto isso, amigos e familiares — ainda que bem-intencionados — frequentemente sugerem que a mãe desista, ofereça fórmula ou passe a bombear exclusivamente, caso esteja enfrentando dificuldades. No entanto, muitas dessas mães insistem, buscam ajuda, enfrentam a dor e procuram orientação profissional.

É importante compreender que, quando há dor significativa, geralmente há um motivo clínico, e a causa mais comum é o bebê mordendo o mamilo ou utilizando força de sucção excessiva na tentativa de extrair leite. E, frequentemente, isso ocorre porque a língua não está realizando os movimentos corretos.

Bebês possuem um reflexo natural de morder quando há um objeto entre suas gengivas — seja o mamilo, a mamadeira, o dedo ou uma chupeta — e a língua não consegue se posicionar adequadamente sobre a gengiva inferior. Quando a língua está restrita, ela não se projeta o suficiente para cobrir a gengiva, e o bebê reage mordendo — o que causa dor intensa à mãe.

No entanto, é importante lembrar que dor não é o único indicativo de língua presa. Surpreendentemente, nem todos os bebês com frênulo lingual alterado causam dor durante a amamentação. Em muitos casos, os sinais são mais sutis, como:

» Pega rasa ou ineficaz
» Vedação labial fraca
» Vazamento de leite pelos cantos da boca
» Engasgos frequentes durante a mamada

Profissionais qualificados para realizar a frenectomia consideram todos esses sintomas — tanto os maternos quanto os do bebê — antes de tomar qualquer decisão. A intervenção só deve ocorrer após a tentativa de outras abordagens não invasivas, como o suporte especializado com a amamentação.

Por isso, se você está enfrentando dificuldades para amamentar, o primeiro passo é procurar uma consultora em amamentação certificada pelo International Board (IBCLC) com experiência em avaliação funcional da amamentação.

Se, mesmo após as intervenções com a consultora, os problemas persistirem ou uma restrição for identificada, é indicado procurar um profissional capacitado em língua presa para uma avaliação detalhada — garantindo assim que o diagnóstico e o tratamento sejam realizados com base em critérios clínicos claros, seguros e individualizados.

Se a língua não consegue ultrapassar a gengiva inferior para envolver o mamilo corretamente, o reflexo do bebê é de morder.

Sintomas na Mãe

O relacionamento entre mãe e bebê durante a amamentação pode ser profundamente afetado pela presença de um frênulo lingual alterado, mesmo quando o problema está inicialmente oculto.

Os sintomas mais comuns relatados pelas mães incluem:
» Amamentação dolorosa
» Pega inadequada
» Mamilos rachados, achatados ou com formato de batom
» Mamilos que sangram
» Má drenagem da mama
» Ductos obstruídos, ingurgitamento e mastite
» Candidíase no mamilo
» Uso recorrente de protetor de mamilo
» Sensação de que amamentar o bebê virou um "trabalho em tempo integral"

Durante a consulta, é fundamental realizar uma análise completa do histórico médico e alimentar, tanto da mãe quanto do bebê, para entender a origem dos sintomas e decidir com segurança se há indicação para a frenectomia.

Muitos desses sintomas — como mamilos rachados, enrugados, achatados ou em formato de batom — são resultado direto de uma pega rasa, mordida excessiva ou força de sucção compensatória, utilizada pelo bebê que tenta extrair leite mesmo com movimentos linguais limitados.

Quando a língua não consegue se mover adequadamente, o bebê pode usar os lábios e os músculos da bochecha para criar vácuo, como se estivesse chupando um canudo. Essa compensação costuma ser ineficiente para extrair o leite e ainda pode causar lesões importantes nos mamilos.

Essas lesões, por sua vez, podem evoluir para:
» Mastite (inflamação das glândulas mamárias)
» Candidíase (infecção por fungo no mamilo)
» Obstrução dos ductos mamários
» Retenção de leite após as mamadas

Bebês com frênulo lingual alterado geralmente não conseguem transferir leite de forma eficaz. Isso faz com que precisem mamar com frequência — às vezes a cada 30 ou 60 minutos — ou permaneçam no peito por uma hora, sem se sentirem saciados.

Em muitos casos, a mãe precisa:
» Usar uma bomba tira-leite para aliviar o excesso de leite não transferido
» Oferecer esse leite em mamadeira ou sistema de amamentação suplementar (SNS)
» Alternar entre amamentação direta, ordenha e alimentação com leite ordenhado

Esse ciclo, conhecido como alimentação tripla, costuma deixar a mãe exausta, frustrada e emocionalmente sobrecarregada, levando muitas vezes ao desmame precoce. É comum ouvirmos em consultório frases como:

Vale lembrar que bebês são altamente adaptáveis. Eles tentam se alimentar da forma que conseguem, mesmo com limitações. Não existem bebês que "não querem mamar" ou que "não gostam de leite". O que pode acontecer é que estejam cansados de tanto esforço para obter o alimento — mas a vontade de mamar é uma necessidade biológica, não uma escolha comportamental.

"Sinto que estou em tempo integral só para conseguir alimentá-lo!"

Frases como:

» "É assim mesmo para alguns bebês"
» "Algumas mães ou bebês simplesmente não conseguem amamentar"

...devem servir como sinal de alerta. Muitas vezes, essas afirmações revelam desatualização por parte do profissional, especialmente em relação aos frênulos orais alterados e ao manejo adequado da amamentação.

Só porque algo é comum, não significa que seja normal ou saudável.

Sintomas nos Bebês com Língua Presa

Assim como as mães, os bebês também apresentam sinais claros de que algo não está indo bem durante a amamentação — especialmente quando há uma restrição no movimento da língua. Os sintomas podem variar de sutis a intensos, e muitas vezes são atribuídos a outros fatores, atrasando o diagnóstico correto.

"Parece que só amamentar já ocupa o meu dia inteiro", relatam frequentemente as mães exaustas.

Abaixo estão os sinais mais comuns observados em bebês com frênulo lingual alterado:

» Dificuldade de pega adequada no peito ou na mamadeira
» Adormecer durante a mamada, sem se alimentar plenamente
» O mamilo escapa com facilidade da boca durante a amamentação
» Choro frequente ou bebê muito agitado
» Sintomas de refluxo, como arqueamento das costas ou irritabilidade após mamar
» Regurgitação constante
» Produção de cliques ou estalos ao sugar
» Ânsia, engasgos ou tosse durante a alimentação

» Necessidade de arrotar com frequência e presença de gases intestinais
» Ganho de peso abaixo do esperado
» Morder ou mastigar o mamilo, ao invés de sugar
» Dificuldade em manter a chupeta na boca — ela cai com facilidade ou o bebê a rejeita
» Vazamento de leite pela boca ao mamar
» Sono leve ou fragmentado, com dificuldade para dormir profundamente
» Respiração oral, ronco ou respiração barulhenta
» Congestão nasal frequente, mesmo sem resfriado
» Leite saindo pelo nariz durante a amamentação
» Frustração ao mamar, tanto no peito quanto na mamadeira
» Mamadas prolongadas — mais de 20 minutos por alimentação, mesmo após o período neonatal
» Alimentações muito frequentes — necessidade de mamar mais do que a cada 2 a 3 horas

Esses sinais indicam que o bebê pode estar tendo dificuldades para criar uma vedação eficaz, coordenar a sucção e a deglutição, ou manter a respiração nasal adequada. Muitas vezes, ele precisa compensar com movimentos ineficientes, o que pode afetar tanto a sua nutrição quanto seu conforto e bem-estar geral.

Como mencionado anteriormente, bebês com frênulo lingual alterado podem apresentar ganho de peso insuficiente porque consomem menos leite a cada sucção do que um bebê com mobilidade lingual normal. Ao invés de usar a língua de forma eficiente, eles passam a compensar com outros músculos, como os da bochecha ou dos lábios, o que demanda mais esforço. Isso faz com que se cansem mais rapidamente e acabem gastando mais calorias tentando se alimentar do que efetivamente ingerindo leite — uma situação que impacta diretamente o crescimento. Embora nem todos os bebês com língua presa tenham dificuldades com o ganho de peso, muitos dos que atendemos na clínica apresentam desafios para recuperar o peso de nascimento ou manter-se dentro da curva esperada de crescimento. Idealmente, os bebês devem retornar ao peso de nascimento até o décimo dia de vida. Alguns podem levar um pouco mais de tempo — o que pode ser normal —, mas também vemos com frequência bebês de um ou dois meses que ainda estão apenas levemente acima do peso com que nasceram. Esse atraso no ganho de peso não é falta de leite ou de esforço por parte da mãe — mas, sim, um problema funcional na transferência de leite, que merece atenção e avaliação cuidadosa.

Queremos incentivar os pais a conversar abertamente com o pediatra sobre questões relacionadas à alimentação e ao ganho de peso, e a buscar orientação de uma consultora em amamentação certificada pelo IBCLC quando houver dúvidas ou dificuldades.

Só porque algo é comum não significa que seja saudável ou normal.

Se houver suspeita de que o bebê não está ganhando peso adequadamente, os pais podem fazer a pesagem do bebê antes e depois da mamada, com a ajuda de uma balança digital de alta precisão. Esse procedimento, realizado por uma IBCLC experiente, permite determinar com exatidão quantos mililitros de leite o bebê está transferindo durante cada mamada, de cada mama.

Infelizmente, em muitos casos, bebês que enfrentam dificuldades para ganhar peso são rapidamente encaminhados para o uso de fórmula ou mamadeira, sem que todas as causas potenciais tenham sido devidamente investigadas. No entanto, uma consultora em amamentação qualificada pode avaliar a produção de leite da mãe, identificar problemas funcionais na amamentação e desenvolver um plano individualizado para aumentar a produção e otimizar a transferência de leite.

É comum ouvirmos dos pais que o pediatra não sabia exatamente como ajudar nos desafios da amamentação, e que a fórmula foi sugerida como uma solução rápida. Uma pesquisa recente com pediatras revelou que, durante a residência médica, eles recebem em média apenas 3 horas de formação sobre aleitamento materno por ano[22].

Esse déficit de formação, somado ao aumento da carga de trabalho e à redução dos reembolsos de planos de saúde, contribui para que o tempo de consulta seja limitado — o que dificulta uma investigação aprofundada das causas da dificuldade alimentar do bebê. Diante da persistência dos problemas, é comum que o pediatra recomende a alimentação com leite materno ordenhado ou com fórmula diretamente na mamadeira. Embora alguns bebês com língua presa consigam se alimentar melhor com mamadeira, muitos continuam a apresentar sintomas como:

» Gases e desconforto abdominal
» Agitação e refluxo
» Regurgitação frequente
» Vazamento de leite pelos cantos da boca durante a alimentação

Esses bebês muitas vezes precisam de babador constante, desenvolvem irritações na pele do pescoço, e ainda assim não conseguem ganhar peso adequadamente — mesmo com a mãe praticando alimentação tripla (amamentação direta, ordenha e oferta com mamadeira).

Infelizmente, em casos mais graves, esses bebês acabam sendo internados para investigação, onde passam por testes invasivos e dispendiosos, como:

» Estudos de deglutição
» Endoscopias gastrointestinais
» Ultrassonografias
» Raios-X
» Inserção de sondas alimentares

Esses procedimentos custam milhares de dólares e geram enorme estresse emocional para os pais — muitas vezes sem que a avaliação do frênulo tenha sido realizada de forma completa.

Mesmo quando o frênulo é examinado, a falta de conhecimento sobre as diversas formas de apresentação da língua presa pode levar à exclusão do diagnóstico. Em outros casos, os médicos focam apenas nos achados clínicos do bebê, deixando de considerar os sintomas relatados pela mãe, que são parte essencial da avaliação.

Alguns bebês com língua presa podem apresentar alguma melhora ao utilizar mamadeira, mas muitos ainda continuam enfrentando dificuldades, como gases, agitação, refluxo e regurgitação. É comum que o leite escorra pelos cantos da boca durante a alimentação, o que faz com que o bebê precise de um babador constante e, com o tempo, pode acabar desenvolvendo uma assadura na região do pescoço. Mesmo bebês alimentados com fórmula ou com leite materno ordenhado — especialmente em

> O ideal seria que essa triagem acontecesse durante uma consulta de rotina com o pediatra, *com encaminhamento imediato a um consultor em amamentação qualificado, sempre que necessário.*

casos em que a mãe está fazendo a chamada alimentação tripla, ou seja, amamentando diretamente, bombeando e oferecendo o leite extraído — ainda podem ter dificuldades para ganhar peso adequadamente e acabam sendo hospitalizados. Nessas internações, é frequente que esses bebês passem por uma série de testes e procedimentos invasivos, como estudos de deglutição, endoscopias gastrointestinais, ultrassonografias, radiografias e até colocação de sondas de alimentação, o que resulta em altos custos financeiros e muitas horas de estresse e preocupação para os pais. O mais preocupante é que, muitas vezes, esses bebês inseridos em programas de alimentação intensiva não são avaliados adequadamente para verificar a presença de um frênulo lingual alterado — ou sequer são examinados nesse aspecto. Mesmo quando são, muitos dos avaliadores não conhecem o espectro completo de apresentações da língua presa. Além disso, os médicos frequentemente falham em expandir a avaliação para além do bebê e deixam de questionar as mães sobre os sintomas discutidos anteriormente, utilizando apenas listas de verificação ou questionários (ver Apêndice). Idealmente, essa avaliação funcional e abrangente deveria ocorrer ainda no consultório do pediatra, durante uma consulta de rotina, com encaminhamento a um consultor em amamentação qualificado para atendimento individualizado, sempre que houver sinais de alerta.

Outros sintomas que bebês com língua presa podem apresentar estão relacionados à pega ineficaz. Um frênulo labial superior alterado, ou lábio preso, pode afetar diretamente a amamentação, comprometendo a qualidade da pega. Quando o bebê não consegue fazer uma boa vedação no peito ou na mamadeira, é comum ouvirmos um som característico de cliques ou estalos durante a sucção. Esse som é um sinal de que está entrando ar na cavidade oral, e o bebê acaba engolindo esse ar — uma condição chamada aerofagia. Quando isso ocorre, é comum que o bebê apresente

Muitos profissionais não têm conhecimento suficiente sobre as diferentes formas em que a língua presa pode aparecer, o que dificulta o diagnóstico.

uma barriga distendida ou endurecida, e manifeste desconforto com gases e irritabilidade. O ar pode ser eliminado de duas formas: subindo novamente como um arroto vigoroso ou uma golfada, ou atravessando o sistema digestivo e sendo liberado como flatulência. As golfadas variam desde um simples arroto úmido, do volume de uma colher de chá, até episódios mais intensos, que levam os pais a dizer: "Acho que ele vomitou tudo o que mamou." Essas golfadas podem gerar uma enorme quantidade de roupas sujas — babadores, paninhos, roupas do bebê e até as roupas dos pais — e fazem da amamentação um processo ainda mais desafiador. O que à primeira vista parece um incômodo menor, pode tornar-se um fator de grande impacto na rotina familiar. Muitos pais nos relatam, por exemplo, que o bebê "solta pum como um adulto." O excesso de ar nos intestinos leva a gases frequentes e desconforto, e esses bebês são muitas vezes rotulados como "coliquentos" ou "chatinhos," sendo tratados com medicamentos para cólicas ou gotas de simeticona, numa tentativa de aliviar os sintomas sem investigar a real causa dos gases. Embora existam outras possíveis causas para cólicas ou refluxo, todo bebê que apresenta esses sinais deve passar por uma avaliação cuidadosa para descartar a presença de um frênulo lingual ou labial alterado.

O Dr. Scott Siegel, MD, DDS, FAAP (membro da Academia Americana de Pediatria), tem tratado bebês com língua e lábio presos na cidade de Nova Iorque por quase 20 anos, e publicou recentemente um estudo sobre refluxo induzido por aerofagia (AIR, na sigla em inglês). Ele descreve exatamente a condição discutida aqui: bebês com frênulo lingual alterado engolem ar durante a alimentação e passam a apresentar sintomas semelhantes aos de refluxo. No estudo, o Dr. Siegel acompanhou mil bebês com sintomas de refluxo que foram tratados por meio da liberação da língua e/ou do lábio. O resultado foi que 52,6% apresentaram melhora tão significativa que conseguiram interromper ou reduzir o uso de medicamentos como Zantac® ou Nexium®. Em muitos desses casos, a melhora foi observada dentro de uma a duas semanas após o procedimento. Outros 19,1% tiveram melhora parcial dos sintomas, mas ainda necessitaram de medicação. Por fim, 28,3% não apresentaram mudanças, indicando que o refluxo nesses casos tinha outra causa. Esse estudo evidencia a efetividade do tratamento da língua presa em muitos quadros clínicos de refluxo e reforça que o conceito de AIR (refluxo induzido por aerofagia) deve ser considerado antes de iniciar o uso de medicamentos. Todo bebê que apresenta sinais de refluxo, engasgos ou golfadas recorrentes deve passar por uma avaliação minuciosa da função da língua, incluindo a investigação de uma possível língua presa anterior (clássica) ou posterior submucosa, que pode estar restringindo a função e contribuindo para os sintomas.

A Língua Presa Posterior que Passa Despercebida

Alguns bebês apresentam dificuldades para amamentar ou para mamar na mamadeira, manifestando sintomas semelhantes aos descritos anteriormente, mas, quando os pais ou mesmo um profissional observam a boca do bebê, à primeira vista tudo parece normal. Muitas vezes, é com base apenas nesse exame visual superficial que o profissional conclui que a criança não tem língua presa. Isso gera confusão para a mãe, que continua enfrentando dificuldades durante a amamentação — e essa incerteza pode ou não motivá-la a buscar uma segunda opinião. A solução para identificar essa chamada língua presa posterior "invisível" é relativamente simples: realizar um exame oral completo, que inclua a palpação da área sob a língua. Apesar disso, alguns profissionais ainda acreditam que a língua presa posterior não existe ou, se existe, não causaria problemas. O termo "língua presa posterior" pode ser impreciso, já que a restrição não está localizada na parte de trás da garganta, mas essa continua sendo a terminologia mais amplamente utilizada, e é a que será adotada ao longo deste livro. É importante destacar que muitos bebês podem ter uma aparência sugestiva de língua presa posterior, mas, se não houver sintomas ou disfunções associadas, por definição, não se *Se não está quebrado, não conserte!* trata de um caso que justifique diagnóstico ou tratamento. Em outras palavras, se não está causando problemas, não há o que consertar — como diz o ditado popular: "Se não está quebrado, não mexa."

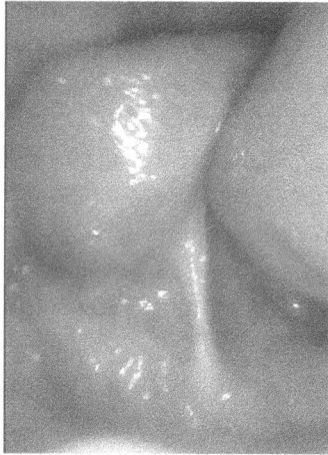

Exemplos de duas línguas presas posteriores que estavam causando sintomas significativos e melhoraram depois do tratamento.

A língua presa posterior foi descrita pela primeira vez por Watson-Genna e Coryllos em 2004, portanto, trata-se de um conceito relativamente recente. Embora todas as línguas presas tenham um componente submucoso, há um tipo específico de língua presa posterior em que a restrição é totalmente submucosa. O frênulo alterado fica escondido sob o tecido mole (a mucosa) que reveste o assoalho da boca. Diferente da língua presa anterior, nessa apresentação não há uma linha visível de membrana. Em geral, trata-se de um tecido conjuntivo mais denso e rígido do que o normal, que restringe o movimento da língua, mesmo quando essa restrição não se estende até a ponta da língua ou próximo a ela.

A própria língua presa não contém tecido muscular, mas se localiza logo acima do músculo genioglosso, que fica sob a língua. Para examiná-la corretamente, o profissional deve posicionar-se atrás da cabeça do bebê, utilizar ambos os dedos indicadores para elevar a língua e observar até que ponto ela se eleva. Caso apareça uma linha apertada, ou algo impeça a elevação, ou ainda se surgir uma covinha no meio da língua, esses são sinais de limitação de movimento — indicando a presença de uma língua presa posterior. Durante o exame, se o profissional passar o dedo indicador sob a língua em um movimento de varredura lateral (de um lado ao outro), o assoalho da boca deverá apresentar uma textura lisa, macia e esponjosa. No entanto, se houver uma membrana rígida, como um "quebra-molas" sob o dedo, ou se parecer que o dedo precisa saltar uma pequena "cerca" no meio do caminho para alcançar o outro lado, esses são sinais bastante sugestivos de língua presa posterior.

Essa forma de língua presa pode ser liberada com tesouras, caso o profissional seja experiente e cuidadoso o suficiente para realizar múltiplos cortes precisos. No entanto, o uso do laser proporciona melhor visibilidade e controle do sangramento, como discutiremos mais adiante neste livro. Quando todos os sintomas de língua presa estão presentes, mas nenhuma restrição é visível a olho nu, a hipótese mais provável é que se trate de uma língua presa posterior. Se a mãe relata sintomas clássicos de língua presa, como os discutidos anteriormente, mas o profissional realiza apenas uma observação rápida sem um exame criterioso, é possível que a restrição passe despercebida. Porém, ao utilizar os recursos corretos — como luvas, lanterna de cabeça, posicionamento adequado e exame manual com elevação da língua e varredura digital — é bastante comum que uma membrana mais rígida do que o esperado seja identificada. Quando os sintomas estão presentes, geralmente há algo fisicamente limitando o movimento da língua e impedindo que o bebê realize uma pega eficaz. Muitos recém-nascidos avaliados ainda no hospital parecem ter uma língua presa posterior. No entanto, sem sintomas evidentes ou uma avaliação funcional adequada, nenhuma conduta é tomada. Esse fato ressalta a importância de manter o acompanhamento com as famílias por uma ou duas semanas após a alta hospitalar, para garantir que consigam alcançar seus objetivos com a amamentação e o desenvolvimento oral do bebê.

Vale destacar brevemente o papel do trabalho corporal — como a terapia craniossacral, a quiropraxia ou a liberação miofascial — quando o tratamento da língua presa é realizado em equipe. O trabalho corporal pode ser especialmente útil como abordagem inicial, principalmente em casos de dor unilateral (como dor em apenas um dos seios durante a amamentação), torcicolo ou outras tensões musculares. No entanto, se as dificuldades com a amamentação persistirem mesmo após essas intervenções, é fundamental que o bebê seja rapidamente encaminhado para avaliação com um profissional qualificado em frenectomia. Mais detalhes sobre esse tema podem ser encontrados nos capítulos 25 e 26.

O Lábio Preso

Embora a apresentação mais comum de um frênulo oral alterado ocorra na língua, o lábio preso continua sendo uma peça importante do quebra-cabeça e exige atenção durante o exame clínico. Coletivamente, nos referimos à língua presa, ao lábio preso e às bridas como TOTs (na sigla em inglês), ou frênulos orais alterados. A membrana à qual nos referimos nesses casos é chamada de frênulo. Um frênulo alterado ou restrito impede o movimento normal da língua, dos lábios ou das bochechas.

Mas, afinal, qual é a amplitude de movimento dos tecidos moles orais considerada normal? Como já discutido anteriormente, para que haja indicação de tratamento, é necessário que o frênulo alterado cause impacto funcional — ou seja, que esteja prejudicando alguma função como sucção, deglutição ou vedação da mama. O frênulo labial superior, por exemplo, pode contribuir para dificuldades na amamentação do bebê e tornar esse processo doloroso ou difícil para a mãe. Um dos impactos mais comuns está relacionado à má vedação da mama, resultante da incapacidade do lábio superior de se everter de maneira adequada. Em minha experiência clínica, quando uma criança apresenta apenas um frênulo labial alterado e ele é liberado, os sintomas muitas vezes desaparecem. Um artigo publicado também relatou esse fenômeno: entre 14 bebês que realizaram exclusivamente a frenectomia do frênulo labial, 78% apresentaram melhora significativa nos sintomas de amamentação[26].

Na prática, no entanto, é mais comum que o bebê apresente também um frênulo lingual alterado, e nesses casos, muitos profissionais optam por liberar simultaneamente o lábio e a língua. Embora exista um sistema de classificação criado pelo Dr. Lawrence Kotlow (que categoriza os frênulos labiais de Classe 1 a Classe 4), a principal consideração na avaliação de qualquer frênulo deve ser sempre o impacto funcional[18,27]. Nenhum profissional, familiar ou amigo nas redes sociais pode diagnosticar um lábio preso apenas com base em uma fotografia — e o mesmo vale para a língua presa.

> *O lábio preso pode atrapalhar a amamentação do bebê e causar dor e dificuldade para a mãe, mesmo quando não há outros fatores envolvidos.*

De fato, a maioria dos bebês possui um frênulo labial visível que, em um exame puramente visual, pode parecer alterado. No entanto, apenas uma fração desses bebês apresenta, de fato, comprometimento funcional relevante.

De acordo com um estudo conduzido por Flinck em 1994, 93,4% dos bebês avaliados apresentavam um frênulo labial superior inserido no rebordo gengival ou no palato[28]. Quando um bebê apresenta dificuldades para amamentar e o lábio superior está preso por um frênulo curto que impede sua eversão adequada, há uma boa chance de que a liberação desse frênulo traga alívio e melhore a amamentação. Frequentemente, o lábio preso e a língua presa ocorrem simultaneamente no mesmo bebê. Segundo o Dr. Bobby Ghaheri, otorrinolaringologista e autoridade reconhecida na área de língua presa, existem alguns sinais que podem indicar a presença de um lábio preso: isquemia (ou seja, a área ficar esbranquiçada) quando o lábio é levantado e o frênulo é tensionado; presença de uma covinha na parte interna do lábio superior; entalhes no tecido gengival ou até mesmo no osso; e a avaliação clínica de uma consultora em amamentação certificada (IBCLC) sugerindo a presença de um frênulo labial alterado. Diante desses achados, é razoável considerar que o bebê possa ter um lábio preso, e que a realização de uma frenectomia deva ser avaliada com atenção[29].

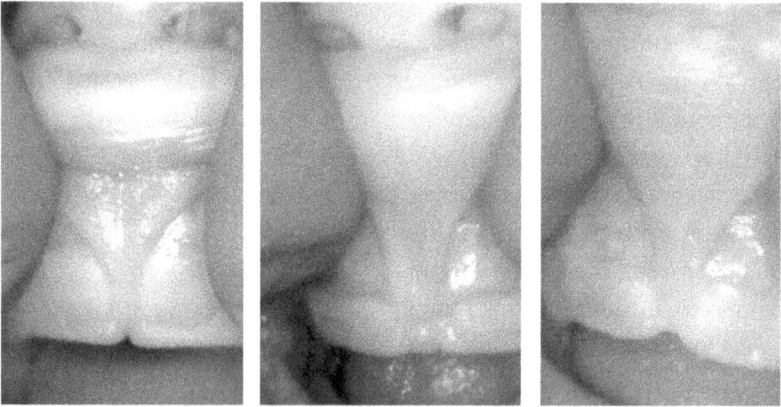

Frênulos labiais alterados podem ter diferentes formas e tamanhos — alguns são mais grossos, outros mais finos — e, em certos casos, chegam a causar uma depressão no osso subjacente.

Se, ao levantar a língua, o frênulo causar dor ou desconforto no bebê, ou se o frênulo lingual já tiver sido liberado e os problemas com a pega na amamentação ainda persistirem, é possível que um frênulo labial alterado também esteja contribuindo para a dificuldade. Alguns frênulos labiais são particularmente espessos, rígidos ou se estendem mais do que o habitual. Embora a forma e a espessura possam variar bastante, o que realmente importa é o impacto funcional. Quando o lábio superior não everte com facilidade, ou se enrola para dentro durante a mamada, a vedação ao redor da mama geralmente é comprometida, resultando em uma pega superficial. Nesses casos, o bebê pode produzir sons de clique ao mamar, apresentar sinais de refluxo, e a mãe frequentemente relata desconforto durante a amamentação.

É difícil quantificar quais problemas estão relacionados à língua presa e quais estão relacionados ao lábio preso, pois há uma sobreposição significativa de sintomas e não existem estudos conclusivos que definam com clareza as características distintivas de cada alteração. Já observamos diversos casos de mães e bebês que continuam enfrentando dificuldades persistentes na amamentação mesmo após a liberação da língua presa.

> *O frênulo labial alterado pode variar bastante em forma e espessura, mas o que realmente importa é o impacto funcional.*

Devemos a essas famílias o compromisso de utilizar as melhores evidências disponíveis, aliadas ao nosso julgamento clínico, para oferecer apoio imediato às dificuldades que enfrentam. Para ajudar a família diante de nós, criamos um plano individualizado e específico para aquele bebê, baseando-nos nas recomendações de boas práticas adotadas pelos profissionais que hoje lidam com casos de amamentação desafiadora. Não se trata de um protocolo único que se aplica a todos os casos. O ideal é que, quando houver indicação, a frenectomia do lábio preso seja realizada no mesmo momento da liberação da língua presa, evitando que o bebê precise passar por dois procedimentos distintos. Caso haja dúvida quanto à necessidade da liberação do lábio, é possível postergar essa decisão para a consulta de acompanhamento, geralmente realizada após uma semana. Um estudo recente demonstrou que diferentes médicos apresentaram grande discordância ao classificar frênulos labiais a partir de fotografias — especificamente se o frênulo se estendia até o palato ou se terminava antes disso[30]. Esses profissionais propuseram um novo sistema de classificação, semelhante ao de Kotlow, com três tipos: Tipo 1 — inserção entre a mucosa da bochecha e a gengiva; Tipo 2 — inserção média na gengiva; e Tipo 3 — inserção próxima à margem inferior da papila ou envolvendo o palato. No entanto, mesmo com esse novo sistema, os Tipos 2 e 3 nas imagens analisadas pareciam inseridos na crista gengival inferior, e a confiabilidade entre os avaliadores foi de apenas 38%. O estudo concluiu que a aparência visual do frênulo, por si só, não deve ser usada como critério único para indicar a frenectomia — uma recomendação amplamente aceita na prática clínica. Não é possível diagnosticar um lábio preso apenas com base em uma fotografia. O diagnóstico depende muito mais da sensação tátil do tecido durante o exame clínico e da história funcional relatada pela mãe. Se, durante a amamentação, o lábio superior se enrola em vez de se everter adequadamente e há sintomas associados no bebê ou na mãe, a realização da frenectomia deve ser discutida com os pais. Quando feita com laser, trata-se de um procedimento de baixo risco, com possíveis efeitos colaterais leves, como pequeno sangramento, inchaço e desconforto por até três dias. Quando executada corretamente, a liberação do lábio preso leva cerca de 15 segundos. A técnica completa é discutida no Capítulo 7.

O lábio preso pode se apresentar em todos os formatos e tamanhos imagináveis. A maioria dos bebês — mais de 90% — possui um frênulo labial que se estende até próximo ao palato. Ele pode ser fino ou espesso, carnudo ou fibroso, triangular ou em forma de cordão. No entanto, o que realmente importa é se essa estrutura está causando uma restrição funcional e interferindo na amamentação. Se não houver qualquer dificuldade na amamentação, nenhuma intervenção é necessária. Com

Você não pode diagnosticar um lábio preso apenas com uma fotografia.

frequência, recebemos ligações de pais preocupados com a possibilidade de seus filhos terem um lábio preso. Mas, ao examinarmos a criança e não encontrarmos restrição funcional nem problemas com a amamentação, o procedimento não é indicado. Não realizamos a frenectomia com base em preocupações futuras, como espaço entre os dentes ou possíveis dificuldades para escovação (ver Capítulo 22). Tratamos o bebê com base no que está acontecendo no presente, utilizando as melhores evidências disponíveis, um exame clínico cuidadoso e o nosso julgamento profissional.

Alguns profissionais acreditam que o lábio preso não tem um papel relevante nas dificuldades de amamentação. Outros, no entanto, observam que ele pode sim, por si só, causar problemas importantes. Em alguns casos, o diagnóstico é feito tanto de língua presa quanto de lábio preso, mas os pais optam por liberar apenas a língua. Em outros, o plano de saúde cobre apenas um procedimento por dia, e os pais escolhem iniciar pela língua. Essa abordagem pode ser apropriada, já que, em grande parte dos casos, a língua presa costuma ser a causa principal da dificuldade. A cicatrização da ferida da língua leva cerca de três semanas, enquanto a do lábio leva aproximadamente duas semanas. Se os pais estiverem realizando os cuidados pós-procedimento corretamente (ver Capítulo 8), o bebê pode retornar ao consultório após uma semana para acompanhamento da cicatrização. Caso os sintomas persistam, a liberação do lábio pode ser realizada nesse retorno, sem prolongar o tempo total de recuperação.

Quando o lábio preso é tratado separadamente, uma semana após a liberação da língua, muitas mães relatam alívio imediato da dor durante a amamentação e uma melhora significativa na pega — mais profunda e eficiente. Na prática clínica, essa diferença é perceptível, e muitas vezes já notamos a mudança ainda no consultório, logo após o procedimento, antes mesmo de a mãe e o bebê irem para casa.

Um Último Tipo: Bridas

Atualmente, não há estudos científicos publicados que abordem diretamente o impacto das bridas na amamentação ou nas habilidades orais motoras. No entanto, muitos profissionais que tratam rotineiramente frênulos orais alterados reconhecem a presença dessas estruturas e o fato de que, em alguns casos, elas podem exigir intervenção. As bridas já foram tema de palestras e discussões em diversos congressos profissionais, o que reforça sua importância clínica. Existem quatro bridas localizadas na região das bochechas — daí o nome "brida" (em inglês, buccal, pronunciado como "buckle"), que se refere à região lateral da cavidade oral. Duas estão situadas no arco superior e duas no arco inferior da boca.

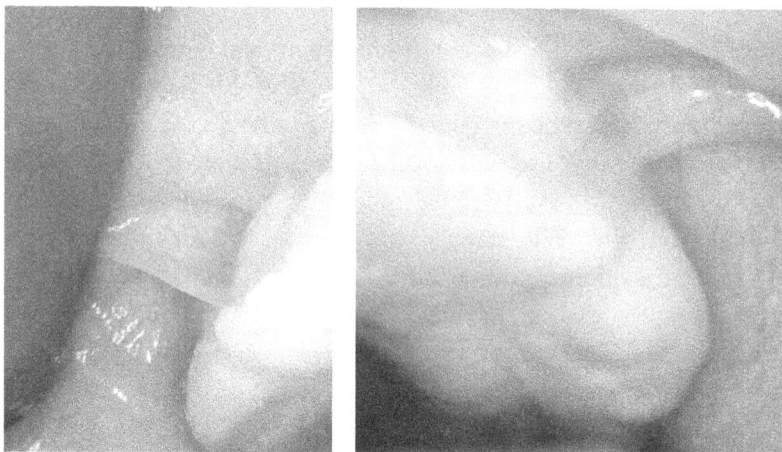

Bridas podem dificultar a mobilidade das bochechas.

As bridas inferiores geralmente não causam problemas clínicos relevantes. Já as bridas superiores, por outro lado, podem apresentar maior tensão, dificultar os movimentos da mandíbula ou das bochechas do bebê e contribuir para dificuldades na amamentação. Durante a primeira avaliação, após examinar a parte externa da boca, eu sempre verifico o interior da cavidade oral. Primeiro avalio a eversão do lábio e o frênulo labial superior, em seguida observo os movimentos da língua e o frênulo lingual, e por fim palpo as bochechas, deslizando o dedo da frente para trás, na região mais profunda entre a bochecha e a gengiva. Quando há bridas alteradas, é possível perceber uma tensão ou um "degrau" — uma sensação semelhante à que encontramos em casos de língua presa posterior, mas localizada na região lateral superior da cavidade oral.

No meu consultório, não cobramos valores adicionais pela liberação das bridas, e realizamos esse procedimento com menos frequência do que as frenectomias da língua ou do lábio. Apesar de serem menos comuns, é importante incluí-las na avaliação clínica, já que as bridas podem limitar a mobilidade das bochechas e dos lábios. Em alguns casos, observamos melhoras significativas na amamentação após a liberação das bridas — especialmente quando a liberação da língua e do lábio não foi suficiente para resolver completamente os sintomas. Nessas situações, ao liberar as bridas, muitas mães relataram melhora na pega e redução da dor durante a amamentação. Também percebo que, após a frenectomia do lábio superior, se a mobilidade ainda não estiver ideal, a liberação da brida — de um ou ambos os lados — com o laser, em cerca de cinco segundos por lado, pode trazer ótimos resultados. O lábio superior tende a se movimentar com mais liberdade, virando-se para cima com maior facilidade e menos esforço. Consultoras de amamentação em diversas regiões têm relatado que as bridas podem, de fato, restringir o uso eficiente das bochechas durante a sucção, e que a frenectomia pode proporcionar melhora imediata na qualidade da pega, permitindo que o bebê use melhor suas bochechas e sugue com mais eficácia. Outros profissionais que realizam frenectomias em diferentes regiões do país também têm identificado bridas restritivas e observado resultados positivos semelhantes após a liberação dessas estruturas.

CAPÍTULO 4

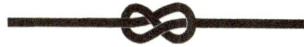

O Papel do Consultor em Amamentação

Lisa Lahey, RN, IBCLC, COMS

Nos Estados Unidos, atualmente há mais mulheres amamentando do que em anos anteriores. As estatísticas mais recentes (2016) mostram uma taxa de início da amamentação de 81%, mas, aos seis meses de vida do bebê, apenas 22% das mães ainda estão amamentando exclusivamente — ou seja, sem oferecer outros suplementos ou alimentos[31]. Muitas organizações de saúde, incluindo a Academia Americana de Pediatria, recomendam a amamentação exclusiva por seis meses, seguida da introdução gradual de alimentos sólidos e da manutenção da amamentação até os dois anos de idade ou enquanto for mutuamente desejado[32]. Os benefícios da amamentação incluem nutrição ideal, fortalecimento do sistema imunológico do bebê, promoção do vínculo afetivo e do desenvolvimento social, além de contribuir para o crescimento adequado das vias aéreas e das estruturas orofaciais. A amamentação é uma habilidade oral essencial, que prepara o bebê para outras funções como mastigar, engolir e falar.

Cada vez mais pais desejam oferecer leite materno de forma ideal aos seus filhos, mas por que tantas mães não conseguem atingir esse objetivo? Existem diversas razões que, como comunidade, precisamos enfrentar e melhorar, se quisermos aumentar os índices de sucesso da amamentação e atingir metas nacionais, como as propostas no programa norte-americano Healthy People 2020[31]. Essas metas incluem aumentar a proporção de bebês amamentados, expandir os programas de apoio à alimentação nos ambientes de trabalho, reduzir o número de bebês que recebem fórmula nos primeiros dois dias de vida e aumentar o número de partos realizados em hospitais certificados como "Amigo da Criança". Para alcançar esses objetivos, é fundamental oferecer aulas e orientações de amamentação ainda durante o pré-natal, capacitando mães e famílias sobre os benefícios e fundamentos da amamentação. Em seguida, precisamos de políticas hospitalares que favoreçam um início positivo da amamentação — com menos intervenções no parto, mais contato pele a pele, início precoce e frequente da amamentação, evitando a suplementação desnecessária com fórmula, e oferecendo apoio adequado à alimentação durante a internação[32]. Nossas comunidades também precisam promover uma cultura e locais de trabalho que incentivem a amamentação, oferecendo tempo e condições adequadas para a extração de leite.

É amplamente reconhecido que as principais razões que levam ao desmame precoce incluem dificuldades no início da amamentação, dor nos seios ou mamilos, pega inadequada, baixa produção de leite (real ou percebida), falta de apoio e retorno ao trabalho[33]. Um Consultor em Alimentação Certificado pelo Conselho Internacional (IBCLC, do inglês *International Board Certified Lactation Consultant*) pode ajudar a abordar essas questões e otimizar a amamentação, auxiliando os pais a alcançarem seus objetivos pessoais.

Talvez esta seja a primeira vez que você ouve falar de um IBCLC. Trata-se de um profissional de saúde altamente qualificado, que atende a rigorosos requisitos educacionais e passa por um exame de certificação independente, renovado a cada 5 a 10 anos. Além disso, mantém-se atualizado por meio de educação continuada obrigatória. Essa certificação é diferente da oferecida a outros auxiliares em amamentação, como conselheiros, educadores ou voluntários, que podem oferecer suporte valioso em situações não complexas. O IBCLC possui formação voltada especificamente para a avaliação clínica e o manejo de situações desafiadoras relacionadas à amamentação.

O escopo de atuação e a expertise do IBCLC abrangem o desenvolvimento infantil, nutrição, fisiologia e patologia. Isso inclui conhecimento sobre os comportamentos alimentares em diferentes idades, introdução de alimentos, intolerâncias e alergias alimentares, anatomia oral, questões neurológicas, tônus muscular, reflexos, padrões de crescimento e necessidades nutricionais. O IBCLC também orienta, avalia e acompanha questões maternas que afetam a amamentação, como crescimento mamário, alterações anatômicas ou cirúrgicas, infecções mamárias, regulação da produção de leite, composição do leite humano, bancos de leite e o papel dos hormônios na alimentação. Esses profissionais também são capacitados para lidar com condições como diabetes, infertilidade, distúrbios metabólicos, hormonais e autoimunes, além de farmacologia, galactagogos (substâncias que aumentam a produção de leite) e o uso de ervas medicinais com o mesmo propósito.

Infelizmente, muitos profissionais de saúde não dispõem de tempo ou formação adequada para avaliar mãe e bebê de maneira integrada e holística. Avaliar mãe e bebê separadamente ignora a conexão biológica profunda que existe na amamentação — os problemas de um afetam diretamente o outro. O IBCLC dedica tempo para observar e cuidar da díade como um todo, acompanhando a família durante esse período de transição, acolhendo a mãe emocionalmente enquanto ela aprende seu novo papel. Além disso, os IBCLCs também atuam nas áreas de psicologia, sociologia, saúde pública, antropologia e nas questões culturais relacionadas à amamentação. Esses profissionais promovem, apoiam e defendem a amamentação em diversos contextos, como hospitais, clínicas, consultórios médicos e em práticas particulares.

Os consultores em amamentação trabalham com uma abordagem clínica baseada na resolução de problemas, oferecendo avaliação, educação, orientação, planos de alimentação e encaminhamentos quando necessário. Eles lidam com casos que variam de simples a bastante complexos. IBCLCs altamente qualificados são parte essencial da equipe de cuidados em casos de frênulos orais alterados (TOTs), colaborando com mãe e bebê durante a disfunção de sucção e o período pós-frenectomia. A disfunção de sucção pode ser causada por má posição, reflexos desorganizados, tônus muscular inadequado ou alterações estruturais que afetam a função durante a amamentação. O IBCLC avalia todos esses fatores com cuidado e oferece um plano de cuidados detalhado e individualizado. Além de trabalharem com bebês com língua presa ou lábio preso, esses profissionais também acompanham casos em que o bebê parou de mamar no peito e precisa de auxílio para se alimentar pela mamadeira.

Um dos principais desafios enfrentados na área dos frênulos orais alterados — tanto por profissionais especializados quanto por consultores em alimentação (IBCLCs) — é a falta generalizada de conscientização sobre disfunções e restrições orais, tanto entre o público quanto entre profissionais de saúde. Existe uma necessidade urgente de aprimorar as habilidades de avaliação, ampliar o acesso a treinamentos específicos e criar mais oportunidades de educação, para que um número maior de profissionais esteja capacitado a reconhecer essas condições e oferecer cuidados apropriados. Por essa razão, muitos IBCLCs também se envolvem com ensino, capacitação de outros profissionais ou mesmo na produção de livros e materiais educativos.

Outro desafio importante é a questão delicada de quem pode avaliar e diagnosticar essas restrições. Como IBCLCs, podemos observar, descrever e comunicar ao paciente e à equipe de saúde o que identificamos por meio da avaliação da alimentação e do exame oral funcional. A melhor forma de fazer isso é através de uma documentação cuidadosa: elaborando relatórios detalhados, registrando notas de consulta e compartilhando nossas observações de forma clara com os pais e outros profissionais envolvidos no cuidado do bebê. Também reconhecemos que essas restrições podem ser bastante complexas, apresentando sinais e sintomas variados. Costumo dizer que cada caso de restrição oral é como uma impressão digital — único tanto em sua anatomia quanto em sua funcionalidade. Por isso, o cuidado com cada família deve ser individualizado, e nossas avaliações, orientações terapêuticas e decisões sobre tratamento devem sempre ser adaptadas às necessidades específicas de cada caso.

Profissionais que atuam na área de especialização em frênulos orais alterados (TOTs, do inglês tethered oral tissues)estão trabalhando ativamente para desenvolver treinamentos mais eficazes voltados a consultores em alimentação e outros profissionais de saúde. O objetivo é que esses profissionais estejam bem preparados para realizar avaliações abrangentes, diagnósticos precisos, liberações funcionais completas e garantir cuidados pós-operatórios de excelência. Consultores em alimentação (IBCLCs) que se aprofundaram nos temas relacionados à língua presa, função oral e amamentação compreendem que há uma necessidade urgente de estudos bem elaborados que validem os resultados clínicos que já são evidentes para quem atua diariamente nessa área. Até que essas pesquisas estejam concluídas, continuaremos promovendo educação, diálogo e uma abordagem colaborativa que mantém o paciente no centro de todo o processo de cuidado.

Pais que buscam uma consulta em amamentação frequentemente chegam com a dúvida: "Por que meu bebê não consegue fazer uma boa pega ou mamar adequadamente?" O papel do IBCLC é, entre outras coisas, orientar sobre técnicas de posicionamento e fixação, além de avaliar se há uma restrição na mobilidade da língua que possa estar interferindo diretamente na amamentação. O IBCLC compreende em profundidade a anatomia e a fisiologia da língua, bem como o funcionamento dos mecanismos envolvidos na amamentação.

Há uma necessidade urgente de aprimorar as habilidades de avaliação, ampliar o treinamento e oferecer mais oportunidades educacionais, para que mais profissionais estejam preparados para oferecer um cuidado adequado.

Durante a mamada, a boca do bebê se abre, os lábios e a língua entram em contato com a mama, e a língua se projeta para envolver a aréola e o mamilo, estabilizando o tecido mamário dentro da boca. Em seguida, a língua forma um selo ao redor do mamilo, se eleva e pressiona o mamilo contra o palato, enquanto a mandíbula inferior se move para baixo, criando o vácuo necessário para extrair o leite[12]. A porção média e posterior da língua é responsável por controlar o fluxo do leite durante a deglutição, garantindo proteção adequada das vias aéreas. Durante a sequência de sucção, deglutição e respiração, o palato e a língua trabalham juntos para fechar o espaço nasofaríngeo. A língua também desempenha um papel essencial na formação do palato e do arco dentário, além de fornecer feedback ao sistema nervoso autônomo, o que auxilia na autorregulação do bebê.

O consultor em alimentação (IBCLC) deve realizar uma avaliação com habilidade e sensibilidade. Vamos entender como um consultor em alimentação certificado (IBCLC) conduz a avaliação da amamentação e da função oral. Quando um IBCLC encontra uma mãe — seja pessoalmente ou por telefone — utiliza técnicas de escuta ativa para compreender suas preocupações e os desafios alimentares que estão enfrentando, observando com atenção os sintomas relatados tanto pela mãe quanto percebidos no bebê. Em seguida, realiza uma entrevista detalhada para obter um histórico completo, incluindo informações médicas e sobre a alimentação. Essa anamnese costuma durar uma hora ou mais e abrange o histórico pré-natal, da gestação e do parto. O IBCLC também pergunta sobre experiências anteriores com amamentação, alimentação materna, uso de medicamentos, além de possíveis condições crônicas ou atuais de saúde da mãe ou do bebê. São abordadas ainda as rotinas de alimentação, frequência de urina e evacuações do bebê, ganho de peso, desenvolvimento, metas pessoais de amamentação e o sistema de apoio que essa mãe tem à disposição.

A consulta pode acontecer em casa, no consultório ou em ambiente ambulatorial. Durante a avaliação, o IBCLC observa o bebê mamando, realiza um exame das mamas, auxilia a mãe no posicionamento e na pega, e avalia a transferência de leite usando uma balança digital precisa e sensível, pesando o bebê antes e depois da mamada. Também é feito um exame oral funcional por meio da sucção no dedo enluvado, para avaliar como a língua, as bochechas, os lábios, o palato e a mandíbula estão envolvidos no processo de alimentação.

Uma boa avaliação funcional das possíveis restrições orais começa observando a alimentação. Como o bebê se posiciona e se prende ao seio? A mãe precisa fazer vários ajustes ou verdadeiros esforços para que a mamada aconteça? O IBCLC observará a abertura da boca, se os lábios estão achatados, a qualidade da vedação e a extensão da língua. Também verifica se a gengiva inferior localiza e envolve corretamente o mamilo durante a sucção. As bochechas devem parecer arredondadas e cheias — e não afundadas ou com covinhas. Os movimentos da mandíbula devem ser suaves e rítmicos, permitindo uma sequência organizada de sucção, deglutição e respiração. A sucção deve ocorrer em rajadas, com deglutições audíveis a cada uma a três sucções. Mesmo silenciosas, essas deglutições devem ser vigorosas, mostrando que o leite está fluindo bem.

Durante toda a mamada, o bebê deve permanecer alerta e relaxado, com energia suficiente para manter a sucção até se soltar naturalmente do seio, satisfeito e com aquele aspecto sonolento típico de quem está "bêbado de leite". Ao mesmo tempo, o IBCLC observa a mãe — avaliando não apenas a aparência externa da pega, mas também como ela se sente durante o processo. Perguntamos como ela percebe a sucção do bebê, buscando entender sua experiência de forma completa e individualizada, sempre priorizando o conforto, a eficácia e o vínculo da amamentação.

Sinais de alerta que frequentemente surgem durante a amamentação geralmente se enquadram em dois padrões: sucção de baixa tonicidade e sucção de alta tonicidade. Bebês com sucção de baixa tonicidade tendem a procurar o seio com intensidade, mas não conseguem se prender adequadamente ou se mantêm fixados de forma instável. Após várias tentativas, o bebê pode escorregar ou manter apenas uma sucção leve, fraca e pulsante, sem extrair leite de forma eficiente durante múltiplas descidas. Esse bebê pode adormecer ao seio por exaustão ou desistir antes de obter a quantidade necessária de leite. Costumam mamar de forma leve, em intervalos curtos e frequentes. A mãe geralmente não sente dor, e isso pode mascarar o problema, já que esses bebês aparentam mamar com frequência, mas estão em risco de ganho de peso insuficiente ou até estagnação.

Por outro lado, alguns bebês reagem com uma sucção de alta tonicidade, aplicando esforço extra para extrair o leite a qualquer custo. Nesses casos, o bebê pode morder ou comprimir os mamilos, utilizar os lábios com força e mobilizar exageradamente as bochechas. Isso frequentemente causa dor intensa e lesões nos mamilos, resultado do desequilíbrio das forças exercidas durante a mamada. Quando o bebê solta o seio, o mamilo pode apresentar uma dobra branca, estar com formato de batom, ou mostrar sinais de vasoespasmo (constrição súbita e dolorosa de vasos sanguíneos). Com a repetição desse trauma ao longo do dia, o tecido mamilar pode se tornar ferido, com rachaduras, bolhas e até sangramento.

Bebês com frênulos submucosos frequentemente apresentam dificuldade em elevar a parte média da língua e curvar suas bordas laterais, o que leva a uma deglutição desorganizada. Esses bebês podem fazer sons de clique ou estalo ao mamar, além de produzir ruídos como golpes, tosse, engasgos e até episódios de sufocamento. Idealmente, a alimentação deve ocorrer de forma silenciosa; nesses casos, o bebê não consegue controlar bem o fluxo de leite, acaba ingerindo grandes quantidades de ar, e desenvolve sintomas como aerofagia e refluxo. As mães, por sua vez, muitas vezes relatam uma produção excessiva de leite e ejeção forte, como se o corpo estivesse tentando compensar a sucção ineficiente. O bebê com uma restrição posterior geralmente recusa chupetas ou mamadeiras. A minha hipótese é que o corpo da mãe, ao perceber que a sucção não é funcional, reage com ejeção mais intensa. Como consequência, o bebê pode arquear as costas, contrair a parte superior do corpo e assumir uma postura rígida, lembrando um enrijecimento tipo "posição militar". Esses bebês demonstram sinais de esforço para manter as vias aéreas livres durante a mamada e frequentemente não conseguem protegê-las com eficiência. Assim, acabam se soltando do seio abruptamente, o que interrompe a sucção, e aparentam não descansar ou digerir bem após a alimentação.

Com frequência, esses bebês precisam ser mantidos na posição vertical ou carregados por longos períodos após mamar. A mãe muitas vezes relata que o bebê não gosta de mamar, só aceita o peito em determinada posição (como deitado) ou apenas quando está sonolento ou adormecido. Também é comum que esses bebês desenvolvam uma aversão oral e interrompam a amamentação de forma repentina. Em geral, precisam de suporte adicional antes e depois da realização de uma frenectomia, para alcançarem uma sucção funcional e uma alimentação eficaz.

Nosso papel como IBCLCs é apoiar a amamentação, ao mesmo tempo em que garantimos que o bebê esteja sendo alimentado adequadamente e que a produção de leite da mãe seja mantida ou aumentada até que as dificuldades sejam resolvidas — com ou sem a realização de uma frenectomia, dependendo do caso. Em algumas situações, podemos recomendar o uso de um protetor de mamilo ou a suplementação durante a amamentação, utilizando o leite materno, leite doado ou fórmula por meio de um tubo fino no seio — com o auxílio de um sistema de alimentação suplementar (SNS, do inglês *supplemental nursing system*).

Exame para Consultores em Alimentação Certificados pela Junta Internacional (IBCLC) – TOTs

Os IBCLCs frequentemente utilizam ferramentas de avaliação funcional para orientar sua análise em casos de possíveis frênulos orais alterados (TOTs). As três ferramentas mais validadas atualmente disponíveis são a Ferramenta de Avaliação de Hazelbaker para a Função do Frênulo Lingual (HATLFF)[34], a Regra de Decisão para Frenotomia em Bebês Amamentados (FDRBI) de Dobrich[35], e o Protocolo do Frênulo Lingual de Martinelli[36]. Essas ferramentas ajudam na avaliação da aparência e função, mas cada uma tem suas limitações. Por isso, o IBCLC complementa esse uso com sua experiência clínica, habilidades de avaliação diferencial e observação cuidadosa para obter uma visão completa da função oral do bebê.

O exame pode começar com o bebê sugando o dedo do profissional. O IBCLC pode estimular suavemente os lábios do bebê e inserir o dedo (com a polpa voltada para cima) até a junção entre o palato duro e o mole. Isso permite avaliar a força da sucção, a origem dos movimentos da língua e como a língua se posiciona — lateralmente, para cima, para frente ou para trás. Também são observadas a forma e o arco do palato, o comprimento do palato, o reflexo de gag e a qualidade geral da sucção: seu tônus, força, ritmo

51

e posicionamento. Uma seringa curva pode ser usada para oferecer leite durante o exame digital, permitindo avaliar a resposta do bebê e comparar a sucção com e sem um pequeno volume de líquido.

Outro recurso é a manobra de Murphy (nomeada em homenagem ao Dr. Jim Murphy, pediatra, IBCLC e especialista em medicina da amamentação), que consiste em deslizar suavemente o dedo sob a língua do bebê, da esquerda para a direita, observando se há uma faixa de tecido tensionada ou elevada que impede um movimento livre e fluido ao longo do assoalho da boca.

Além da cavidade oral, outras áreas são avaliadas por seu impacto na sucção, deglutição, respiração e na capacidade do bebê de se prender e se posicionar confortavelmente ao seio. A postura corporal do bebê pode interferir significativamente. Bebês com torcicolo, plagiocefalia, assimetrias faciais ou tensões posturais podem se sentir desconfortáveis, dificultando a amamentação eficaz. O IBCLC observa o bebê deitado de lado, de bruços e de costas sobre uma superfície plana, avaliando o tônus geral e os padrões de movimento — se estão suaves, tensos, rígidos ou relaxados. Observa-se como pescoço, ombros, braços, pernas e quadris se movimentam e reagem ao toque. A extensão e a flexão são analisadas durante a interação com o bebê, e nota-se se o corpo permanece alinhado ou se curva para um dos lados.

O IBCLC também avalia a simetria facial, incluindo olhos, mandíbula e queixo, bem como a forma da cabeça — observando frente, laterais, parte posterior, fontanelas e cristas cranianas — e registra quaisquer assimetrias ou áreas achatadas ou proeminentes. Por exemplo, um bebê que apresenta preferência para virar a cabeça para um lado ou tensão no pescoço pode ter mais facilidade para mamar em um seio do que no outro. Nesses casos, terapias manuais como terapia miofascial, craniossacral ou outras abordagens realizadas por um profissional capacitado — como osteopatas, quiropráticos, fisioterapeutas, terapeutas ocupacionais, fonoaudiólogos ou massoterapeutas — podem ajudar a aliviar tensões musculares que estejam afetando a amamentação.

Embora essas terapias corporais possam ajudar muitos bebês a melhorar a alimentação, quando não há resposta satisfatória, isso pode indicar que restrições orais estão contribuindo para uma alimentação disfuncional e para as tensões faciais observadas. Nesse ponto, é apropriado considerar o encaminhamento para avaliação e possível realização de frenectomia.

Exame Oral para Frênulos Orais Alterados

Durante a avaliação oral, o profissional — geralmente um IBCLC — posiciona o bebê adequadamente, seja na posição de joelho a joelho ou deitado de costas sobre uma mesa de exame, com a cabeça voltada para o avaliador e os pés apontando para longe. O IBCLC se posiciona atrás da cabeça do bebê, como um dentista faria para realizar um exame intraoral. Com as palmas das mãos apoiando suavemente a cabeça do bebê, os dois dedos indicadores são usados para levantar o lábio superior em direção ao nariz. Observa-se se há tensão ou dificuldade ao levantar o lábio, se ele se curva facilmente até as narinas ou se se enrola como um acordeão próximo ao filtro nasal. Também se avalia se o frênulo labial superior é espesso ou fino, e onde está inserido na gengiva. Em seguida, procuramos por esbranquiçamento da mucosa e entalhes na crista gengival superior. Passa-se o dedo sobre a crista para detectar qualquer barreira que impeça um deslizamento suave — especialmente quando o frênulo se conecta abaixo da linha mucogengival, provoca esbranquiçamento ou limita a vedação labial durante a amamentação — o que pode justificar uma avaliação mais aprofundada dos sintomas.

Para avaliar a restrição lingual, o IBCLC posiciona os dois indicadores sob a língua e os pressiona suavemente para baixo, elevando a língua o máximo possível em direção à garganta, enquanto os dedos médios estabilizam a mandíbula. Observa-se a tensão, elasticidade, presença de amarras visíveis, sua espessura e ponto de inserção. Palpamos o frênulo em busca de rigidez, verificamos se há esbranquiçamento e examinamos o formato da ponta da língua, observando se é em forma de coração, se há reentrâncias ou se está revestida por saburra. Também avaliamos o palato duro e mole. Muitas vezes, são tiradas fotos das estruturas restritivas com ajuda dos pais, utilizando o flash do celular ou câmera para registrar imagens com boa iluminação e angulação adequada, que auxiliam no acompanhamento do caso.

Após a avaliação, o IBCLC conversa com os pais para explicar os achados, como esses fatores estão impactando a função e a amamentação, e oferece orientações educativas. Compartilhamos fotos, artigos acessíveis ou folhetos explicativos adaptados para os sintomas identificados. Uma parte essencial do trabalho do IBCLC é fornecer informações claras sobre o que esperar antes, durante e após a frenectomia, caso o procedimento seja indicado. Explicamos como a liberação é realizada, os benefícios esperados, os riscos possíveis, e abordamos o processo de cicatrização e os cuidados com a ferida, incluindo técnicas de conforto e o uso de medicamentos homeopáticos ou convencionais para aliviar o desconforto, além de dicas para uma recuperação e reabilitação bem-sucedidas.

O IBCLC também revisa os exercícios orais que devem ser iniciados antes da frenectomia, orienta os cuidados pós-operatórios e desenvolve um plano de cuidados personalizado para a díade, buscando melhorar o ganho de peso, proteger a produção de leite e otimizar a alimentação antes do encaminhamento. O relatório da avaliação e o plano alimentar são compartilhados com os pais e encaminhados ao médico do bebê. Caso necessário, indica-se também a realização de terapias corporais e/ou avaliação com o profissional responsável pela frenectomia. Consultas de acompanhamento são agendadas para revisar o progresso na alimentação, o desempenho nos exercícios orais e o apoio emocional da família durante o processo de recuperação.

É importante lembrar aos pais que a frenectomia raramente é uma solução imediata. As limitações na função oral, muitas vezes presentes desde o nascimento, exigem tempo, paciência e esforço para serem superadas. A reabilitação oral envolve um processo de aprendizagem no qual o bebê precisa reaprender a usar sua língua, lábios e mandíbula de maneira funcional. Após a cicatrização, pode ser necessário ajustar técnicas de amamentação, como retirar o uso de protetores de mamilo, adotar novas posições que dispensem compensações, e aplicar compressões e modelagens eficazes. Os exercícios orais e o treinamento de sucção são fundamentais para restaurar o movimento funcional da língua, lábios, bochechas e mandíbula.

IBCLCs com formação avançada em alimentação complexa e reabilitação oral são fundamentais nesse processo, pois oferecem suporte clínico e emocional à díade mãe-bebê para desenvolver uma nova pega funcional, estabilizar o comportamento alimentar e fortalecer as habilidades de amamentação após a frenectomia. Frequentemente, são necessárias várias consultas para revisar os exercícios, ajustar o plano de cuidado e otimizar a função alimentar ao longo do tempo.

Se o bebê ainda estiver enfrentando dificuldades uma ou duas semanas após a frenectomia, o IBCLC pode sugerir uma consulta de acompanhamento para ensinar treinamento de sucção específico e propor exercícios orais com base nos desafios identificados durante a reavaliação. Orientar os pais sobre como realizar o tummytime (tempo de bruços), massagem infantil, integração de reflexos primitivos e brincadeiras motoras com o bebê contribui para o fortalecimento do pescoço, ombros e outros grupos musculares que sustentam uma alimentação funcional. A coordenação com profissionais especializados em terapias corporais é altamente recomendada para apoiar uma reabilitação completa e eficaz (consulte o Capítulo 26 para mais informações).

Uma reabilitação oral bem-sucedida exige paciência, tempo e dedicação ao processo terapêutico.

Avaliação dos Tecidos Orais em Bebês Maiores e Crianças Pequenas

O trabalho do IBCLC vai além do cuidado com recém-nascidos — ele também atende bebês mais velhos e crianças pequenas que continuam em aleitamento materno, estão em fase de introdução alimentar ou iniciando o processo de desmame. Os pais frequentemente buscam a orientação do IBCLC em todas essas fases. Esses profissionais estão capacitados para reconhecer sinais em bebês maiores, como dificuldades persistentes de ganho de peso, problemas para iniciar ou manter a alimentação com sólidos (com manifestações como aversão a texturas, engasgos, ânsias, vômitos, retenção de alimentos ou alimentação lenta), atrasos na fala, dificuldades articulatórias e alterações na dentição. Diante de qualquer um desses sinais, o IBCLC informa o pediatra e encaminha a criança para avaliação fonoaudiológica ou terapia ocupacional.

Com uma abordagem em equipe, que pode incluir IBCLCs, fonoaudiólogos, terapeutas ocupacionais e outros profissionais especializados em alimentação, é possível discutir e propor recomendações individualizadas para otimizar a amamentação, o progresso na alimentação sólida e considerar a indicação de frenectomia, se os sintomas apontarem para a presença de frênulos alterados e comprometimento funcional durante a alimentação.

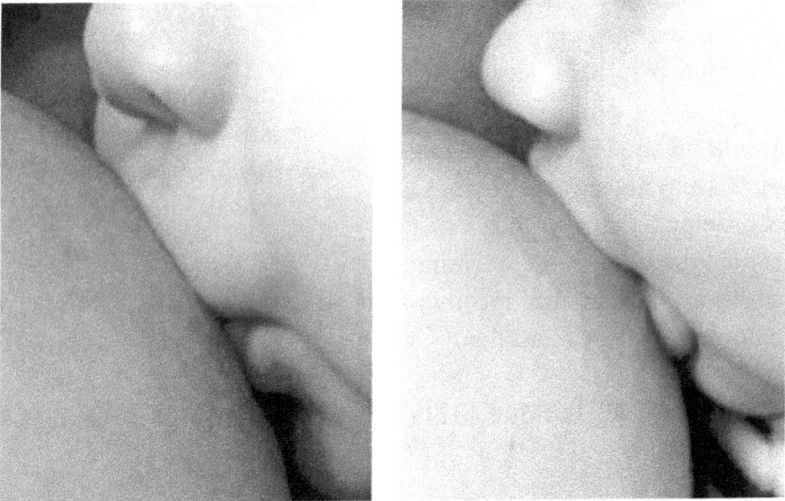

Pega superficial do bebê antes da frenectomia dos frênulos lingual e labial (à esquerda) e melhora visível logo após o procedimento (à direita), no mesmo dia. Nota-se que a boca está mais aberta e os lábios estão mais relaxados, com menos tensão.

Orientações prévias com cuidados pós-operatórios

Quando há suspeita de frênulos orais alterados e o bebê é encaminhado para uma avaliação mais detalhada, é ideal que os cuidados com a ferida na língua e no lábio sejam explicados já na primeira consulta. O IBCLC demonstra como os pais deverão realizar os cuidados e as interações necessárias com os alongamentos ou elevações após a frenectomia. Também orienta sobre as melhores formas de posicionar os dedos dentro da boca do bebê durante os exercícios de reabilitação oral e os cuidados posteriores.

Os pais são incentivados a praticar esses movimentos duas vezes ao dia antes da frenectomia, mesmo antes de haver qualquer ferida. Essa prática contribui para o aumento da confiança dos cuidadores e ajuda o bebê a se familiarizar com o processo, tornando a experiência pós-operatória menos estressante. Além disso, os exercícios orais prévios à frenectomia já começam a ativar e fortalecer os músculos envolvidos, promovendo melhor tônus e coordenação.

Também é discutido um plano de cuidados para garantir conforto após o procedimento. Os pais recebem uma lista com os itens recomendados para adquirir com antecedência, como remédios homeopáticos, gotas para dentição ou analgésicos convencionais. Conversamos sobre a importância de os pais estarem disponíveis nos primeiros dias após a frenectomia, com tempo reservado para cuidar do bebê com mais atenção e promover bem-estar. Medidas simples como segurar o bebê com mais frequência, aumentar o tempo de contato pele a pele, oferecer banhos mornos e estimular a amamentação são estratégias eficazes que podem contribuir para o conforto e a recuperação da criança.

É fundamental que os pais saibam que os primeiros 7 a 10 dias após a frenectomia podem ser desafiadores, devido ao desconforto do bebê, à necessidade de realizar elevações frequentes na ferida e às consultas com diferentes profissionais. Por isso, recomenda-se que os pais entrem em contato com o IBCLC entre 2 a 5 dias após a frenectomia, novamente após 2 semanas, e depois conforme a necessidade, de acordo com a idade do bebê e o progresso na alimentação. Idealmente, de duas a seis consultas de acompanhamento com o IBCLC ajudam a orientar a amamentação e garantir uma boa evolução no processo de reabilitação oral. As consultas de acompanhamento têm como foco proporcionar aos pais segurança em relação ao processo de cicatrização, otimizar técnicas de alimentação, ajustar o plano de cuidados quando necessário (como nos casos de baixa produção de leite), revisar os exercícios orais e oferecer suporte emocional. Durante esse período de transição, é comum que os pais tenham dúvidas e até questionem se o procedimento valeu a pena. O papel do IBCLC é reforçar os progressos, acompanhar de perto cada etapa e continuar orientando a família sobre como apoiar o bebê na recuperação. Em alguns casos, os pais sentem necessidade de conversar com outras famílias que passaram por experiências semelhantes. Nesses momentos, o IBCLC pode facilitar esse contato, sugerir grupos de apoio presenciais ou online, e oferecer acolhimento durante todo o processo.

Desafios nos Cuidados Prestados pelo IBCLC

Muitas vezes, os IBCLCs se deparam com díades em que a oportunidade de restabelecer totalmente a amamentação exclusiva já passou. Em alguns casos, o bebê ficou afastado da amamentação direta ou frequente por vários meses e agora está parcialmente amamentado ou sendo alimentado exclusivamente por mamadeira. Nessas situações, o IBCLC trabalha para reconhecer e valorizar os esforços da mãe, incentivando-a com a certeza de que a quantidade de leite materno que ela ainda produz — mesmo quando combinada com fórmula — continua trazendo benefícios importantes para o crescimento e o sistema imunológico da criança.

Bebês que se alimentam por mamadeira também podem apresentar dificuldades com as habilidades de sucção. Às vezes, observamos bebês que demonstram sinais de frustração ou irritação ao pegar a mamadeira, deixam o leite escorrer pelos cantos da boca ou demoram mais de 30 minutos para completar uma mamada. Quando isso ocorre, o bebê está gastando muita energia para se alimentar, o que pode resultar em ganho de peso inadequado ou até na recusa da mamadeira.

Fazemos o possível para ajudar a otimizar a suplementação com leite, ensinamos técnicas mais eficazes para a oferta com mamadeira e discutimos estratégias de realimentação, sempre que houver essa possibilidade. Muitos pais expressam tristeza ao perceberem que a amamentação foi interrompida precocemente por conta de restrições orais que afetaram o início da alimentação. Nessas situações, o IBCLC pode plantar sementes para o sucesso da amamentação futura, orientando os pais a procurar um consultor em amamentação já na primeira semana após o nascimento do próximo bebê.

Lidar com os desafios da alimentação infantil é um processo repleto de altos e baixos. No entanto, as recompensas são imensas quando os pais perseveram e compartilham histórias de superação, mostrando como seus bebês conseguiram evoluir em direção a um caminho mais saudável de alimentação e desenvolvimento.

CAPÍTULO 5

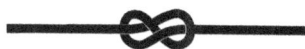

Avaliação Clínica para Indicação da Frenectomia

O bebê com língua presa é, possivelmente, o paciente mais desafiador de se tratar, pois o tempo de intervenção é crucial e todos os membros da equipe precisam estar alinhados e trabalhando em sintonia. Pacientes de todas as idades enfrentam desafios únicos durante a recuperação, precisando aprender a coordenação muscular correta ou desaprender padrões compensatórios para alcançar uma função normal da língua. Com os bebês, isso não é diferente — muitos deles exigem suporte significativo durante o processo de reabilitação.

O tratamento do bebê deve começar ainda no hospital, com um exame logo após o nascimento. Os recém-nascidos são avaliados quanto a diversas possíveis anomalias, e em alguns países, como o Brasil, há leis que apoiam esse processo. No Brasil, por exemplo, existe uma legislação que garante a triagem gratuita do frênulo lingual em todos os recém-nascidos por um fonoaudiólogo, com o objetivo de identificar restrições como a língua presa [37,38]. Esse tipo de iniciativa legislativa poderia beneficiar muitos outros países, incluindo os Estados Unidos — e felizmente, o apoio a esse tipo de triagem tem crescido. O mais importante é garantir que os profissionais que inspecionam a boca e os tecidos orais do bebê saibam o que procurar e tenham treinamento adequado para avaliar e encaminhar corretamente os casos identificados.

Assim como os bebês são examinados para outras anomalias congênitas ao nascer, a triagem para língua presa também deveria ser feita por um profissional capacitado e atualizado com educação continuada sobre o espectro completo de alterações do frênulo lingual. Se alguma restrição for identificada, ela deve ser discutida com o consultor em amamentação (IBCLC), que realizará uma avaliação detalhada e analisará todos os aspectos do processo de amamentação. O IBCLC deve observar a pega, acompanhar uma mamada, fazer perguntas específicas à mãe, aconselhar e inspecionar a cavidade oral em busca de possíveis alterações como língua presa ou lábio preso, conforme descrito no capítulo anterior. Embora o IBCLC não possa fornecer um diagnóstico formal, o seu escopo de atuação permite a avaliação clínica dos tecidos orais — algo fundamental para detectar limitações funcionais.

Caso haja suspeita de língua ou lábio preso, o IBCLC deve encaminhar o bebê a um profissional habilitado para uma avaliação mais aprofundada e, se necessário, tratamento. Os consultores em amamentação são grandes aliados da família, e os hospitais e médicos devem permitir que eles atuem plenamente dentro do seu escopo profissional. Cabe ao IBCLC oferecer educação e orientação à família sobre a língua presa e o que observar nos primeiros dias de vida do bebê. Muitas vezes, em casos de língua presa posterior, os sintomas podem ser sutis e semelhantes aos de um bebê que está apenas aprendendo a mamar: dificuldade de pegar o peito, algum desconforto inicial, ou irritação leve — situações que facilmente podem ser interpretadas como normais.

No entanto, o IBCLC presente no hospital deve orientar a família a procurar ajuda se a amamentação piorar ou se surgirem outros sinais de dificuldade. É fundamental que os pais saibam que podem retornar para uma nova avaliação com o IBCLC, buscar atendimento com um consultor em consultório particular, ou participar de grupos de apoio à amamentação em sua comunidade. O IBCLC é o profissional que acompanha de perto a díade mãe-bebê, muitas vezes com mais frequência do que outros membros da equipe de saúde, seja em domicílio, na clínica ou em grupos comunitários. Esse acompanhamento contínuo é essencial no período pós-parto e além, ajudando a garantir que os desafios iniciais não impeçam o sucesso da amamentação.

Uma vez identificada a presença de língua presa, a família deve ser encaminhada a um profissional capacitado para avaliação e possível tratamento. Após o diagnóstico e tratamento do frênulo lingual de nossas gêmeas — que resultou em uma melhora significativa — mergulhei no estudo do tema: li inúmeros artigos, assisti a vídeos, participei de conferências, li livros e conversei com profissionais especializados de diversas regiões do país para aprender o máximo possível. Um estudo aprofundado e contínuo é essencial para quem deseja iniciar o atendimento a bebês com essa condição. Há muitos profissionais envolvidos no cuidado de bebês com língua presa, e é necessário um trabalho em equipe para garantir um cuidado completo e eficaz tanto para o bebê quanto para a mãe — como demonstrado pelos profissionais que contribuíram para este livro.

> *O hospital deve assegurar que os pais saibam que podem retornar ao consultor em amamentação caso os desafios com a amamentação persistam após a alta e a chegada do bebê em casa.*

Como mencionado anteriormente, o IBCLC pode ser o primeiro a identificar uma alteração na dinâmica da amamentação, e seu papel vai muito além de simplesmente corrigir a pega ou orientar sobre posições — algo que pude vivenciar pessoalmente com minhas filhas. A amamentação pode ser desafiadora para alguns bebês, o que surpreende muitas mães e até profissionais de saúde, pois espera-se que seja algo natural e instintivo. O IBCLC, ao perceber que são necessários cuidados complementares, deve encaminhar a família a outros profissionais de saúde especializados. Após o procedimento de frenectomia, a família deve retornar ao IBCLC para visitas de acompanhamento e suporte, como descrito no Capítulo 4.

Quando se determina que uma díade com dificuldades na amamentação precisa de avaliação para possível intervenção cirúrgica, o profissional responsável pela frenectomia é consultado. Esse profissional pode ser um médico — como pediatra, neonatologista ou otorrinolaringologista —, um dentista geral ou pediátrico, um periodontista, um cirurgião bucomaxilofacial, um enfermeiro com prática avançada ou outro profissional de saúde com formação adequada e licença para realizar o procedimento. Diversos profissionais podem realizar a frenectomia de forma correta, desde que sejam experientes e comprometidos em proporcionar uma liberação funcional completa e um bom acompanhamento pós-operatório.

Da mesma forma, o instrumento utilizado — seja laser, tesoura ou bisturi — é menos relevante do que a habilidade do profissional em alcançar uma frenectomia funcional completa. Quando um paciente relata que foi feito apenas "um corte" ou "um picote", há uma chance de que a liberação tenha sido incompleta. Profissionais com maior experiência na área tendem a utilizar termos como "frenectomia do frênulo lingual" ou "revisão do frênulo lingual", refletindo uma abordagem mais técnica e abrangente.

Um profissional que realiza cirurgias de frenectomia deve possuir conhecimento aprofundado sobre língua presa anterior e posterior, lábio preso, as possíveis consequências de um frênulo não tratado ao longo da vida do paciente, além de estar familiarizado com os cuidados pós-operatórios e os exercícios necessários à reabilitação. Esse profissional deve realizar um exame minucioso, esclarecer todas as dúvidas dos pais, obter o consentimento informado antes do procedimento e explicar de forma clara os riscos, benefícios e alternativas de tratamento.

Mais importante do que o instrumento utilizado — seja laser, tesoura ou bisturi — é a habilidade do profissional em realizar uma frenectomia funcional completa.

Infelizmente, em alguns casos, os pais só são informados de que o frênulo do bebê foi cortado no hospital depois que o procedimento já foi realizado. Muitas vezes, esse tipo de frenectomia é incompleto — e, além disso, levanta sérias questões éticas. O foco do profissional deve ser realizar uma frenectomia funcional completa, o que frequentemente requer vários cortes pequenos e precisos, feitos com iluminação adequada, ampliação e estabilização da área. A necessidade de sedar um bebê sob anestesia geral para realizar esse procedimento deve ser considerada extremamente rara. Isso porque os riscos da anestesia geral — tanto no momento da cirurgia quanto seus potenciais impactos futuros — muitas vezes superam os benefícios. Sempre que possível, o procedimento deve ser realizado com segurança, minimizando o estresse e o desconforto da criança. Nesses casos, os benefícios de uma frenectomia realizada em consultório, de forma cuidadosa e ética, superam amplamente os riscos e os custos associados à sedação ou à anestesia geral em ambiente hospitalar.

A Administração de Alimentos e Medicamentos dos Estados Unidos (FDA, na sigla em inglês) emitiu recentemente novos alertas contra o uso de sedativos e anestésicos gerais em crianças com menos de três anos de idade. Estudos com modelos animais demonstraram morte de células cerebrais e outros efeitos adversos no desenvolvimento neurológico após a exposição a esses medicamentos [39]. Por esse motivo, a FDA recomenda que anestésicos gerais sejam utilizados apenas em cirurgias significativas e que não podem ser adiadas,

O profissional deve priorizar a realização de uma frenectomia funcional completa, utilizando iluminação adequada, ampliação, estabilização e, quando necessário, realizando pequenos cortes complementares para garantir uma liberação eficaz.

como é o caso de problemas cardíacos congênitos, fissura palatina, entre outros. Os efeitos de medicamentos e gases anestésicos no cérebro em desenvolvimento ainda não são totalmente compreendidos, o que gera preocupação quando se considera sedar uma criança pequena, principalmente quando há alternativas viáveis ao procedimento sob anestesia geral [40].

O uso de anestesia exige sempre uma análise cuidadosa entre riscos e benefícios. Em casos como condições cardíacas complexas, a anestesia geral é necessária para possibilitar a cirurgia corretiva. Para crianças com múltiplas cáries e infecções bucais, é comum que odontopediatras realizem o tratamento sob anestesia geral em centros cirúrgicos ambulatoriais, visando minimizar o trauma psicológico e permitir a realização de todos os procedimentos de forma eficiente e segura.

No entanto, quando se trata da frenectomia, um procedimento que pode ser feito com segurança no consultório, a anestesia geral não é necessária. Embora alguns profissionais possam optar por oferecê-la em situações excepcionais, isso deve ser considerado apenas em casos muito raros, já que o procedimento normalmente é menos invasivo e menos traumático do que uma vacinação de rotina, e certamente menos complexo do que uma circuncisão.

O conhecimento necessário para tratar esses tecidos aprisionados deve ser buscado ativamente pelos profissionais de saúde, já que, na maioria das vezes, esse conteúdo não é ensinado em profundidade nas faculdades de medicina ou odontologia, nem durante os programas de residência. E mesmo quando o tema é abordado na formação inicial, frequentemente o conteúdo está desatualizado ou incorreto. O profissional que realiza frenectomias deve ter participado de cursos de educação continuada específicos sobre frênulo lingual nos últimos anos,

A frenectomia é um procedimento que pode ser realizado com segurança em consultório e, na maioria dos casos, não requer o uso de anestesia geral.

uma vez que os métodos e as abordagens para o tratamento adequado dessas alterações estão em constante evolução. Um profissional qualificado pode ser identificado por sua disposição em colaborar com outros membros da equipe multidisciplinar, como consultores em amamentação certificados (IBCLCs), por estar disponível para responder dúvidas, apresentar exemplos de casos anteriores sob seus cuidados e demonstrar credenciais atualizadas e formação complementar recente em frênulos orais alterados.

O Exame do Profissional de Saúde

O profissional responsável pela avaliação pode ser qualquer membro da equipe de cuidados que interaja com o bebê, como um pediatra, consultor em amamentação, fonoaudiólogo (SLP, do inglês *speech-language pathologist*), terapeuta ocupacional (OT, do inglês *occupational therapist*), especialista em alimentação ou o profissional que realiza a frenectomia, conforme discutido anteriormente. A avaliação deve começar com a coleta de um histórico médico detalhado, e a mãe deve ser convidada a preencher um questionário que inclua todos os sintomas e dificuldades que possam estar relacionados ao frênulo lingual do bebê (ver Apêndice). Muitas vezes, a mãe não percebe que questões como refluxo, aftas, mastite ou até mesmo a dificuldade do bebê em manter uma chupeta na boca podem estar associadas à presença de uma língua presa.

Após o preenchimento do questionário, o bebê deve ser retirado do bebê conforto ou dos braços da mãe e posicionado adequadamente para o exame — seja em uma mesa de avaliação, em uma cadeira odontológica ou em um suporte de joelho a joelho, em que o bebê é acomodado no colo da mãe e do profissional simultaneamente. Essa posição permite que a mãe acompanhe o exame de perto enquanto o profissional visualiza com clareza a cavidade oral do bebê.

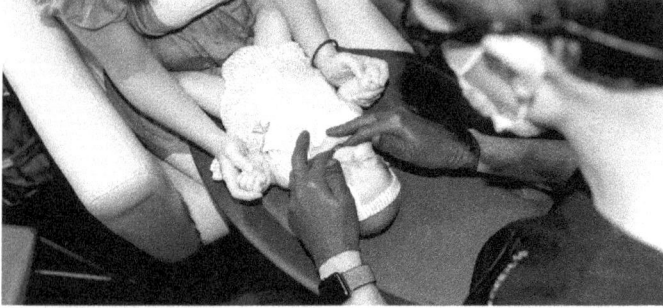

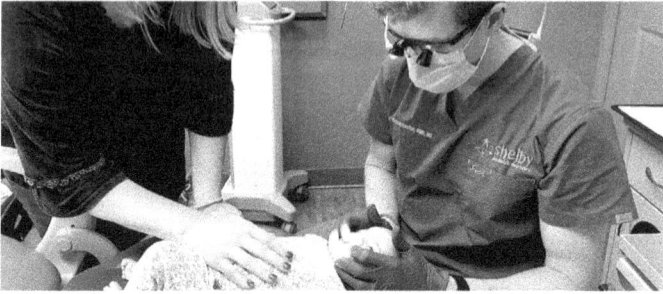

Exame do bebê realizado por trás, com o uso de iluminação e ampliação, utilizando uma prancha especial de apoio no colo (acima) ou uma cadeira (abaixo).

A melhor posição para avaliar um frênulo geralmente é por cima do bebê, enquanto ele está deitado. No entanto, alguns profissionais preferem realizar o exame por baixo. Essa escolha pode impactar a eficácia da avaliação, pois, ao examinar por baixo, um frênulo menos evidente — como um frênulo lingual posterior — pode passar despercebido, já que a parte inferior da gengiva pode obstruir a linha de visão para essa área.

Durante o exame, o profissional deve utilizar os dedos indicadores para pressionar suavemente ambos os lados do frênulo enquanto tenta elevar a língua do bebê. Se a elevação for limitada ou difícil, isso pode indicar uma restrição funcional. É importante lembrar que o fato de o bebê conseguir projetar a língua não exclui a presença de um frênulo alterado. Em alguns casos, o frênulo é evidente à distância, estendendo-se até a ponta da língua. Em outros, pode ser sutil e exigir uma avaliação minuciosa para ser identificado.

Independentemente da apresentação clínica, um exame completo é essencial para garantir que nenhuma limitação funcional esteja comprometendo a alimentação do bebê.

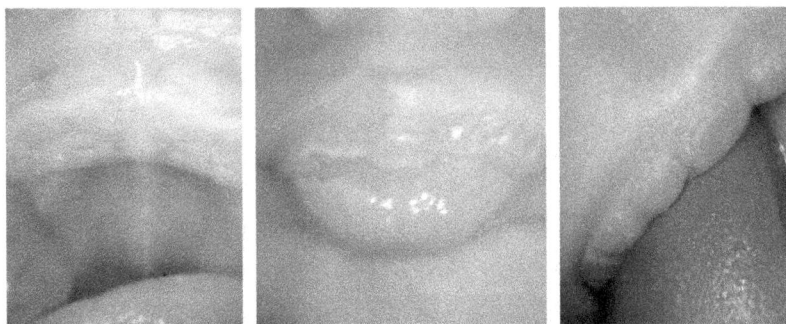

Palato elevado e presença de bolhas de sucção observadas em um bebê.

Outro teste clínico eficaz é a manobra de Murphy, mencionada no Capítulo 4. Essa técnica consiste em deslizar o dedo indicador suavemente para frente e para trás sob a língua, ao longo do assoalho da boca. Os tecidos nessa região devem apresentar uma textura lisa, macia e esponjosa. Não deve haver a sensação de que o dedo "salta uma cerca" ou "passa por um quebra-molas" ao atravessar o centro do assoalho bucal (ver imagem de dois frênulos sintomáticos que se assemelham visualmente a uma cerca e a um quebra-molas).

Além disso, o palato não deve ser alto nem profundo como uma caverna; o ideal é que seja mais plano, largo e em forma de U. Isso porque a língua exerce papel fundamental na moldagem do palato, tanto durante a amamentação quanto ao repousar em contato com ele. Se a língua é mantida em posição inferior por um frênulo apertado, esse contato é prejudicado, e o palato tende a se formar de maneira alta e arqueada.

Esse processo de moldagem também começa ainda no útero, quando o bebê inicia os movimentos de deglutição do líquido amniótico — o que normalmente ocorre por volta das 20 semanas de gestação. Se esse padrão de deglutição é alterado e a língua não repousa no palato nem o estimula adequadamente, é comum que o bebê já nasça com o palato elevado e estreito. Esse sinal anatômico é frequentemente indicativo de algum grau de restrição de movimento da língua.

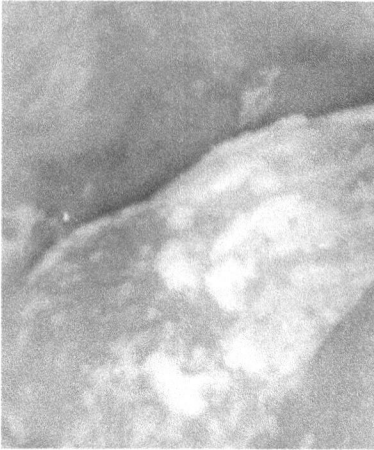

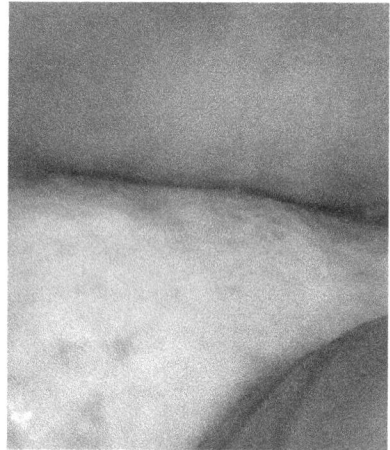

A candidíase oral (imagem à esquerda) em recém-nascidos apresenta uma aparência espessa e esbranquiçada, comumente localizada nas bochechas, no palato e na superfície da língua. Já a língua esbranquiçada associada a um frênulo lingual alterado (imagem à direita) é mais lisa, de coloração branca uniforme, e costuma aparecer na parte posterior da língua. Essa última condição não requer tratamento específico e geralmente desaparece espontaneamente dentro de algumas semanas após a frenectomia do frênulo lingual.

Muitos bebês com língua presa apresentam uma cobertura esbranquiçada na superfície da língua, frequentemente diagnosticada erroneamente como candidíase oral. Essa cobertura branca — também chamada de crosta láctea ou "tapete branco" — ocorre porque a língua permanece em postura baixa, sem entrar em contato com o palato durante o repouso. Com isso, o leite residual não é removido naturalmente, permanecendo acumulado sobre a língua. Assim como nos adultos, a língua do bebê deve repousar no palato quando não está em uso. Nesses casos, não é necessário o uso de medicamentos antifúngicos, e se a cobertura branca estiver presente apenas na língua, o profissional deve ter alta suspeita de uma possível restrição lingual. Outro sinal comum em bebês com frênulos orais

A capacidade de protruir a língua não descarta a presença de uma alteração.

alterados são as bolhas de sucção ou calosidades nos lábios, que indicam uma sucção disfuncional. Nesses casos, o bebê depende principalmente dos lábios — e não da língua — para criar o vácuo necessário à alimentação. Além disso, bebês que apresentam soluços excessivos, tanto após o nascimento quanto ainda no útero, podem ter uma maior probabilidade de frênulos alterados, devido à possível disfunção neurológica, especialmente envolvendo o nervo vago e o nervo frênico, que inerva o diafragma. Essa alteração pode ser um indicativo de imaturidade e desregulação do sistema nervoso autônomo.

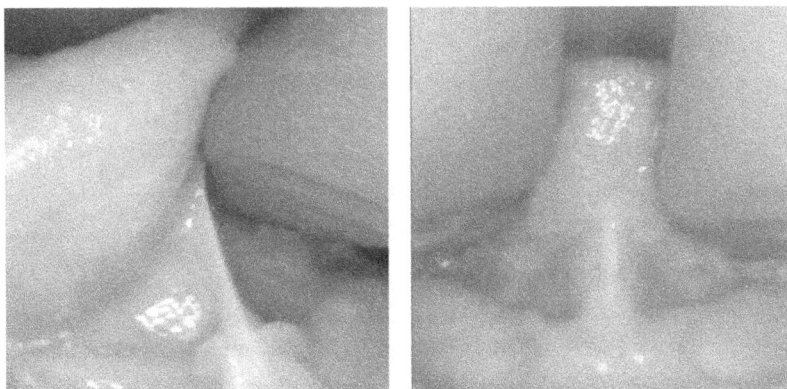

*Exemplos de como a palpação pode se assemelhar a uma "cerca" (à esquerda)
ou a um "quebra-molas" (à direita) ao deslizar o dedo sob a língua.*

Uma língua restrita pode contribuir para problemas dentários e respiratórios ao longo da vida, já que o palato é também o assoalho da cavidade nasal (ver Capítulo 21). Durante a avaliação, o lábio superior deve ser levantado cuidadosamente para verificar se está sendo tracionado por um frênulo alterado. O frênulo labial não deve empalidecer (ficar branco) nem provocar desconforto quando o lábio é elevado.

A língua presa pode se manifestar de diferentes formas e deve ser analisada com base em uma história clínica detalhada e um exame físico criterioso. Um profissional experiente pode — e deve — avaliar cuidadosamente todas as estruturas orais envolvidas, incluindo lábios, língua e bochechas, para identificar possíveis restrições que estejam comprometendo a função.

Outros membros da equipe multidisciplinar

Muitas vezes, bebês com língua presa também apresentam outras questões que se beneficiam do suporte de um terapeuta corporal, como fisioterapeuta, terapeuta ocupacional, quiroprático, terapeuta craniossacral ou outro profissional com experiência e capacitação para trabalhar com segurança com bebês. Um exemplo comum é o torcicolo, uma condição em que um dos músculos do pescoço está encurtado ou tensionado, levando o bebê a preferir virar a cabeça para um dos lados. Essa assimetria pode influenciar a amamentação, fazendo com que o bebê se alimente melhor de um lado ou prefira um seio em detrimento do outro. Nesses casos, é recomendada uma avaliação com um profissional qualificado e com experiência no atendimento de bebês com torcicolo e frênulos orais alterados, como língua presa e lábio preso.

Em algumas situações, o bebê pode precisar de suporte adicional para alimentação. Nestes casos, um fonoaudiólogo, terapeuta ocupacional ou especialista em alimentação pode ser consultado. Condições específicas, como dificuldades de deglutição ou anomalias congênitas mais complexas, como o palato fendido, provavelmente exigirão a colaboração de uma equipe multidisciplinar. Normalmente, o profissional que realiza a frenectomia ou o consultor em amamentação (IBCLC) terá uma lista de especialistas de confiança, com os quais já colaborou com sucesso no tratamento de bebês com língua presa.

Outro recurso útil para encontrar encaminhamentos são os grupos de apoio sobre língua presa em redes sociais, como o Facebook, que frequentemente compartilham recomendações locais de profissionais experientes.

CAPÍTULO 6

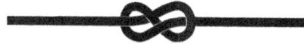

Atendimento com Compaixão

Com frequência, os pais relatam que sentiram falta de compreensão — e até de compaixão — por parte do obstetra, pediatra ou dentista ao expressarem preocupação de que seu bebê pudesse ter língua presa. Muitas vezes, os profissionais de saúde recomendam que a mãe ofereça fórmula ao bebê se a amamentação estiver difícil. Mesmo quando essa sugestão é feita com gentileza e boas intenções, pode soar insensível para a mãe, especialmente se ela tem o desejo firme de amamentar. Para muitas mães, mesmo que o plano de parto não tenha ocorrido como esperado, alimentar o próprio filho ainda representa uma das experiências mais naturais — e esperam que ela seja simples e sem grandes obstáculos.

Minha própria esposa sentiu isso na pele. Nós esperávamos um parto com o mínimo de intervenção possível, mas, ao descobrirmos que estávamos esperando gêmeas e que uma delas estava sentada, aceitamos que seria necessário realizar uma cesariana. O procedimento correu bem, as meninas nasceram saudáveis, mas a amamentação foi um verdadeiro desafio desde o início. Na época, não sabíamos, mas depois descobrimos que ambas tinham lábio preso e língua presa. Ainda que tenham sido avaliadas por pediatras, enfermeiras e até por consultoras em amamentação no hospital, nenhuma delas identificou as alterações no frênulo labial e lingual. Antes mesmo da alta hospitalar, nos orientaram a complementar a alimentação com fórmula — algo que não estava alinhado com nossos desejos.

A fórmula é uma solução válida e necessária para algumas famílias, e nenhuma mãe deveria se sentir constrangida ou culpada por utilizá-la, se essa for a melhor escolha para ela e seu bebê. Mas, se uma mãe deseja amamentar exclusivamente, esse desejo precisa ser respeitado, e todos os recursos disponíveis devem ser oferecidos para apoiar essa jornada.

Muitas mães compartilham histórias semelhantes, em que a dor ao amamentar é minimizada por profissionais de saúde. Algumas ouvem que a dor "vai passar", que "os mamilos vão se acostumar" ou até que "você vai criar calo e não vai mais doer". A frase "é assim mesmo para algumas mães" é dita com frequência — mas a dor intensa ao amamentar não deveria ser normalizada ou ignorada. Se uma mãe relata uma dor de 9 em uma escala de 0 a 10 durante a amamentação, é um sinal de que algo está errado. Em qualquer outra situação médica, uma queixa de dor intensa como essa exigiria uma investigação imediata. A amamentação não deveria ser diferente.

Agora que compreendemos melhor os desafios da amamentação, é essencial que os médicos saibam como abordar mães que enfrentam dor durante a amamentação com a devida empatia. Os profissionais de saúde precisam, antes de tudo, ouvir com atenção e genuinamente considerar as preocupações dessas mães. Encaminhá-las para profissionais capacitados, como os consultores *Dor não é algo normal durante a amamentação; pelo contrário, é um sinal de que algo não está funcionando como deveria e precisa ser investigado com atenção.* em amamentação certificados (IBCLCs), pode fazer toda a diferença no sucesso da amamentação.

Pode parecer uma pergunta simples, mas vale a pena refletir: o que realmente significa tratar um paciente com compaixão? Uma das habilidades mais importantes que um profissional pode desenvolver é a escuta ativa — ouvir com intenção de compreender a história da mãe e do bebê. Muitas vezes, apenas ser ouvido já é terapêutico e ajuda a aliviar o estresse comum em atendimentos de saúde.

Uma prática eficaz para escutar melhor é permitir que o paciente fale por um minuto inteiro antes de qualquer interrupção. Pode parecer pouco tempo, mas é surpreendente o quanto se pode dizer e perceber nesse intervalo. O uso crescente de prontuários eletrônicos ampliou a distância entre o profissional e o paciente, pois há muitas exigências e campos a preencher. No entanto, o objetivo principal de qualquer consulta deve ser entender a jornada da família e reconhecer suas dificuldades com empatia.

Oferecer um cuidado centrado no paciente, com contato visual e atenção plena, favorece uma comunicação verdadeira e fortalece a confiança. Reservar um tempo adequado na agenda para escutar e realizar uma avaliação completa é essencial para um atendimento de qualidade. Profissionais que ainda não vivenciaram de perto os impactos da língua presa podem começar a compreender essa *Muitas famílias relatam o quanto esse gesto as tocou profundamente quando o médico fez uma oração com elas antes de um procedimento.* realidade por meio das histórias relatadas neste livro — e em outras fontes — e, assim, desenvolver maior sensibilidade ao sofrimento dessas famílias.

Para profissionais de fé, oferecer uma oração em momentos sensíveis tem sido uma forma significativa de demonstrar compaixão. Muitos pais acolhem esse gesto com gratidão e sentem-se confortados em meio ao estresse do cuidado com seus filhos. Uma oração por cura, sabedoria para decisões médicas, fortalecimento da amamentação, tranquilidade emocional e conforto para o bebê pode se tornar uma lembrança marcante para a família. Em alguns casos, pode até ser o momento mais significativo de toda a jornada de cuidado.

CAPÍTULO 7

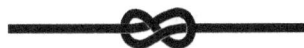

Liberando a Língua Presa

D epois que a criança é avaliada e o histórico detalhado aponta para a necessidade de liberar o frênulo lingual, o frênulo labial e/ou as bridas bucais, o profissional conta com algumas opções diferentes. Este capítulo examina essas opções em detalhes para ajudar os pais e demais membros da equipe (especialmente os profissionais que não realizam a frenectomia) a entenderem as etapas envolvidas no tratamento. Esta seção não tem a intenção de ensinar alguém sem experiência a realizar o procedimento. Profissionais interessados em desenvolver habilidades nessa área devem buscar formação adicional: ler livros, participar de cursos e conferências de educação continuada, obter certificações específicas e acompanhar profissionais experientes que realizam regularmente esses procedimentos. Não há substituto para a prática clínica supervisionada quando se

Para que uma frenectomia seja bem executada, o profissional deve agir com cuidado e seguir um método preciso.

trata de aprender uma técnica cirúrgica. A segurança do paciente deve sempre ser a prioridade. Assim como em qualquer outro procedimento cirúrgico, uma frenectomia de qualidade exige atenção, precisão e um método cuidadoso por parte do profissional.

Opções

Historicamente, a frenectomia do frênulo lingual era realizada por parteiras usando uma unha afiada — mas hoje contamos com opções muito melhores. No passado, o principal método era o uso de tesouras. Embora funcionasse, esse método podia gerar bastante sangramento, tornando difícil alcançar uma liberação completa. Assim que o tecido era cortado, o sangramento iniciava e tornava os cortes de acompanhamento mais difíceis, pois o campo cirúrgico ficava obscurecido. Alguns profissionais ainda utilizam tesouras atualmente, mas os resultados variam bastante. Em alguns casos, há apenas um pequeno corte em um frênulo ainda espesso; em outros, o cirurgião consegue realizar uma liberação mais eficaz, deixando uma ferida bem delineada em forma de diamante sob a língua.

Curiosamente, a frenotomia com resultado em formato de diamante ocorre com mais frequência na Europa do que nos Estados Unidos, mas isso depende muito da técnica e da experiência de cada profissional. Muitas vezes, o resultado fica "no meio do caminho": o frênulo anterior é parcialmente cortado, criando apenas uma linha vertical estreita, mas a porção posterior — mais profunda — permanece. Essa liberação incompleta deixa uma faixa espessa de tecido que

A frenectomia incompleta deixa uma faixa espessa de tecido que continua a manter a língua em uma posição baixa, restringindo sua mobilidade e impactando funções essenciais como a amamentação, a fala e/ou a alimentação.

continua a puxar a língua para baixo e limita sua mobilidade, afetando funções como amamentação, fala e alimentação. Essa faixa de tecido não se resolve com o tempo e, em muitos adultos que tiveram o frênulo cortado com tesoura durante a infância, continua provocando limitações funcionais por toda a vida (ver Capítulo 30).

O Dr. Bobby Ghaheri descreve o frênulo lingual como um barco à vela. Às vezes, um profissional trata apenas a "vela" visível, mas deixa de liberar o tecido substancialmente espesso localizado atrás dela — o que ele compara ao "mastro". Segundo ele, todos os frênulos anteriores têm um componente posterior, o que significa que todo frênulo lingual é, na verdade, um frênulo posterior, com alguns apresentando também uma membrana anterior fina. Se apenas essa membrana fina for removida, o componente posterior espesso permanecerá. O Dr. Ghaheri argumenta que a ferramenta utilizada é menos importante do que o resultado: alcançar uma frenectomia completa. A analogia do barco à vela é útil e ajuda a explicar por que, às vezes, uma frenectomia funciona e, em outras, não. Alguns bebês precisam apenas de um pequeno aumento na mobilidade da língua para mamar com eficiência, mas outros necessitam de uma liberação completa. Como não é possível prever quais responderão apenas à liberação parcial, o ideal é realizar uma frenectomia completa desde o início em todos os casos de restrição sintomática.

Uma frenectomia completa pode ser comparada à cirurgia para correção de sindactilia, como discutido anteriormente neste livro. Se dois dedos unidos por pele forem separados apenas até a primeira articulação, pode haver alguma melhora funcional. No entanto, para garantir o melhor uso possível dos dedos, a separação completa é o objetivo. Não sabemos se a criança será uma pianista de concerto, mas ninguém questiona que os dedos devam ser completamente separados — com a língua, o raciocínio deveria ser o mesmo. A liberação adequada e completa da língua pode ser alcançada com

> *"Todos os frênulos de língua, anteriores e posteriores, têm um componente posterior que também deve ser liberado."* – Bobby Ghaheri, MD

diferentes métodos, desde que o profissional tenha o treinamento adequado. Nenhuma criança deveria precisar compensar por meses, anos ou décadas quando a função normal pode ser restaurada com relativa facilidade.

Quando se utiliza tesoura, uma frenectomia completa normalmente envolve o uso de um hemostato para prender os vasos sanguíneos do frênulo, seguido por um corte no centro e cortes adicionais em cada lado — ou a utilização da chamada técnica "cega", até que uma ferida em forma de diamante se forme no local do frênulo. Na prática, o que frequentemente se vê é apenas um único corte, o que costuma ser insuficiente. Os cortes de acompanhamento são a etapa mais frequentemente negligenciada.

A razão pela qual a ferida assume a forma de diamante é anatômica: o frênulo tem formato triangular, e quando se faz um corte horizontal suficientemente profundo, as partes superior e inferior se abrem naturalmente em forma de diamante. Não é necessário moldar esse formato manualmente — ele surge como resultado da anatomia e de uma liberação bem executada. Quando se utilizam tesouras, esses cortes adicionais, que aliviam a tensão das bordas laterais, se tornam mais difíceis devido ao sangramento imediato após o primeiro corte. Esses cortes atingem a mucosa, a fáscia e o tecido conjuntivo, e não as fibras musculares. O Dr. Ghaheri compara o processo a "retirar delicadamente a capa de uma salsicha". Ainda assim, a profundidade da ferida é superficial, geralmente em torno de 1 mm, e sua largura em bebês varia entre 5 a 10 mm. Alguns profissionais optam por suturar, mas isso exigiria anestesia geral em bebês ou crianças pequenas — o que, como discutido anteriormente, apresenta riscos e custos que superam os benefícios do uso de pontos nessa faixa etária.

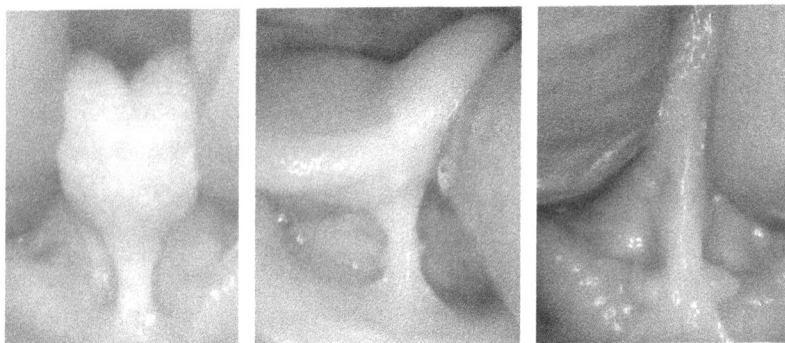

Frênulos de língua previamente tratados. Frenectomias incompletas com tesouras frequentemente deixam uma banda espessa de tecido restritivo, proporcionando pouco ou nenhum alívio dos sintomas. Nessas situações, o frênulo de língua anterior é, de forma iatrogênica, transformado em um frênulo posterior. Quando esses casos são devidamente identificados e o frênulo é completamente liberado, observa-se alívio significativo dos sintomas e melhora na amamentação[15].

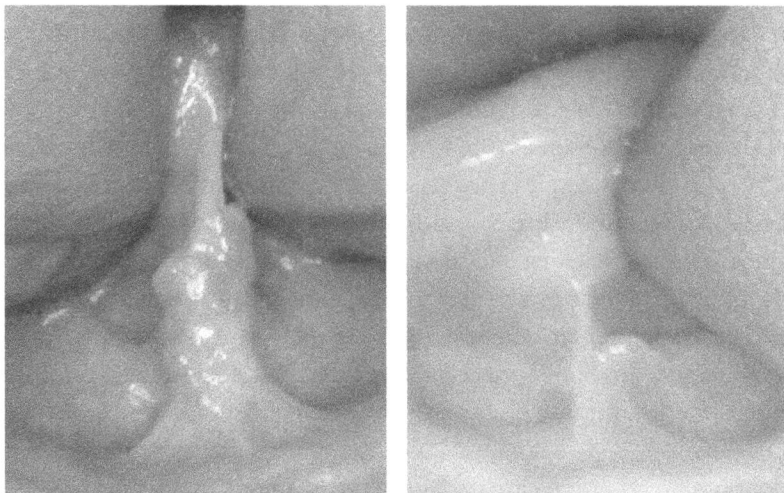

Frênulos linguais previamente tratados podem apresentar frenectomias incompletas, especialmente quando o procedimento é realizado com tesouras. *Nessas situações, é comum que permaneça uma faixa espessa de tecido restritivo, o que resulta em pouco ou nenhum alívio dos sintomas. Com frequência, o frênulo lingual anterior acaba sendo iatrogenicamente convertido em um frênulo lingual posterior, dificultando tanto o diagnóstico quanto o tratamento subsequente. Quando a liberação completa é realizada de forma adequada, observa-se uma melhora significativa nos sintomas, especialmente na amamentação[15].*

Outro método semelhante ao uso de tesouras é o corte com bisturi ou lâmina cirúrgica afiada. A lâmina apresenta vantagens e desvantagens semelhantes às tesouras, mas, se a criança estiver acordada e em movimento, pode ser mais arriscado e atingir áreas indesejadas, como o lábio ou os vasos sanguíneos maiores localizados no assoalho da boca. Esses vasos também correm risco de lesão com tesouras se o profissional não tiver boa visibilidade por causa de sangramento, não utilizar iluminação adequada (como uma lanterna de cabeça) ou lupa. O uso de agentes hemostáticos, como nitrato de prata, não deve ser rotineiro. O nitrato de prata raramente é necessário com laser, e muitos profissionais realizam frenectomias bem-sucedidas com tesouras sem seu uso. Um cirurgião experiente pode facilmente evitar os grandes vasos, tornando desnecessário o nitrato de prata. Por ser cáustico, ele pode causar uma queimadura no tecido delicado sob a língua, provocando dor adicional. Gaze fria ou embebida em Afrin® (oximetazolina) pode ajudar a conter o sangramento, mas, na maioria dos casos, apenas pressão firme com gaze e permitir que o bebê amamente imediatamente já são suficientes para interromper o sangramento. Se o sangramento for significativo, o nitrato de prata pode ser utilizado ou assistência emergencial deve ser procurada. Outra opção é a eletrocauterização, também conhecida como diatermia ou uso do aparelho Bovie (termos geralmente usados como sinônimos), que queima o tecido para removê-lo. Esse método costuma ser utilizado em cirurgias sob anestesia geral, ou por profissionais que não utilizam laser em consultório. A principal vantagem é a excelente visibilidade do campo cirúrgico, devido à ausência quase total de sangramento durante o corte. A desvantagem é a maior dor intra e pós-operatória, pois a energia elétrica gera queimadura profunda e dano colateral aos tecidos adjacentes, atingindo mais terminações nervosas. Comparado ao laser, o Bovie pode causar uma cicatrização mais lenta, mais inflamação e maior risco de cicatriz. Outro risco da eletrocauterização é a possibilidade de arco elétrico causar queimaduras acidentais, por exemplo, no lábio, se o aparelho entrar em contato com instrumentos metálicos durante o uso.

A última e, sem dúvida, a melhor opção é o uso de laser. Alguns podem considerar o laser um exagero, mas isso geralmente ocorre por desconhecimento de seu uso cirúrgico. O laser cirúrgico não é novidade: o primeiro laser de CO_2 foi desenvolvido por Dr. Kumar Patel em 1964, e sua aplicação em cirurgia oral foi registrada em 1977. O laser é mais seguro, suave, preciso e oferece várias vantagens em relação aos métodos tradicionais. Por isso, profissionais que realizam frenectomias regularmente devem considerar seriamente o investimento em um laser para oferecer melhores resultados aos seus pacientes.

O uso seguro do laser exige curso específico de segurança e adesão a protocolos rigorosos. O profissional precisa conhecer o comprimento de onda e propriedades do laser escolhido e buscar educação continuada para dominar os parâmetros ideais e técnicas de uso. Existe certificação disponível pela American Board of Laser Surgery, que avalia médicos, dentistas e profissionais de saúde por meio de prova teórica e oral, capacitando-os para o uso seguro e eficaz do laser.

Existem dois tipos principais de lasers cirúrgicos ou dentários: de contato e sem contato.

» Os lasers de contato, como os de diodo, usam uma fibra de quartzo aquecida para cortar o tecido. Eles precisam ser ativados antes do uso, normalmente com papel escuro, cortiça ou tinta preta, e atingem temperaturas entre 900°C a 1500°C. O calor realiza o corte por carbonização. Embora sua profundidade de corte seja menor que a da eletrocauterização, o dano térmico ainda é relevante.

» Os lasers sem contato, como os de ébrio (Er:YAG) e CO_2, não tocam fisicamente o tecido. A energia do laser aquece a água presente nas células a 100°C, promovendo vaporização — um corte extremamente preciso, que remove camadas mais finas que um fio de cabelo. Eles provocam menos sangramento, menos inflamação e menos dano colateral. O laser de CO_2 oferece a menor taxa de sangramento entre os lasers sem contato, devido ao seu comprimento de onda e propriedades únicas.

Os lasers de diodo são mais comuns por serem mais acessíveis financeiramente, mas não basta possuir o equipamento — é essencial saber usá-lo corretamente. Como lembra o Dr. Ghaheri, uma boa frenectomia com tesoura é melhor que uma frenectomia ruim com laser.

> *"A competência do cirurgião é mais importante do que o instrumento utilizado. Uma frenectomia precisa feita com tesouras pode ser mais eficaz do que um procedimento a laser mal conduzido."*
> *— Dr. Bobby Ghaheri, MD*

Ambos os tipos de lasers dentários existem há décadas e apresentam excelentes históricos de segurança. Quando utilizados para procedimentos cirúrgicos, operam com baixa potência — geralmente entre um e dois watts

— o que reduz significativamente o risco de cortes acidentais. Para um bebê que está devidamente posicionado e seguro, e com todos os envolvidos (profissional, assistente e paciente) usando os óculos de proteção adequados, o uso do laser é considerado muito mais seguro do que métodos tradicionais como tesoura, bisturi ou cauterização. O laser só é ativado quando um botão ou pedal é acionado; fora isso, ele permanece inativo. Além disso, devido à sua baixa potência, ele precisa estar em contato com o tecido (no caso do laser de diodo) ou direcionado a ele por alguns segundos (no caso do CO_2) para começar a cortar. Caso o bebê se mova, o risco de um corte acidental é mínimo. O laser de CO_2, por sua vez, é mais rápido porque corta de forma mais eficiente: em média, leva de 5 a 10 segundos para liberar a língua e de 10 a 20 segundos para o lábio — um tempo total de 15 a 30 segundos de tratamento. Isso contrasta com os cerca de dois minutos necessários com a maioria dos lasers de diodo. Para os pais e o bebê, há uma grande diferença entre dois minutos de choro e 30 segundos. Desde que o profissional tenha experiência e formação no uso seguro do laser, trata-se de uma opção eficaz para liberar frênulos apertados com mínimo sangramento e menor dor no pós-operatório em comparação com os métodos tradicionais. Pessoalmente, observei um tempo cirúrgico significativamente mais curto e uma melhora no conforto pós-procedimento relatada pelas mães após a transição do uso do diodo para o CO_2.

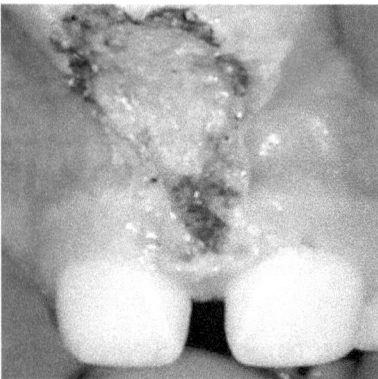

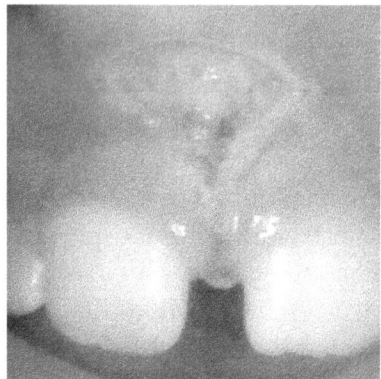

Feridas causadas por laser imediatamente após o procedimento. À esquerda, vemos uma ferida feita com laser de diodo; à direita, uma feita com laser de CO_2.

Nota: Algumas das imagens apresentadas neste livro podem parecer alarmantes para pais ou profissionais que não realizam cirurgias, mas é importante ressaltar que a ferida causada pelo laser é muito superficial, com pouco ou nenhum sangramento. Os tecidos da boca cicatrizam de maneira rápida e completa, geralmente com mínima formação de cicatrizes.

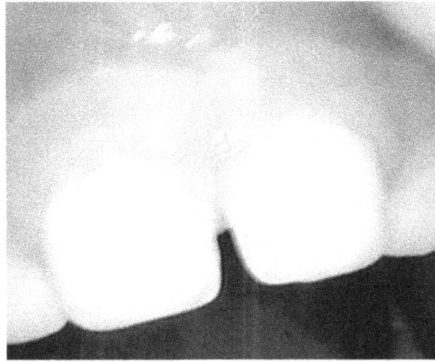

Ambas as feridas a laser cicatrizam bem. Esta é uma foto da mesma ferida feita com laser de diodo, completamente cicatrizada após seis semanas.

Distinção entre Frenotomia, Frenectomia e Frenuloplastia

É importante entender as diferenças entre os termos frenotomia, frenectomia e frenuloplastia. Um pequeno corte feito com tesoura ou bisturi é chamado de *frenotomia (pique)*. Já a *frenectomia* envolve a remoção completa do frênulo — seja com tesoura, cauterização ou laser — e é o termo mais apropriado quando o tecido é realmente retirado, por excisão, ablação ou vaporização. Algumas pessoas ainda usam o termo *frenulectomia* para se referir à mesma coisa, embora ele seja mais técnico e menos comum.

Por fim, a *frenuloplastia* é um procedimento mais complexo que utiliza suturas. Costuma ser feita com cortes triangulares, reposicionados para formar um "Z" e, depois, costurados. Também pode ser feita com um corte horizontal e sutura vertical. Esse procedimento exige anestesia geral e raramente é necessário em bebês ou crianças pequenas. Não surpreende que exista confusão entre esses nomes, já que são quatro termos diferentes usados para descrever intervenções bastante semelhantes.

Antes do Procedimento

Antes de realizar a cirurgia, os pais preenchem formulários com o histórico médico e assinam um termo de consentimento. Isso garante que os riscos, benefícios e alternativas foram discutidos de forma clara entre os pais e o profissional.

Um dos riscos mais comuns é o sangramento leve a moderado, que pode ser reduzido com o uso de boa iluminação (como uma lanterna de cabeça) e ampliação, além da habilidade do profissional. Quanto mais amplo for o corte em forma de diamante, maior o risco de atingir vasos sanguíneos ou de ocorrer uma nova aderência durante a cicatrização. Por isso, o ideal é manter o corte o mais estreito possível — mas ainda assim amplo o suficiente para permitir a mobilidade completa da língua.

Após o Procedimento

Durante a cicatrização, é natural que a ferida tente se fechar por completo, o que pode causar uma nova aderência. Por isso, é fundamental realizar os exercícios recomendados ou seguir um plano terapêutico que ajude a manter a abertura adequada. Quando não realizados com o cuidado necessário, esses exercícios podem causar aversão oral — ou seja, o bebê pode rejeitar mamadeiras, chupetas ou mesmo o seio. Embora esse risco seja raro, ele existe, e os pais devem ser orientados com atenção.

Durante o Procedimento

Para bebês e crianças pequenas, o uso de equipamentos adequados — como um suporte tipo "embrulho" ou placas acolchoadas — ajuda a manter o bebê seguro e confortável. Todos na sala devem usar óculos de proteção específicos para o laser. Um gel anestésico tópico pode ser usado para minimizar o desconforto, mas seu efeito é limitado, e muitos profissionais optam por não utilizá-lo. Em geral, o choro é esperado — e, na verdade, é um bom sinal de saúde.

É melhor que os pais não estejam presentes durante o procedimento, tanto por segurança quanto por tranquilidade emocional. A presença deles pode distrair o profissional ou até mesmo afetar a produção de leite da mãe devido ao estresse. Como o procedimento é muito rápido — geralmente dura entre dois e três minutos —, logo após o bebê já é devolvido para mamar, o que costuma acalmá-lo.

O risco mais sério, embora muito raro (menos de 1 em cada 100 casos com laser), é um sangramento mais intenso. Nesses casos, compressão com gaze ou outras técnicas resolvem o problema. Profissionais devem estar sempre preparados para agir em qualquer eventualidade.

Durante o Procedimento

Para bebês e crianças pequenas, pode ser necessário o uso de equipamentos específicos, como um suporte tipo "embrulho" infantil e a ajuda de um segundo assistente, para garantir que o bebê permaneça seguro e imóvel durante o procedimento. Óculos de proteção a laser são colocados no bebê e também utilizados por todos os profissionais na sala. Placas de posicionamento e almofadas de gel para apoiar a cabeça do bebê ajudam a manter uma postura adequada e confortável.

Alguns profissionais optam por aplicar um gel anestésico tópico com lidocaína e prilocaína para reduzir o desconforto, embora essa prática também traga riscos. Há quem defenda não usar o gel, uma vez que estudos mostram que ele oferece pouco ou nenhum benefício em relação ao choro e à dor aparente. De qualquer forma, é normal que o bebê chore durante o procedimento, mesmo com o gel, e esse choro é um sinal de vitalidade. Ambas as abordagens são válidas e devem ser avaliadas caso a caso.

A administração de água com sacarose (açúcar), usada em outros procedimentos pediátricos como o teste do pezinho ou a circuncisão, também pode ajudar no alívio da dor. No entanto, durante a frenectomia, o leite materno costuma ser igualmente eficaz, e a sacarose pode apresentar riscos adicionais. Vale lembrar que produtos com benzocaína a 20%, como Orajel™ e similares, não devem ser usados em crianças menores de dois anos, pois podem causar uma condição grave chamada metemoglobinemia, que afeta a oxigenação do sangue. Outros anestésicos locais também podem causar reações raras, e qualquer sinal de dificuldade respiratória, coloração azulada na pele ou batimentos cardíacos acelerados deve ser tratado como emergência médica.

Fotos intraorais antes e depois da cirurgia são frequentemente registradas para documentar o procedimento no prontuário do paciente.

Em geral, recomenda-se que os pais não estejam presentes na sala durante a frenectomia. Isso não apenas evita o risco de exposição ocular ao laser, mas também ajuda a manter o foco total da equipe na criança. Além disso, alguns pais podem se sentir muito ansiosos, o que interfere no ambiente clínico. Como o procedimento é breve — geralmente leva de dois a três minutos —, a separação é mínima. Uma outra razão importante para que a mãe não esteja presente é fisiológica: o estresse e a ansiedade podem inibir a liberação do leite, dificultando a amamentação imediata após o procedimento.

A complicação mais séria, embora muito rara (menos de 1 em 100 casos com laser), é o sangramento moderado. Esse tipo de sangramento costuma ser controlado com gaze e pressão leve, mas o profissional deve estar preparado para agir rapidamente em caso de sangramento mais intenso, especialmente se um vaso maior for atingido.

Idealmente, o bebê deve mamar logo após o procedimento. Quando o bebê retorna para os braços da mãe, geralmente ele já se acalmou e inicia a sucção naturalmente. Em crianças mais velhas, os pais podem ser convidados a permanecer na sala, se desejarem. Informações específicas sobre frenectomia em crianças e adultos são exploradas com mais profundidade no Capítulo 14.

CAPÍTULO 8

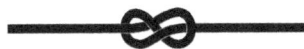

Cuidados Pós-operatórios e Cicatrização

Se eu fizer um pequeno corte na mão, essa ferida vai se fechar e cicatrizar em algumas semanas. Da mesma forma, um corte preciso feito sob a língua ou no lábio superior com um laser (ou outro método) também cicatriza — desde que não haja nova aderência do tecido. Os bebês cicatrizam muito rapidamente, e as feridas naturalmente tendem a se contrair. Embora cada pessoa tenha seu próprio ritmo de cicatrização, a língua geralmente cicatriza em cerca de três semanas e o lábio, em torno de duas semanas, especialmente quando os exercícios de alongamento são realizados corretamente. A cicatrização profunda continua além desse período, mas a ferida visível geralmente desaparece e, depois de um tempo, pode ser difícil identificar exatamente onde ela estava.

O objetivo é que a ferida cicatrize aberta, com as bordas separadas, fechando-se por intenção secundária — ou seja, preenchendo-se sozinha, sem ser suturada logo após o procedimento. A chave é permitir que a cicatrização ocorra longitudinalmente, com as laterais se aproximando, e não que a parte superior do diamante se una novamente, o que causaria encurtamento funcional da língua.

Atualmente, não há consenso científico definitivo sobre qual é o protocolo de alongamento mais eficaz após uma frenectomia. Algumas pessoas chamam de "exercícios", outras de "alongamentos pós-operatórios", mas todos se referem à mesma prática: manter a ferida separada durante a cicatrização para evitar que os tecidos se juntem novamente — o que chamamos de aderência.

O objetivo desses exercícios é minimizar a chance de cicatrização inadequada sem causar aversão oral no bebê. O ideal é tornar os alongamentos um momento leve e respeitoso, com movimentos delicados, mas firmes — com pressão semelhante à de um carimbo carimbando o papel.

Autumn R. Henning, MS, CCC-SLP, COM costuma dizer: "Queremos que as cortinas se fechem; não queremos que a janela se feche." Nosso objetivo é promover o máximo de mobilidade e função possível para a língua.

Embora não exista um único protocolo considerado o "melhor", muitos profissionais recomendam realizar os exercícios 4 a 6 vezes ao dia por 2 a 6 semanas. Apenas uma semana (ou nenhum exercício) tende a ser insuficiente, com maior risco de recidiva.

Como fazer os alongamentos:

» O movimento principal é elevar a língua e aplicar tensão na região da ferida, revelando um formato de diamante estreito, com as bordas visivelmente separadas.

» Use uma lanterna de cabeça ou de mão para enxergar bem e luvas descartáveis para facilitar a manipulação.

» Evite friccionar diretamente a ferida, pois isso pode causar inflamação. Prefira movimentos suaves e rápidos.

» Para o lábio, insira os dedos no vestíbulo (dobra interna abaixo do lábio superior) e eleve o lábio para cima e para fora, até as narinas — expondo totalmente a ferida.

» Para a língua, posicione dois dedos indicadores sob ela e empurre para cima e para trás, tocando o topo do "diamante". Mantenha a posição por cerca de 10 segundos.

» Um vídeo explicativo está disponível em: www.TongueTieAL.com.

» Sobre a ferida:

» É comum a área apresentar coloração branca ou amarelada — isso é fibrina, uma crosta oral úmida, e não é sinal de infecção.

» Antibióticos não são necessários, mas manter a higiene das mãos ou usar luvas continua sendo importante.

» Muitos pais relatam que usar luvas proporciona mais controle e menos escorregões durante os exercícios.

Aderências: o que observar

A aderência pode ocorrer rapidamente caso os alongamentos não estejam sendo feitos corretamente ou a ferida não esteja visível durante o processo. Um sinal comum é o retorno dos sintomas entre o 7º e o 10º dia após o procedimento — a amamentação volta a ser difícil ou os sintomas da mãe retornam.

A língua é a região com maior risco de aderência, por ser mais difícil de ver e alcançar. Se houver qualquer suspeita, procure o profissional imediatamente. Consultas de acompanhamento em torno de uma semana após o procedimento são altamente recomendadas.

"Se os sintomas começarem a reaparecer ou houver suspeita de que a ferida está se aderindo novamente, é fundamental agendar uma consulta de acompanhamento com o profissional responsável o quanto antes."

Se notarmos sinais de aderência durante essa consulta, realizamos um alongamento mais profundo no consultório, com uma leve pressão que costuma resolver o problema rapidamente, restaurando a função e aliviando os sintomas. Também orientamos novamente os pais sobre a técnica correta e, se necessário, recomendamos aumentar a frequência ou a firmeza dos exercícios.

Casos que requerem uma nova frenectomia com laser são raros (aproximadamente 1% em nosso consultório), e geralmente ocorrem quando a família não comparece à consulta de acompanhamento ou interrompe os cuidados pós-operatórios. Só indicamos repetir o procedimento a laser se os sintomas retornarem mais de um mês após a cirurgia inicial.

Dor no Pós-operatório

Após a frenectomia, é comum que a língua fique mais sensível do que o lábio, especialmente porque a língua se movimenta mais durante a amamentação, fala ou mastigação (no caso de crianças maiores). Em minha experiência pessoal com frenectomias realizadas com laser de CO_2, percebi que a área do lábio causa bem menos desconforto — precisei apenas de um gel anestésico tópico e não tomei nenhum medicamento para dor após o procedimento labial.

Para bebês com menos de seis meses, o Tylenol® (paracetamol) é o único analgésico aprovado, e sua dosagem deve sempre ser orientada pelo profissional que realizou o procedimento. Para bebês com mais de seis meses, o ibuprofeno (Motrin®) é geralmente preferido, também com dosagem ajustada ao peso.

Acreditamos que um bom controle da dor traz mais benefícios do que riscos, pois um bebê com dor pode ter dificuldade para mamar ou se alimentar adequadamente. A maioria dos bebês necessita de analgésicos por apenas alguns dias, quando necessário.

A frenectomia realizada com laser tende a causar menos dor, já que a energia do laser também remove temporariamente as terminações nervosas da área, oferecendo alívio por cerca de 3 a 4 horas após o procedimento. Já a frenectomia com tesoura, que apenas corta as terminações, costuma causar mais desconforto no pós-operatório. Um estudo comparativo em crianças maiores e adultos mostrou que a frenectomia com laser de CO_2 resultou em menor dor relatada em comparação à realizada com tesoura.[49]

Remédios homeopáticos para bebês e crianças estão disponíveis e vão além do escopo deste livro, mas se você estiver interessado nesta opção, informações podem ser encontradas online ou com seu profissional. Arnica montana é uma opção que pode ajudar a acalmar o bebê, juntamente com Rescue Remedy, mas esses devem ser usados apenas sob a supervisão do seu profissional de cuidados ou de um praticante naturopata ou homeopata. Outras ótimas opções incluem coisas como segurar o bebê pele a pele, tocar música suave para relaxar o bebê, amamentar (cuidadosamente) na banheira com água morna, diminuir as luzes e dar uma massagem suave no bebê. Cubos de gelo de leite materno também podem ser usados, o que envolve pegar leite materno congelado e quebrar pequenos pedaços que o bebê pode chupar ou comer para ajudar a resfriar a área. Deve-se ter cuidado para garantir que o bebê não tenha uma peça muito grande, e o gelo feito com água não é aconselhável, pois não é uma boa ideia dar água a um bebê em tenra idade.

Após o procedimento, cerca de metade dos pais percebem uma pega mais profunda no seio (ou mamadeira) no consultório, e a outra metade geralmente percebe uma diferença em breve. Às vezes, leva alguns dias a semanas para o bebê reaprender a sugar e superar a memória muscular que existia desde antes do nascimento. Os bebês começam a engolir por volta de 20 semanas no útero, então, mesmo que o bebê tenha apenas alguns dias de vida, pode haver padrões musculares ou compensações que ocorreram e que precisam ser treinados. Os pais frequentemente perceberão uma diminuição na dor, um aumento no leite retirado do seio, um aumento na produção de leite (aumento da demanda leva ao aumento da produção), menos irritação, menos gases e uma diminuição do refluxo ou regurgitação. Às vezes, os pais podem perceber um aumento na salivação ou regurgitação por um tempo, mas normalmente isso se resolve quando os padrões de sucção mudam.

É importante perceber que essas coisas podem ocorrer em momentos diferentes para diferentes bebês. Pode parecer uma montanha-russa, com altos e baixos, emocionalmente e fisicamente. Os alongamentos podem se tornar incômodos, e os pais frequentemente relatam que os exercícios são a parte mais difícil de todo o processo. Uma consultora em amamentação com quem trabalhamos diz para esperar uma alimentação melhor por dia; em outras palavras, uma boa alimentação no primeiro dia, duas boas alimentações no segundo dia e assim por diante. Outra diz que o sucesso é medido em semanas, não em dias, então a próxima semana deve ser melhor que esta semana. Algumas pessoas experimentam alívio imediato, enquanto outras levam mais tempo, mas se a mãe continuar com os exercícios de pós-cuidado e fizer acompanhamento com sua consultora em amamentação e com quaisquer outras referências necessárias, geralmente melhora significativamente até a terceira semana. Novamente, se os sintomas melhorarem e depois voltarem por volta do dia 7 ou 10, a língua ou o lábio podem estar se reatando, então faça uma visita de acompanhamento com seu profissional de frenectomia. Se a dor for pior em um lado, ou a pega for melhor de um lado em vez do outro, pode haver um problema que requer avaliação por um fisioterapeuta, quiroprático ou terapeuta craniossacral para músculos ou tecidos conectivos tensos (consulte os Capítulos 25 e 26).

CAPÍTULO 9

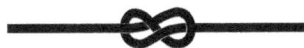

A Pesquisa

Como mencionado, existem mais de 500 estudos científicos envolvendo línguas presas. Há também mais de 65.000 membros em um grupo de mídia social de mães com bebês que têm línguas presas. As línguas presas estão claramente experimentando um ressurgimento de interesse após décadas de exclusão do currículo médico e odontológico e, consequentemente, da prática clínica. Este Capítulo examina alguns estudos recentes para determinar se a frenectomia da língua é respaldada por evidências.

Primeiramente, vamos analisar os diferentes níveis de evidência, alguns dos quais têm maior qualidade do que outros, sendo os estudos de caso o nível mais baixo de evidência acima apenas da opinião de um médico. A seguir, temos estudos de caso-controle, seguidos por estudos de coorte. Os ensaios clínicos randomizados, que dividem os participantes em dois grupos aleatórios e, em seguida, tratam ou não tratam, são um nível acima do estudo de coorte. Finalmente, uma revisão sistemática, que examina estudos disponíveis e os combina para formar uma amostra de estudo maior sobre a qual realizar estatísticas, é o mais alto nível de evidência. Até o momento, existem muitos estudos de caso sobre línguas presas, alguns estudos de coorte, muitos ensaios clínicos randomizados e apenas algumas revisões da literatura disponível.

A maioria dos estudos examinou procedimentos realizados com tesouras, e quase todos encontraram benefícios na frenectomia da língua para a amamentação. Além disso, a maioria dos estudos relata que é um procedimento de baixo risco com excelentes benefícios e que mais pesquisas sobre esse tema são necessárias. Existem alguns artigos excelentes de revistas revisadas por pares de alta qualidade (como Pediatrics) que devem ganhar o respeito e a atenção dos profissionais de saúde que nos acompanham na leitura deste livro. Por favor, leia esta Parte com a mente aberta e deixe as bagagens de professores e livros didáticos anteriores à porta por apenas um momento.

A disponibilidade de feedback instantâneo de uma audiência massiva de colegas é o novo paradigma da Era da Informação e não está indo embora tão cedo. Agora, com Google e Facebook, os pais podem dizer instantaneamente a 1.000 de seus amigos para não usar seu consultório. Portanto, use a pesquisa e o conhecimento clínico atual para fazer recomendações úteis, tranquilizar os pacientes com problemas de língua presa e ser compassivo em relação às preocupações deles. Nesse processo, você protegerá sua prática e reputação da escrutinação online enquanto beneficiará as famílias.

Então, qual é a conexão entre uma simples língua presa e dificuldades na amamentação? Uma língua restrita em um bebê leva a uma pega superficial ou ruim devido à incapacidade da língua de se elevar normalmente. Muitas vezes, as pessoas pensam que, se o bebê consegue colocar a língua para fora, então não há língua presa. Muitas vezes, os bebês são avaliados rapidamente nos braços da mãe ou ainda na cadeirinha do carro — nenhum desses lugares permite um exame completo. O ato de protrusão ou de colocar a língua para fora não é a chave, mas sim elevar a língua ou a elevação é a chave para a amamentação (bem como para a fala e a alimentação sólida, como veremos mais tarde).

Geddes et al. (2008)

Um estudo conduzido por Geddes et al. (2008), publicado na revista *Pediatrics*, utilizou imagens de ultrassom para demonstrar que os bebês realizam um movimento de subida e descida com a língua durante a amamentação, criando um vácuo que permite a saída do leite da mama. Essa descoberta contradiz a antiga crença de que a língua comprimia e massageava o mamilo para extrair o leite.

Em bebês com língua presa, observa-se frequentemente a presença de bolhas de sucção ou calos nos lábios, indicando o uso excessivo dos músculos dos lábios e das bochechas, como se estivessem sugando por um canudo. Em vez de a língua realizar seu movimento natural para formar pressão negativa, os bebês contraem as bochechas para gerar o vácuo. Isso resulta em força excessiva sobre o mamilo, levando à sua distorção (achatamento ou formato de batom), danos e, muitas vezes, à interrupção precoce da amamentação.

O estudo destacou a importância da elevação da parte média da língua para uma amamentação eficaz. Após a liberação do frênulo, os bebês passaram a mamar melhor, a retirar mais leite e as mães relataram menos dor. Os autores observaram que o frênulo apertado dificultava a vedação e a extração do leite. Em 95% das mães, a dor e o beliscamento foram resolvidos após a frenotomia (realizada com tesouras). Antes da frenectomia, os bebês transferiam em média 5,6 mL de leite por minuto. Após o procedimento, essa média aumentou para 10,5 mL por minuto. Isso mostra que bebês

"Bebês com língua presa transferem, em média, apenas metade da quantidade de leite por sucção em comparação com bebês sem essa condição."

com língua presa retiravam cerca da metade do leite por sucção, o que os deixava mais cansados ou fazia com que mamassem por períodos muito longos. Com a melhora na eficiência da sucção, também houve aumento da produção de leite materno, pois a maior demanda estimulou maior oferta. Em apenas sete dias, seis mães apresentaram um aumento médio de 160 g na produção de leite em 24 horas. Esse estudo, publicado em uma das revistas pediátricas mais respeitadas, fornece evidências sólidas de que a frenectomia oferece benefícios reais e mensuráveis à amamentação, além de aprofundar nossa compreensão sobre como o leite é extraído corretamente. Compreender o motivo pelo qual o procedimento melhora a amamentação é essencial para o processo de avaliação e para orientar corretamente pais e profissionais de saúde. Além disso, Elad et al. (2014) confirmaram essas conclusões com o uso de imagens de ultrassom e modelagem 3D. Eles demonstraram que os bebês geram uma pressão negativa de –20 a –40 mmHg para extrair o leite, sem a necessidade de morder o mamilo.

Hogan et al. (2005)

Um artigo publicado por Hogan em 2005 analisou 1866 nascimentos ocorridos em um hospital específico e identificou que 201 bebês (10,7%) apresentavam língua presa visível, também chamada de anterior. Para investigar se a liberação da língua fazia diferença na amamentação, os autores selecionaram aleatoriamente 57 desses bebês. Metade recebeu apenas apoio à alimentação (grupo controle), enquanto a outra metade foi submetida a uma frenectomia com tesouras. A idade média no momento do procedimento foi de três semanas. Os resultados foram significativos: 96% dos bebês que passaram pela frenectomia apresentaram melhora, enquanto apenas 3% do grupo controle mostrou algum progresso com apoio à alimentação isoladamente. Posteriormente, o grupo controle foi convidado a realizar a frenectomia 48 horas depois, e novamente 96% dos bebês demonstraram melhora. No total, 54 dos 57 bebês do estudo melhoraram após a liberação do frênulo, o que representa 95% de eficácia. Os autores concluíram que "não é necessário liberar todas as línguas presas ao nascimento, mas a conscientização sobre a relação das línguas presas com problemas de alimentação permitirá que a frenectomia em bebês sintomáticos seja realizada sem demora". Essa afirmação reforça a importância de distinguir entre um frênulo lingual que não causa sintomas e outro que compromete a alimentação. Muitos bebês podem ter um frênulo visível, mas conseguem se alimentar bem — pelo menos inicialmente. Ainda assim, é essencial que os pais sejam informados sobre a presença de um frênulo alterado, mesmo que o bebê esteja mamando sem dificuldades no início. Dessa forma, caso surjam problemas mais tarde — como pega inadequada, dor durante a amamentação ou baixa produção de leite — a família saberá que há um possível fator anatômico contribuindo para esses desafios. Isso também ajuda a reduzir o sentimento de culpa materna. Muitas mães, por não entenderem o verdadeiro motivo das dificuldades, passam a acreditar que têm mamilos planos, tecido glandular insuficiente ou outro problema próprio, quando na verdade a causa pode estar na anatomia oral do bebê.

Ao contrário disso, profissionais de saúde às vezes responsabilizam o próprio bebê, dizendo: "Ele apenas nao suga bem" ou afirmando que sua boca é "muito pequena" — o que não faz sentido do ponto de vista evolutivo, já que os bebês, instintivamente, precisam e querem se alimentar para sobreviver.

Quando há sintomas presentes, o frênulo alterado deve ser liberado o quanto antes, para oferecer à díade mãe-bebê a melhor chance de estabelecer um relacionamento de amamentação bem-sucedido. O artigo prossegue destacando que "o importante não era o comprimento do frênulo, mas os sintomas que ele estava causando". Se um bebê apresenta um frênulo lingual ou maxilar — como quase

"A liberação imediata de todas as línguas presas ao nascimento não é necessária; no entanto, a conscientização sobre sua associação com dificuldades alimentares permite que frenectomias em bebês sintomáticos sejam realizadas prontamente, quando indicadas." [16]

todos têm — mas não há nenhum problema funcional, nenhum procedimento é necessário. Esses achados podem ser variações anatômicas normais, desde que o tecido seja elástico, não muito espesso nem tensionado.

Porém, quando há prejuízo funcional, o ideal é intervir precocemente, tanto pelo bem-estar da mãe quanto do bebê (e não podemos esquecer o pai, que também vive os desafios desse período). Um questionário de triagem para amamentação pode ser uma ferramenta útil para pediatras ou obstetras utilizarem na consulta da primeira semana pós-parto ou em visitas seguintes, ajudando a identificar possíveis dificuldades (um exemplo de questionário está incluído no Apêndice).

O artigo de Hogan relata que, embora muitos médicos em seu hospital concordassem com a afirmação de que "frênulos de língua não causam problemas na alimentação", nenhuma das intervenções propostas — nem pelos próprios médicos, nem pelos consultores em amamentação, como mudanças de posicionamento ou manejo da amamentação — resultou em melhora na alimentação do bebê. No entanto, ao final do estudo, os autores concluíram que "a alimentação foi melhorada por meio do procedimento simples e seguro de remover a barreira física que a dificultava: o frênulo lingual". Caso isso ainda não seja evidência suficiente para convencê-lo, apresento a seguir mais alguns ensaios clínicos randomizados que reforçam esses achados.

Berry, Griffiths e Westcott (2012)

Berry, Griffiths e Westcott publicaram um ensaio clínico randomizado duplo-cego no periódico *Breastfeeding Medicine*, investigando os efeitos do frênulo lingual na amamentação[11]. O estudo incluiu 57 bebês com menos de quatro meses, cujas habilidades de alimentação foram avaliadas por dois minutos, utilizando os escores LATCH e uma escala de dor materna de 1 a 10. Em seguida, os bebês foram submetidos à frenectomia com tesouras ou a um procedimento simulado (grupo controle). As mães foram orientadas a não olhar a boca do bebê até depois da próxima mamada. O grupo controle teve a oportunidade de realizar a frenectomia ainda no mesmo dia, pois os autores consideraram antiético negar um tratamento que já havia

O estudo concluiu que houve uma melhora clara e imediata na amamentação, percebida pela mãe, com efeitos duradouros que não parecem estar relacionados a um efeito placebo.[11]

demonstrado benefícios significativos. Após o procedimento, 78% das mães do grupo de intervenção relataram melhora imediata na amamentação. Curiosamente, 47% do grupo controle também relataram melhora inicial, indicando um possível efeito placebo. No entanto, a diferença entre os grupos permaneceu estatisticamente significativa (p < 0,02), demonstrando a eficácia do procedimento. Dos bebês que passaram pela frenectomia, 90% apresentaram melhora já no primeiro dia, e esse número subiu para 92% após três meses. Nenhuma mãe relatou piora na alimentação, e todas afirmaram que fariam o procedimento novamente, se necessário. O artigo conclui que houve "uma melhora real e imediata na amamentação, detectável pela mãe, que é sustentada e não parece ser devida a um efeito placebo".

Os autores também destacam que o ideal é identificar e tratar o frênulo lingual até a segunda semana de vida, quando os bebês ainda estão em processo de estabelecer seus padrões de sucção e têm maior capacidade de adaptação.

Buryk, Bloom e Shope (2011)

Aqui está mais um ensaio clínico randomizado publicado no periódico *Pediatrics* em 2011, conduzido por Buryk, Bloom e Shope.[10] Trata-se de um estudo cego com 30 bebês no grupo de frenectomia e 28 no grupo controle (procedimento simulado). Os pesquisadores utilizaram ferramentas validadas e confiáveis para medir dor e qualidade da amamentação, como a *Hazelbaker Assessment Tool for Lingual Frenulum Function* (HATLFF), que avalia aparência e função do frênulo; o *Short-Form McGill Pain Questionnaire* (SF-MPQ), para avaliar a dor no mamilo materno; e a *Infant Breastfeeding Assessment Tool* (IBFAT), para medir aspectos da amamentação do bebê.

Os resultados mostraram que o grupo submetido à frenotomia teve uma redução significativa na dor (p<0,001) em comparação com o grupo controle. O IBFAT indicou menos dificuldades na amamentação e maior satisfação materna no grupo da frenotomia (p=0,029). Todos os pais do grupo controle — com exceção de um — solicitaram a realização da frenotomia antes do acompanhamento de duas semanas, impossibilitando a continuidade da comparação entre os grupos por um período mais longo.

O artigo afirma que "quando a frenotomia é realizada para anquiloglossia clinicamente significativa, há uma melhora clara e imediata na dor relatada no mamilo e nos escores de amamentação do bebê". Os autores também descreveram o procedimento como "rápido, simples e sem complicações", sugerindo que o período ideal para realizá-lo é entre dois e seis dias após o nascimento.

De forma geral, quanto mais cedo a frenectomia é realizada, melhores e mais rápidos tendem a ser os resultados, já que o bebê ainda não desenvolveu padrões musculares compensatórios. Por fim, os autores discutem que "dor no mamilo e má pega são causas comuns da interrupção precoce da amamentação. Há evidências de que a anquiloglossia causa tanto dificuldades na pega quanto dor mamilar em comparação com bebês sem anquiloglossia. Estudos sobre frenotomia para aliviar anquiloglossia neonatal têm mostrado benefícios de forma consistente".

Essa conclusão é inegável: se uma mãe sente dor intensa, avaliada como 10/10, cada vez que o bebê mama, dificilmente conseguirá manter a amamentação por seis semanas — quanto mais pelos seis meses ou mais recomendados por entidades como a Academia Americana de Pediatria.

Muitas mães nos relatam que prefeririam passar novamente por um parto sem analgesia do que continuar amamentando, porque a dor durante a amamentação, de fato, pode ser pior do que as contrações do trabalho de parto. Quando o bebê não consegue se agarrar bem ao seio, engasga com o leite, apresenta sinais de refluxo, não ganha peso adequadamente, não transfere leite de forma eficaz e parece estar sempre com fome, a mãe acaba esgotada e muitas vezes opta por interromper a amamentação, recorrendo à fórmula e à mamadeira (mesmo que, em muitos casos, os

"Observou-se uma melhora clara e imediata na dor relatada pela mãe nos mamilos, assim como nos escores de amamentação do bebê." [10]

problemas relacionados ao frênulo lingual continuem presentes durante a alimentação com mamadeira). É comum ouvirmos na consulta inicial: "Você é a nossa última esperança". Muitas mães chegam ao limite, planejando parar de amamentar se a dor e as dificuldades não forem resolvidas. Felizmente, quase todas as que nos disseram estar prestes a desistir conseguiram benefícios significativos com o procedimento, o suficiente para manter e fortalecer o vínculo da amamentação. A amamentação exclusiva por seis meses é uma meta recomendada pela Academia Americana de Pediatria (AAP) e por diversas outras instituições,[8] mas, para que esse objetivo seja possível, é essencial que as mães recebam o suporte necessário e as ferramentas adequadas para superar os desafios que possam surgir.

Frenulo Alterado Posterior

O primeiro relato sobre a existência do frênulo de língua posterior foi feito por Betty Coryllos e Cathy Watson-Genna em 2004 [24], tornando esse conceito relativamente novo do ponto de vista médico. A ideia, no entanto, faz muito sentido, pois durante anos profissionais observaram bebês com sintomas clássicos de frênulo lingual, mas sem nenhum sinal visível evidente. A introdução do conceito de frênulo posterior ajudou a preencher essa lacuna no diagnóstico e a explicar casos em que os sintomas persistiam, mesmo na ausência de um frênulo anterior claramente visível.

Chu e Bloom (2009)

Para aqueles que questionam a existência do frênulo de língua posterior, o relato de caso de Chu e Bloom, publicado em 2009 [52], oferece uma evidência clara. O artigo descreve essa condição como uma "entidade rara", mas devemos nos perguntar: ela é realmente rara ou apenas subdiagnosticada? Os autores relataram que o frênulo estava oculto sob uma "cortina mucosa", ou seja, não era visível sem manipulação do tecido. Ao puxarem essa mucosa, o frênulo tornou-se evidente. Eles anestesiaram um bebê de quatro semanas (o que hoje sabemos não ser o ideal), prenderam o frênulo com um

Tratamento simples e eficiente que proporciona alívio imediato, melhora a amamentação e aprofunda a conexão entre mãe e filho. [52]

hemostático, realizaram dois cortes, criaram uma ferida em forma de diamante e aplicaram quatro pontos. Após o procedimento, a mãe relatou alívio imediato da dor durante a amamentação e uma melhora significativa na pega. Os autores classificaram o procedimento como "um tratamento seguro, rápido e eficaz que pode proporcionar alívio imediato dos sintomas, promover a amamentação e aprimorar a experiência de ligação entre mãe e bebê". Publicado no *International Journal of Pediatric Otorhinolaryngology*, este estudo contradiz as alegações de que o frênulo lingual posterior não existe. No consultório, vivenciamos esse mesmo cenário repetidamente: ao liberar um frênulo posterior corretamente diagnosticado, os sintomas maternos e do bebê melhoram de forma significativa. A frenectomia do frênulo de língua posterior pode transformar a experiência da amamentação para muitas famílias, desde que seja conduzida por um profissional capacitado para identificar e liberar adequadamente esse tipo de restrição. Quando apenas a porção anterior do frênulo é cortada, o que frequentemente ocorre, cria-se um frênulo posterior iatrogênico. Isso perpetua os sintomas, comprometendo a pega do bebê e mantendo a dor da mãe. Por outro lado, quando a porção posterior é devidamente liberada, quase sempre há melhora na pega, redução da dor e alívio dos sintomas.

O'Callahan, Macary e Clementine (2013)

Um estudo de O'Callahan, Macary e Clementine (2013) destacou os benefícios da frenectomia do frênulo lingual e do frênulo labial em 299 bebês.[13] A maioria dos bebês incluídos no estudo (85%), encaminhados para frenectomia pelo Dr. O'Callahan — um pediatra — apresentava um frênulo de língua posterior. Os resultados mostraram melhora significativa na pega e redução da dor nos mamilos após o procedimento (frenectomia com tesouras, $p<0,001$). O profissional utilizou uma técnica adequada com tesouras e relatou ter obtido uma ferida plana em forma de diamante, recomendando exercícios de alongamento por cinco dias. Embora seja preferível realizar os alongamentos por um período mais longo — idealmente, por pelo menos duas semanas — este é um dos poucos estudos que menciona explicitamente a prática dos exercícios pós-cirúrgicos. Noventa e quatro por cento das mães relataram que não houve complicações ou efeitos colaterais adversos, e 93% afirmaram que o procedimento valeu a pena, mesmo considerando o desconforto físico e emocional para elas e seus bebês. Os pesquisadores observaram que os problemas de pega e a dor geralmente melhoravam cerca de uma semana após a frenotomia, podendo levar mais tempo, dependendo de cada caso. Outro dado interessante do estudo é que bebês com frênulo lingual posterior tinham maior probabilidade de apresentar também um frênulo labial, quando comparados aos bebês com frênulo de língua anterior. Essa observação se confirma na nossa prática clínica: quase todos os bebês que atendemos com frênulo lingual posterior também apresentam um frênulo labial.

Ghaheri et al. (2017)

Outro artigo que discute a frenectomia de um frênulo de língua posterior e os benefícios para a amamentação é *"Melhoria da Amamentação Após Frenectomia de Frênulo de Língua e Lábio: Um Estudo de Coorte Prospectivo"* [14], de Ghaheri et al. (2017). Este estudo foi uma contribuição relevante para a literatura atual sobre frênulo lingual, pois abordou especificamente os frênulos de língua posterior, os frênulos labiais e o refluxo em bebês, sendo um dos únicos estudos que utilizou um laser odontológico para a frenectomia. O Dr. Ghaheri é um otorrinolaringologista amplamente conhecido em círculos profissionais especializados em frênulo lingual, tendo ajudado inúmeros bebês com dificuldades de amamentação.

O estudo examinou fatores como a taxa de transferência de leite, a autoconfiança materna, os escores de dor e a redução nos sintomas de refluxo infantil. Os resultados mostraram que bebês com frênulo lingual posterior apresentaram melhora após a frenectomia, assim como aqueles com frênulo anterior (até próximo à ponta da língua). Em todas as pontuações validadas — ou seja, instrumentos confiáveis já utilizados em outros estudos — os bebês melhoraram significativamente. O refluxo, por exemplo, teve redução de 16,5 para 13,2 e depois para 11,6, indicando que os sintomas, incluindo regurgitação, diminuíram ou desapareceram.

A autoconfiança materna também melhorou após a frenectomia, ultrapassando a pontuação crucial de 50. Escores abaixo de 50 estão associados à interrupção da amamentação, enquanto pontuações acima sugerem maior probabilidade de continuidade. Neste estudo, as pontuações passaram de 43,9 antes da cirurgia para 56,5 um mês depois — sinal de que as mães, inicialmente inclinadas a desistir, se sentiram capazes de continuar amamentando.

É comum ouvirmos no consultório relatos como: "Já fui a dois outros profissionais que dizem que está tudo bem, mas não aguento mais a dor e estou prestes a desistir." De acordo com o estudo de Ghaheri et al., a frenectomia deu a essas mães esperança de alívio da dor e motivação para continuar. A dor relatada pelas mães caiu de uma média de 4,6/10 antes da cirurgia para 2,2/10 em uma semana, e para 1,5/10 em um mês.

O Dr. Ghaheri e sua equipe trataram os frênulos labiais quando indicado, além dos frênulos de língua posteriores, utilizando um laser odontológico. Este artigo é uma valiosa adição à literatura científica, pois adotou o método mais atual entre os especialistas — uma frenectomia completa, que remove o tecido conjuntivo e mucoso até o músculo genioglosso, deixando uma ferida em forma de diamante

Mães frequentemente relatam: "Não aguento mais a dor, e estou prestes a desistir."

e eliminando tanto as porções anterior quanto posterior do frênulo. Ele também recomendou a realização de exercícios de alongamento de 4 a 6 vezes por dia durante várias semanas.

Pransky, Lago, e Hong (2015)

Um estudo retrospectivo realizado por Pransky, Lago e Hong (2015) foi conduzido enquanto os autores trabalhavam em uma clínica especializada em otorrinolaringologia. Eles relataram ter observado um grande número de frênulos de língua posteriores e levantaram a hipótese de que a verdadeira taxa de incidência de frênulo de língua — incluindo os casos posteriores — é provavelmente mais alta do que a atualmente relatada. [26] Este artigo é especialmente útil porque especifica quantos bebês tinham frênulos anteriores, frênulos posteriores e a combinação com frênulo de lábio, seja associado a cada variante ou isoladamente. Nos resultados, 78% das mães relataram melhora na amamentação, sendo que 61% consideraram essa melhora significativa. Vale destacar que 91% dos bebês com frênulo de língua posterior (120 casos) também apresentaram melhora. Entre os bebês com apenas frênulo de lábio superior, 79% tiveram melhora, enquanto aqueles com frênulo de língua anterior e frênulo de lábio observaram melhora em 91% dos casos. Já os bebês com frênulo de língua posterior e frênulo de lábio mostraram 85% de melhora. Os autores também observaram que 21% dos bebês encaminhados para avaliação não apresentavam anomalias na cavidade oral, o que indica que existem múltiplas razões pelas quais um recém-nascido pode apresentar dificuldades na amamentação.

Ghaheri, Cole, e Mace (2018)

O estudo mais recentemente publicado (na época da redação) é de Ghaheri, Cole e Mace (2018), que descreve como bebês com liberações anteriores incompletas e problemas persistentes na amamentação se beneficiam de uma frenectomia completa a laser. [15] Nas três medidas utilizadas — as mesmas do artigo de 2017 descrito anteriormente — houve melhora significativa uma semana e um mês após a cirurgia: o escore de autoeficácia na amamentação, o questionário de DRGE e uma escala analógica visual de dor durante a amamentação.

O escore de amamentação aumentou de 45,1 no início para 52,1 após uma semana e 56,9 após um mês, indicando que as mães sentiram maior confiança em continuar amamentando com sucesso. Lembrando que escores abaixo de 50 estão associados à interrupção da amamentação. Os sintomas de DRGE diminuíram de 15,7 para 11,9 em uma semana e 10,4 em um mês. A dor relatada pelas mães passou de uma média inicial de 4,8/10 para 2,2 após uma semana e 1,6 após um mês, sugerindo melhora na pega e alívio significativo da dor.

Neste artigo, os pesquisadores também descrevem a técnica que defendemos: a remoção do tecido da linha média no frênulo residual e, em seguida, a criação de uma "janela central" estendida bilateralmente com uma incisão em forma de diamante, nivelada com o tecido adjacente ao assoalho da boca. Como mencionado anteriormente, essa forma resulta naturalmente de uma incisão feita em um frênulo triangular e é um indicativo de que a frenectomia foi completa.

É importante destacar que os autores observam: "Crianças que não apresentaram melhora após uma frenotomia anterior podem ter uma restrição adicional sob a língua que ainda precisa de atenção." Essa observação também é válida para crianças mais velhas e adultos. Liberações incompletas infelizmente são comuns, e este estudo contribui para a base de evidências mostrando que a liberação de frênulos anteriormente tratados, em pacientes com sintomas persistentes, pode melhorar significativamente os resultados mensuráveis e a durabilidade da amamentação.

Como discutido no estudo de 2017 liderado por Ghaheri, o refluxo é um problema comum observado em bebês e muitas vezes tratado com bloqueadores de histamina (H2), como o Zantac® (ranitidina), ou com inibidores de bomba de prótons (IBPs), como Prilosec, Prevacid® ou Nexium® (esomeprazol). Nenhum desses IBPs é aprovado pela FDA para uso em bebês. Em muitos casos, bebês com frênulos de língua apresentam sinais de refluxo e acabam sendo colocados em medicamentos como os IBPs, água para cólicas ou simeticona, sem que se investigue a verdadeira causa do problema. Quando uma de nossas filhas estava regurgitando grandes quantidades de leite do peito ou da mamadeira, tentamos de

> *Crianças que não apresentaram melhora após uma frenotomia anterior podem ainda ter uma restrição sob a língua que não foi totalmente liberada e que precisa ser reavaliada.* [15]

tudo para ajudá-la a manter o leite, mas nos disseram que o problema era puramente "cosmético". Mesmo depois de usar Zantac®, água para cólicas, simeticona e de nunca deitá-la de lado (nem mesmo enquanto dormia), ela ainda sofria — e nada parecia fazer diferença. Ela engasgava com o leite, ficava azul, e foi assustador para nós como pais de primeira viagem.

Siegel (2016)

Para esses bebês com dificuldades na amamentação e na mamadeira associadas ao frênulo lingual, um dos principais indicadores de um possível problema é o som de clique ou estalo ouvido durante a alimentação, causado por uma vedação inadequada no seio ou na mamadeira. No entanto, é importante saber que um bebê também pode estar engolindo ar mesmo sem emitir esse som característico. Em muitos casos, simplesmente trocar para mamadeira e fórmula NÃO resolve os problemas vivenciados por famílias com bebês com língua presa. Siegel (2016) publicou um artigo intitulado *"Aerophagia Induced Reflux in Breastfeeding Infants with Ankyloglossia and Shortened Maxillary Labial Frenulum (Tongue- and Lip-Tie)"* que discute o fenômeno da aerofagia (ingestão de ar), observada após a alimentação. A aerofagia pode ser diagnosticada por ausculta durante a mamada, sintomas semelhantes a cólicas após as refeições e distensão abdominal imediata (visível em radiografia como uma bolha gástrica aumentada). A aerofagia e os ruídos de clique muitas vezes desaparecem após uma frenectomia, às vezes imediatamente e, em outros casos, em algumas semanas. Em certos casos, a frenectomia apenas do frênulo da língua já melhora o quadro, mas frequentemente é necessário liberar também o frênulo do lábio (quando presente) para que a melhora seja completa. No consultório do Dr. Siegel, entre 1.000 bebês tratados por sintomas de refluxo, 526 (52,6%) apresentaram melhora nos sintomas e conseguiram interromper ou reduzir o uso de medicação; 191 (19,1%) melhoraram na irritabilidade, mas ainda precisaram manter o uso de medicamentos; e 283 (28,3%) não apresentaram melhora, o que indica que provavelmente havia outra causa subjacente para o refluxo. Todo bebê que faz uso de Zantac® ou Nexium® tem língua presa? Provavelmente não. Mas o frênulo lingual deveria estar entre os primeiros itens na lista de hipóteses diagnósticas para refluxo, especialmente na presença de outros sinais de anquiloglossia e dificuldades na amamentação. Pediatras e outros profissionais de saúde que acompanham o bebe devem realizar uma avaliação cuidadosa e obter um histórico detalhado em casos com sinais como estalos, pega inadequada, vedação deficiente, regurgitação frequente, irritabilidade após as mamadas ou excesso de gases — todos sintomas muito comuns em bebês que muitas vezes são considerados "normais".

Por fim, não existem ensaios clínicos randomizados avaliando exclusivamente o impacto da frenectomia do frênulo labial na amamentação, como já existe para o frênulo lingual. No entanto, no estudo de Pransky, um subconjunto de 14 bebês passou apenas pela frenectomia do frênulo labial, e 78% apresentaram melhora. Em nosso consultório, observamos de forma clara o impacto que o frênulo do lábio pode ter na amamentação — algo também relatado por muitos outros profissionais da área. A variabilidade na forma e nas características do frênulo labial, somada à complexa interação entre língua, lábios e a presença conjunta de frênulo lingual, dificulta isolar o frênulo de lábio como única variável em estudos controlados. Mesmo assim, essa condição vem sendo descrita na literatura voltada à amamentação desde aproximadamente 1999. Kotlow (2004) descreve como um frênulo maxilar restritivo pode interferir na pega e na amamentação. Já em 2010, Kotlow também descreveu como um frênulo labial restritivo pode contribuir para a formação de cáries nos dentes anteriores superiores, devido à dificuldade de escovação e ao acúmulo de leite na região próxima aos dentes.

Como mencionado anteriormente, vemos bebês que passaram apenas pela frenectomia do frênulo lingual e que ainda enfrentam dificuldades com a amamentação. Quando realizamos a frenectomia subsequente do frênulo labial, os sintomas geralmente se resolvem: a pega torna-se mais profunda, a vedação melhora, os estalos diminuem, há menos refluxo e regurgitação, e a transferência de leite se torna mais eficiente. Fique atento ao frênulo labial se houver dificuldades persistentes na amamentação após uma frenectomia lingual. O tratamento adequado pode ser a peça que faltava no quebra-cabeça.

Parte 2: Alimentação

"Não há amor mais sincero do que o amor pela comida."
— *George Bernard Shaw*

Comida. Muitas imagens, emoções e memórias vêm à mente quando alguém menciona comida. Peru no Dia de Ação de Graças. Presunto no Natal. Porco, repolho e feijão-fradinho no Ano-Novo. Quase todos os feriados e encontros familiares giram em torno da comida e dos horários das refeições. Do começo ao fim, ela é nossa melhor amiga — e, às vezes, nossa pior inimiga. Gostamos de certos alimentos e não suportamos outros. Com frequência, tratamos a alimentação e a comida como algo garantido. Coma demais ou de menos, e surgirão problemas.

Com crianças, os desafios com a alimentação podem se tornar um problema que muda vidas. Quando uma criança se recusa a comer ou é muito seletiva, muitas vezes culpamos a criança — ou a nós mesmos. Como pai ou mãe com um recém-nascido nos braços, sua prioridade número um é mantê-lo saudável e seguro. Mas... e se manter seu filho saudável for uma luta constante porque ele simplesmente não consegue se alimentar? Para muitos bebês, crianças pequenas e até adolescentes que enfrentam dificuldades com a alimentação, um problema subjacente como a língua presa pode ser a causa. O progresso pode acontecer rapidamente com a frenectomia do frênulo lingual e o suporte de profissionais especializados em alimentação. Com isso, pais e filhos podem voltar a desfrutar da comida e dos momentos à mesa — em vez de temê-los.

Esta parte do livro aborda em detalhes a alimentação com líquidos, purês e sólidos, bem como como são a avaliação e o tratamento sob a perspectiva de terapeutas e profissionais da área. Finalizamos com um capítulo sobre pesquisas clínicas, discutindo casos documentados na literatura (incluindo casos do nosso consultório) e o impacto que a língua presa teve na vida dessas crianças.

CAPÍTULO 10

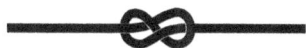

Uma Breve Visão Geral da Alimentação

Megan Musso, MA, CCC-SLP

A alimentação é uma das tarefas mais complexas que o nosso corpo realiza. São 6 nervos cranianos e 26 músculos envolvidos diretamente no processo de alimentação, e todos os sistemas corporais são necessários para processar e utilizar os alimentos que ingerimos. Existem ainda 8 pares de músculos conectados ou localizados dentro da própria língua que desempenham um papel fundamental nesse processo. Como você pode imaginar, para um bebê com língua presa, que pode apresentar dificuldades na deglutição ou nos movimentos da língua, esse processo pode ser especialmente desafiador.

O ato de engolir é uma verdadeira dança coordenada entre músculos e reflexos, e ocorre em quatro fases. Em um padrão maduro de deglutição, durante a fase oral preparatória, com os lábios fechados, a língua, as bochechas e a mandíbula trabalham em conjunto em um movimento rotatório (circular) para formar o bolo alimentar. Com líquidos, o bolo é mantido na parte superior da língua, que se pressiona contra o palato duro, evitando que o líquido escorra pelas bochechas. O palato mole se posiciona sobre a língua para fechar temporariamente a garganta, prevenindo uma deglutição prematura. Na sequência, durante a fase oral propriamente dita (que dura cerca de 1 a 1,5 segundo), a língua realiza um movimento ondulatório de frente para trás, empurrando o alimento em direção à garganta. Quando o alimento alcança a parte posterior da boca, ele ativa o reflexo de deglutição. Na fase faríngea, que dura cerca de 1 segundo, os músculos do palato mole se elevam para fechar a comunicação com o nariz, e a faringe (região da garganta) aceita o bolo alimentar enquanto a língua se retrai, gerando a pressão necessária para impulsionar o alimento para baixo. Ao mesmo tempo, o osso hioide se eleva para movimentar a laringe (caixa de voz) para fora do caminho, e a epiglote se fecha sobre a traqueia, impedindo que o alimento vá para as vias respiratórias. Essa proteção das vias aéreas acontece em três níveis: nas pregas vocais, nas pregas vestibulares (falsas cordas vocais) e na base da epiglote. O alimento então entra no esôfago, onde viaja por cerca de 8 a 20 segundos. Esse trajeto ocorre por meio de movimentos musculares coordenados, chamados peristalse, que funcionam como uma onda, empurrando o alimento em direção ao estômago. Duas válvulas, chamadas esfíncter esofágico superior e inferior, controlam a entrada e a saída do alimento no esôfago, garantindo que ele chegue ao estômago de forma segura.

Como você pode perceber, o ato de se alimentar é extremamente complexo e exige a coordenação precisa de muitos músculos e reflexos para que ocorra de forma segura e eficiente. E como esse processo começa com a língua, podemos imaginar o grande impacto que a língua presa pode causar — tanto na alimentação com líquidos quanto com sólidos. Vale lembrar que esse padrão maduro de deglutição não está presente ao nascimento; os bebês nascem com reflexos mais primitivos, e essas habilidades são desenvolvidas progressivamente, conforme vivenciam experiências alimentares adequadas. Entre o nascimento e os três anos de idade, bebês e crianças pequenas precisam aprender a usar suas estruturas orais de maneiras cada vez mais refinadas, a fim de alcançar o padrão maduro de mastigação e deglutição. Qualquer atraso ou dificuldade em uma dessas etapas pode afetar significativamente o desenvolvimento da musculatura oral e os padrões necessários para uma alimentação eficiente e segura.

Felizmente, existem muitos recursos excelentes disponíveis para consultores em amamentação, fonoaudiólogos, terapeutas ocupacionais, pediatras, pais e outros profissionais envolvidos na alimentação infantil. Esses especialistas fazem um trabalho incrível ao detalhar o desenvolvimento típico da alimentação e orientar sobre como promover a aquisição de habilidades adequadas. Se eu tentasse listar todos os músculos, reflexos, padrões de movimento e estágios de progressão da alimentação neste capítulo, você provavelmente abandonaria este livro antes de chegar às informações mais importantes. Por isso, recomendo que, se você é um profissional ou pai interessado nessa área, consulte os recursos indicados a seguir:

» *Nobody Ever Told Me (or My Mother) That!* — Diane Bahr, MS, CCC-SLP, CIMI
» *Feed Your Baby and Toddler Right: Early Eating and Drinking Skills Encourage the Best Development* — Diane Bahr, MS, CCC-SLP, CIMI
» *Raising a Healthy Happy Eater: A Stage-by-Stage Guide to Setting Your Child on the Path to Adventurous Eating* — Melanie Potock, MA, CCC-SLP, & Nimali Fernando, MD, MPH
» *Baby Self-Feeding: Solutions for Introducing Purees and Solids to Create Lifelong, Healthy Eating Habits* — Melanie Potock, MA, CCC-SLP, & Nancy Ripton
» *Pre-Feeding Skills: A Comprehensive Resource for Mealtime Development* — Suzanne Evans Morris, PhD, CCC-SLP, & Marsha Dunn Klein, M.Ed., OTR/L
» *Supporting Sucking Skills in Breastfeeding Infants* — Catherine Watson-Genna, BS, IBCLC
» Recurso online sobre desenvolvimento alimentar: [Feeding Matters](http://www.feedingmatters.org)

O desenvolvimento da alimentação, como descrito por Dana Hearnsberger — fonoaudióloga e especialista em alimentação —, começa no centro da boca. Com base na teoria proximal-distal (do centro para a periferia), seus diagramas ilustram como a língua evolui em termos de movimento e integração funcional, à medida que o bebê progride de líquidos, como leite ou fórmula, para alimentos sólidos da dieta familiar.

A alimentação segue uma progressão previsível de desenvolvimento de habilidades físicas, como outras habilidades motoras? SIM!

A alimentação começa pelo centro da boca. O desenvolvimento das habilidades motoras orais para a alimentação avança no sentido próximo-distal, da linha média da língua e do palato para as laterais da língua, e por fim, para as gengivas e dentes.

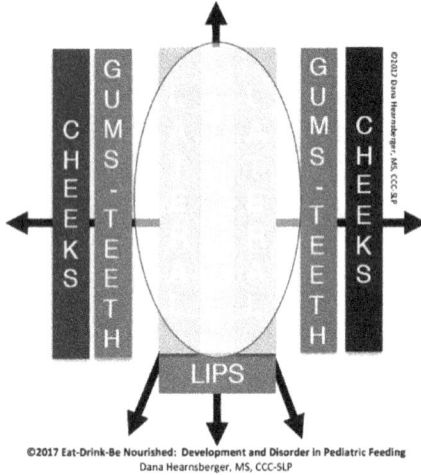

©2017 Eat-Drink-Be Nourished: Development and Disorder in Pediatric Feeding
Dana Hearnsberger, MS, CCC-SLP

Reproduzido com permissão.[54]

Ao nascer, o bebê utiliza um padrão de sucção (50% de movimento anterior e 50% posterior), no qual a língua repousa sobre a gengiva inferior e envolve o mamilo, puxando-o profundamente até a junção entre o palato duro e o palato mole, enquanto o terço posterior da língua se move para baixo para criar pressão negativa. O movimento ondulante ou de rolamento da língua, junto com a pressão negativa gerada, permite a extração do leite. As almofadas de sucção (desenvolvidas durante o último mês da gestação) são depósitos de gordura localizados no interior de ambas as bochechas. Elas mantêm a língua centralizada, evitam que o líquido escorra para os lados da boca e reduzem o espaço oral, facilitando assim a geração da pressão negativa necessária para mamar com sucesso. A Dra. Hazelbaker descreve esse padrão como semelhante ao movimento livre e fluido do braço de um polvo, que vai do centro do corpo até a ponta do tentáculo.[55] Se houver alguma restrição ou interrupção nesse movimento, o polvo não conseguiria se locomover e interagir com o ambiente como deveria — o mesmo vale para a língua do bebê.

Por volta dos 3 ou 4 meses de idade, esse reflexo inicial de sucção começa a diminuir e surge um novo padrão: a sucção funcional. Nessa fase, a anatomia oral do bebê também está mudando: as almofadas de sucção começam a desaparecer à medida que os músculos das bochechas se fortalecem, e a cavidade oral aumenta de tamanho. Essas mudanças proporcionam maior liberdade de movimento à língua, que agora assume mais responsabilidades. Antes, o movimento simples de frente para trás, junto ao rebaixamento do terço posterior da língua, era suficiente para criar o vácuo necessário para extrair o leite. Agora, o processo torna-se mais complexo. A sucção madura surge quando as bordas laterais e o terço anterior da língua começam a se elevar em direção ao palato para vedar e comprimir o mamilo. A língua, a mandíbula e os lábios passam a se mover de forma independente, exigindo uma coordenação precisa para gerar a pressão positiva e negativa necessárias para a extração do leite. A pressão positiva é criada quando a ponta e as laterais da língua se elevam até o palato, com a mandíbula levantada e os lábios bem selados ao redor do mamilo. A pressão negativa acontece quando a mandíbula desce, as bochechas se contraem, o palato mole se eleva e a língua se afasta do palato duro. Como se pode ver, a amamentação (e também o uso da mamadeira) envolve uma verdadeira dança coordenada de diversos músculos e estruturas orais.

Indiscutivelmente, uma das mudanças mais importantes no desenvolvimento alimentar entre os 4 e 6 meses de idade é o aumento da força nas estruturas orais e a diferenciação funcional entre elas — ou seja, a capacidade de mover a língua enquanto se mantêm estáveis a mandíbula, as bochechas e os lábios. Essa habilidade é fundamental para o sucesso futuro na alimentação e na fala. Os primeiros dentes podem começar a surgir nessa fase, e o bebê passa a ter mais experiências orais, ficando mais preparado para alimentos como purês, biscoitos macios e até para o uso de copos abertos (com ajuda dos pais).

Entre os 6 e 12 meses de idade, os bebês são expostos a novas experiências, como a introdução de purês, o uso de copos com canudo ou copos abertos, e os primeiros alimentos sólidos. O reflexo de engasgo já se deslocou para o terço posterior da língua, e o reflexo de língua transversal (movimento lateral da língua em resposta a um estímulo) começa a se desenvolver. Esse reflexo é ativado quando algo toca as laterais da língua ou as gengivas e é essencial mais adiante para mover o alimento de um lado para o outro durante a mastigação, auxiliando o transporte do bolo alimentar até as superfícies dos dentes. No início, um padrão de sucção ou sucção funcional ainda é usado para lidar com purês e líquidos, com algum movimento de trituração vertical (movimento para cima e para baixo da mandíbula). Quando alimentos são posicionados lateralmente na boca — como alimentos que se desfazem ou sólidos macios — já pode ser observada a mastigação diagonal, marcando um avanço nas habilidades orais motoras da criança.

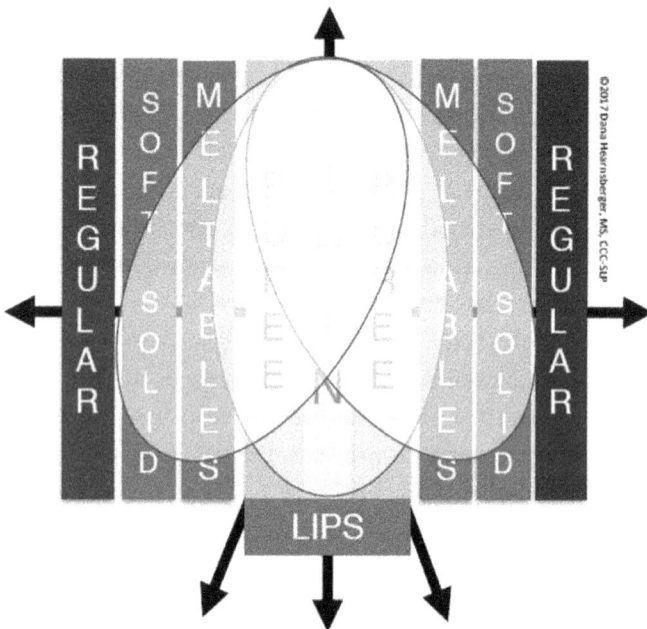

Reproduzido com permissão.[54]

Com a exposição gradual a novas consistências e alimentos ao longo do tempo, os padrões primitivos de sucção e amamentação, o reflexo transversal da língua e o padrão de trituração tendem a diminuir, dando lugar ao desenvolvimento de um padrão de deglutição mais maduro, que costuma surgir entre os 12 e 18 meses de idade. Um padrão de deglutição maduro se inicia com a ponta da língua posicionada na crista alveolar (as pequenas protuberâncias localizadas logo atrás dos dentes superiores da frente). Nessa fase, as crianças pequenas devem ser capazes de morder biscoitos macios com facilidade, utilizando um padrão de mastigação diagonal rotatória coordenada — ou seja, a mandíbula se move na diagonal, para o lado e retorna ao centro — além de apresentar maior precisão na lateralização da língua. Por volta dos 2 anos de idade, a criança deve começar a utilizar um padrão de mastigação maduro, conhecido como mastigação rotatória (ou circular). Esse é o padrão utilizado por adultos (ou pelo menos o que deveriam usar) e ocorre quando a mandíbula se move em círculos para moer o alimento, enquanto a língua trabalha constantemente para reposicionar o alimento sobre as superfícies dos dentes durante a mastigação.

Os bebês podem dominar ou desenvolver essas habilidades um pouco antes ou depois da faixa etária mencionada; no entanto, o desenvolvimento da alimentação — assim como outras habilidades do desenvolvimento infantil — ocorre de forma contínua e progressiva. Se uma criança pular algum desses marcos alimentares, é provável que isso afete negativamente o desenvolvimento futuro das estruturas orais e dos padrões motores associados.

PROGRESSÃO DA TEXTURA ALIMENTAR + HABILIDADES MOTORAS ORAIS

À medida que as habilidades motoras orais da criança se desenvolvem — especialmente no que diz respeito à lateralização da língua e à mastigação inicial — ela começa a transição de purês e alimentos que derretem facilmente para alimentos com maior textura. Com a progressão da mastigação, do padrão inicial (movimento de cima para baixo) para um padrão mais avançado de mastigação rotatório-diagonal, a criança passa a aceitar alimentos com textura regular.

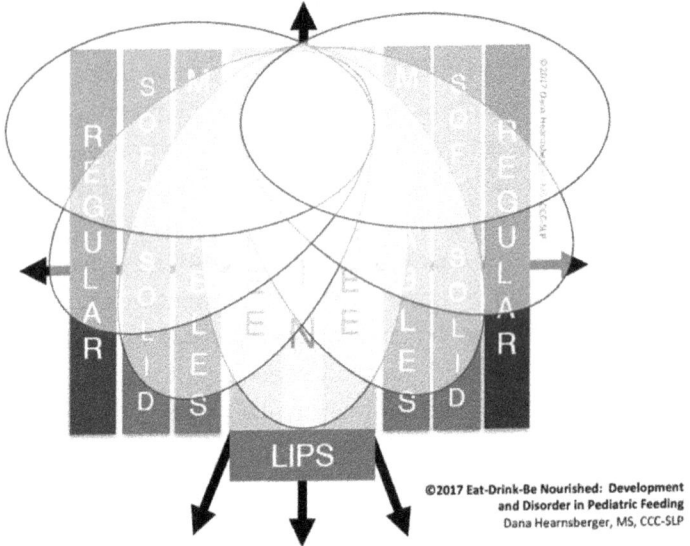

Reproduzido com permissão.[54]

CAPÍTULO 11

---∞---

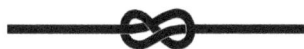

Alimentação Líquida (Mamadeiras, Copos e Canudos)

Megan Musso, MA, CCC-SLP

O uvimos muito sobre como os frênulos orais alterados — conhecidos como lingua e lábio preso — podem afetar a amamentação, mas e quanto à alimentação com mamadeira? A alimentação com mamadeira exige o uso de muitos dos mesmos músculos, porém com um padrão motor diferente. Como discutido anteriormente, vedação, controle oral e a coordenação entre sucção, deglutição e respiração são fundamentais tanto para a mamadeira quanto para a amamentação. Ao contrário da amamentação, bebês alimentados com mamadeira utilizam mais os músculos das bochechas e dos lábios. Observa-se uma menor quantidade de movimentos de sucção e pausas mais curtas entre os ciclos de sucção. Enquanto bebês amamentados precisam criar um vácuo para extrair o leite da mama — além de comprimir o mamilo — os bebês que usam mamadeira precisam apenas comprimir o bico para receber o leite.

Às vezes, a mamadeira pode ser mais fácil do que a amamentação para bebês com a língua presa. Isso acontece porque o bico da mamadeira já alcança o fundo da boca, e o bebê não precisa levantar e abaixar a parte posterior da língua para puxar o mamilo, como ocorre na amamentação. Além disso, o bebê não precisa "esperar e trabalhar" para que o leite comece a sair, já que a mamadeira libera o leite mais rapidamente, ao contrário do reflexo de ejeção do leite (letdown) que ocorre na amamentação. No entanto, para alguns bebês com língua presa, a amamentação pode ser mais fácil. Em casos de produção excessiva de leite e ejeção forte (letdown intenso), o bebê pode mamar de forma mais passiva no peito, o que torna a mamadeira a opção mais difícil.

Frequentemente, pediatras ou outros profissionais de saúde orientam os pais de um bebê com língua presa a simplesmente mudar para a mamadeira como forma de contornar o problema sem intervenção cirúrgica. Esse tipo de orientação é semelhante a "varrer o problema para debaixo do tapete". Infelizmente, a mamadeira raramente resolve os desafios associados à língua presa — ela pode, no máximo, aliviar o desconforto materno. Muitos dos sintomas e dificuldades observados em bebês amamentados também estão presentes em bebês alimentados com mamadeira. Sinais visíveis nos lábios desses bebês incluem calosidades, bolhas ou até mesmo coloração bicolor (com o lado externo do lábio mais escuro e o lado interno mais claro). Esses sinais aparecem porque o bebê precisa estabilizar e comprimir o bico usando os lábios, em vez da língua — e o atrito constante leva à mudança de coloração, formação de calos ou bolhas. Com frequência, o lábio superior fica dobrado para dentro durante a mamada com mamadeira, seja pelas razões mencionadas acima ou porque o frênulo labial é tão alterado que o bebê fisicamente não consegue virar o lábio para fora para manter a vedação. A alimentação com mamadeira raramente resolve os problemas relacionados à língua presa — exceto, possivelmente, o desconforto materno.

Bebês com mobilidade lingual reduzida e língua presa frequentemente apresentam pseudoleucoplasia, também conhecida como "língua de leite", um termo usado quando o leite deixa um resíduo branco espesso sobre a língua, pois ela não consegue limpar esse resíduo no palato. Muitas vezes, essa condição pode ser confundida com sapinho. Quando a língua não consegue permanecer em forma de concha sobre o bico e é puxada para baixo por causa da restrição, ocorre perda de sucção audível, percebida pelo som de "estalos" típico de casos de anquiloglossia. Esse fenômeno também pode levar a refluxo induzido por aerofagia, gases e regurgitação frequente — como discutido em capítulos anteriores.

A língua presa também pode resultar em sulco lingual inadequado e baixa coordenação no controle do bolo alimentar. O controle deficiente e a vedação ineficaz podem ser evidenciados por tosse, penetração/aspiração, ou vazamento de líquidos pelos cantos da boca (muitos bebês chegam a encharcar vários babadores em apenas uma mamada). Pais preocupados frequentemente compram todos os tipos de mamadeiras disponíveis, na esperança de que alguma ajude o bebê a se alimentar com sucesso. Isso se torna um processo caro e frustrante — tanto para os pais quanto para o bebê.

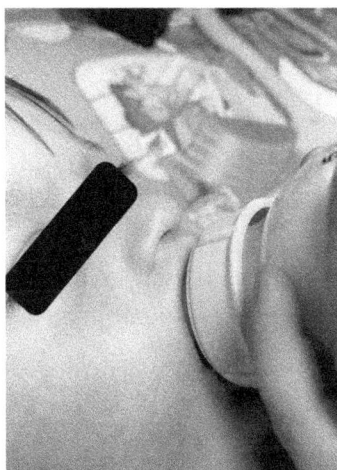

"Lábio superior baixo"

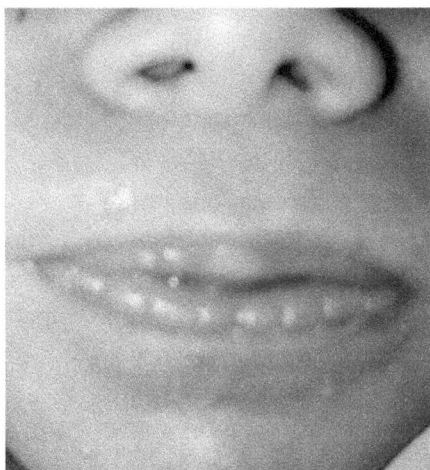

"Calos/bolhas nos lábios e lábios com duas tonalidades"

Sem vedação e movimentos adequados, o tempo de alimentação com mamadeira pode se prolongar consideravelmente. Pais de bebês com língua presa frequentemente relatam, durante a avaliação, que uma mamadeira leva 40 minutos ou mais para ser finalizada. Embora o tempo ideal de alimentação varie conforme a idade e a quantidade ingerida, muitos desses bebês acabam gastando mais calorias no esforço de se alimentar do que realmente absorvem. Isso pode resultar em ganho de peso insuficiente ou até mesmo em um diagnóstico de falha no crescimento. Para esses bebês, o ato de se alimentar exige tanto esforço que se torna, literalmente, exaustivo.

Essa experiência negativa recorrente com a alimentação pode impactar ainda mais o bebê, contribuindo para aversão oral e afetando seu desenvolvimento oromotor. Se o bebê se sente mal ou assusta-se a cada refeição — por episódios de vômito, tosse, engasgos, gases, entre outros — ele aprende que comer é uma experiência negativa e passa a associar qualquer estímulo oral a algo desconfortável ou ameaçador. Isso também pode afetar diretamente os pais ou cuidadores. Imagine como uma mãe se sente ao alimentar seu bebê com medo constante de que ele vá tossir, chorar ou até engasgar. A ansiedade durante a alimentação torna o momento estressante para todos os envolvidos.

Alguns bebês com língua presa aprendem a usar suas estruturas orais de maneira inadequada para obter os nutrientes de que precisam. Essas são chamadas estratégias compensatórias e incluem o uso da mandíbula ou das bochechas para comprimir o bico da mamadeira, em vez de utilizar o movimento da língua contra o palato. Esses padrões não são eficientes e, muitas vezes, levam ao desenvolvimento de outros comportamentos mal adaptativos, o que pode resultar em um desenvolvimento inadequado do complexo orofacial como um todo.[56] Existem muitas técnicas que podem ser utilizadas para ajudar um bebê a se alimentar com sucesso na mamadeira (tenha ele língua presa ou não), incluindo o posicionamento adequado, a troca do tipo de mamadeira e/ou do bico (formato e fluxo), o controle do ritmo e o apoio tátil durante a alimentação. No entanto, no caso de frênulos orais restritivos, todas essas estratégias são apenas paliativas — ou seja, compensações pelo fato de o bebê não conseguir acessar o funcionamento completo das habilidades orais. Quando os frênulos orais alterados não são tratados durante

> *Para esses bebês, o ato de se alimentar exige tanto esforço que se torna, literalmente, exaustivo.*

essa fase inicial da alimentação, é comum que a criança desenvolva dificuldades futuras com a alimentação de sólidos, fala, respiração e outras funções essenciais.

Copos e Canudos

Os bebês devem começar a usar um copo aberto entre 6 e 9 meses de idade, dependendo do desenvolvimento de sua musculatura oral. O uso de canudo geralmente é introduzido por volta dos 9 meses, mas alguns bebês demonstram a capacidade de dominar essa habilidade já aos 7 meses.[57] Assim como na introdução de alimentos sólidos, existe uma janela de tempo em que o bebê pode estar pronto para aprender essa nova habilidade. Durante esse período, os bebês em desenvolvimento geralmente começam a usar a língua, a mandíbula e os lábios de forma independente entre si. Enquanto o padrão de sucção — movimento da língua de frente para trás — é utilizado na mamadeira e na amamentação, um padrão de sucção mais maduro começa a surgir por volta dessa fase e é necessário para beber com sucesso em copos e canudos. O desenvolvimento do padrão de deglutição maduro tem início entre 6 e 12 meses de idade e requer que a ponta da língua se eleve até a crista alveolar. O uso de copo e canudo também exige maior ativação da musculatura labial. O copo deve ser estabilizado no lábio inferior, com a cabeça do bebê em posição neutra. Se o bebê inclina a cabeça para trás ao beber de um copo aberto, ele expõe as vias aéreas e corre risco de aspiração ou penetração (entrada de líquido na traqueia). Da mesma forma, o canudo deve repousar sobre o centro dos lábios, e não sobre a língua. Se a língua estiver sendo usada para estabilizar o canudo ou o copo, isso indica que o bebê está utilizando um padrão de sucção imaturo para extrair o líquido.

Bebês com língua presa frequentemente apresentam dificuldade na transição para o copo ou canudo, devido à incapacidade de elevar a ponta da língua em direção à crista alveolar e ao uso inadequado da musculatura dos lábios. Além disso, a dificuldade em mover a língua, a mandíbula e os lábios de forma independente inibe o funcionamento adequado. Em vez de estabilizar a mandíbula para beber, é comum que esses bebês realizem movimentos de sobe e desce da mandíbula, pois a língua está presa à mandíbula e não consegue se mover sozinha. Muitas vezes, os pais encontram um copo que "funciona" para o bebê — geralmente um copo com bico e válvula (diferente de um copo com canudo). Os copos com bico de válvula foram originalmente desenvolvidos por um engenheiro cansado de ver os filhos derramando líquidos no tapete. Esses copos não foram pensados para o desenvolvimento oral, mas, com uma estratégia de marketing eficaz e a praticidade de não vazar, rapidamente se tornaram a escolha padrão após a mamadeira.

No entanto, os copos com bico de válvula não incentivam o desenvolvimento do padrão de deglutição maduro; pelo contrário, eles prolongam o uso do padrão de sucção imaturo (movimento da frente para trás). O bico repousa sobre a parte anterior da língua, impedindo sua elevação até a crista alveolar — o que explica por que bebês com língua presa se saem "bem" com esse tipo de copo. Pode-se dizer que os copos com bico de válvula são mais um paliativo — e prejudicial — para nossos bebês com língua presa. O uso contínuo desses copos também pode levar a alterações negativas no complexo orofacial, incluindo postura inadequada da língua em repouso, mordida aberta ou anterior e respiração bucal.[56]

O uso contínuo de copos com bico também pode levar a alterações prejudiciais no complexo orofacial, incluindo postura inadequada da língua em repouso, mordida aberta ou anterior e respiração bucal[56]

Sinais de alerta a serem considerados ao avaliar essa população:

» Lábio superior dobrado para dentro durante o uso da mamadeira
» Estalos durante a sucção na mamadeira
» Tempo de alimentação prolongado (mais de 30 minutos por mamada)
» Adormecer durante a mamada

» Vazamento de leite pelos cantos da boca
» Pseudoleucoplasia em forma de "tapete branco" (língua com resíduo de leite)
» Bolhas ou calos nos lábios; compressão labial excessiva e/ou coloração bicolor nos lábios
» Movimentos exagerados da mandíbula e/ou covinhas nas bochechas durante a alimentação
» Soluços frequentes, excesso de gases ou sintomas de refluxo
» Histórico de dificuldades durante a amamentação
» Incapacidade de manter a chupeta na boca ou só conseguir usá-la se for do tipo plana
» Colapso do bico da mamadeira durante a sucção
» Tosse ao ingerir líquidos finos com copo aberto ou canudo

Estudo de Caso

Recentemente, avaliamos um menino de 15 meses que apresentava infecções de ouvido recorrentes, respiração oral, salivação excessiva, congestão constante, sono agitado e tosse ao ingerir líquidos finos (como água e suco). A mãe também relatou que ele teve dificuldades na amamentação e ainda utilizava um bico de fluxo 1 (o mais lento) para tomar leite pela manhã e à noite. Ela havia tentado oferecer um bico de fluxo 2 várias vezes durante a infância, mas ele tossia em todas as tentativas. Ele conseguia beber líquidos finos usando um copo de bico rígido (o bico era longo e cobria a ponta da língua), mas tossia ao tentar usar um canudo ou copo aberto. Após o diagnóstico de língua presa e disfunção oral relacionada à restrição lingual, ele passou por uma frenectomia realizada por um profissional local. Uma semana depois, parecia outra criança! A congestão desapareceu, e a mãe relatou que ele passou a dormir profundamente durante a noite, com a boca fechada. Ele também conseguiu beber com facilidade usando canudo e copo aberto, sem apresentar tosse. Os copos com bico foram completamente eliminados depois que os pais aprenderam sobre suas consequências negativas. Por que ele conseguiu usar esses copos de forma tão repentina e sem dificuldades? Porque sua língua passou a se elevar até a crista alveolar, permitindo o início de uma deglutição segura.

Um ponto importante a ser destacado nessa história de sucesso: essa criança não precisou de muita terapia de acompanhamento após o procedimento — mas isso nem sempre acontece. Algumas crianças necessitam de bastante suporte pós-frenectomia para eliminar padrões compensatórios e aprender como a língua e as demais estruturas orais devem funcionar adequadamente. Por outro lado, algumas crianças (frequentemente as mais novas ou com sintomas menos severos) conseguem se adaptar rapidamente e aprendem a utilizar suas novas estruturas orais quase que imediatamente.

CAPÍTULO 12

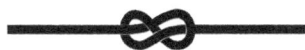

Papinhas

Megan Musso, MA, CCC-SLP

A introdução aos alimentos em purê geralmente começa por volta dos 6 meses de idade, quando surgem sinais de prontidão. Ao contrário da amamentação ou do uso de mamadeira, onde os movimentos da língua são usados para extrair o leite, os lábios e a mandíbula passam a ser usados para retirar purês da colher. Isso exige um movimento ativo do lábio superior para encontrar a colher e remover o bolo alimentar, além de diferenciação entre a mandíbula, os lábios e a língua. Inicialmente, pode-se observar o uso de um padrão de sucção (da frente para trás) com os purês, mas com o tempo e a exposição, começa a se desenvolver um padrão de deglutição mais maduro (com a língua se elevando até a crista alveolar para iniciar o movimento). Esse padrão começa com alguma elevação da parte anterior da língua por volta dos 3 a 4 meses de idade, mas só atinge maturidade, refletindo uma deglutição semelhante à de um adulto, por volta dos 2 anos.

Bebês com língua presa frequentemente enfrentam dificuldades nessa transição para os purês por vários motivos. Vamos começar pelo primeiro passo da alimentação com colher: retirar o alimento da colher. Um frênulo labial restritivo ou uma língua presa pode impedir que o bebê use ativamente o lábio superior para limpar a colher. Nesses casos, grande parte do purê permanece na colher após a mordida.

É comum observar os pais raspando o purê no lábio superior ou na gengiva do bebê, ou "despejando" o purê na boca ao inclinar a colher para cima ao retirá-la. Essa é uma técnica de compensação que os pais acabam utilizando para ajudar o bebê, já que ele não consegue limpar eficientemente a colher com os próprios lábios. No entanto, esse tipo de ajuda não fortalece a musculatura labial nem estimula os lábios a se moverem de forma independente da mandíbula — algo que sabemos ser essencial para o desenvolvimento das futuras habilidades de alimentação, de fala e do complexo orofacial como um todo.

Depois que o purê é transferido para a boca do bebê, com ou sem compensações, é aí que a verdadeira dificuldade começa. Esses bebês frequentemente utilizam um padrão de sucção ou um padrão de protrusão da língua (projeção forçada da língua para fora da boca — mesmo que ela não vá muito longe por causa da restrição) para tentar engolir o alimento. E o que acontece? O bolo alimentar escapa pela parte da frente da boca assim que a colher é retirada. Muitos pais relatam que precisam oferecer a mesma colherada várias vezes até que o bebê finalmente consiga engolir. Embora isso possa ser normal nas primeiras tentativas com a colher, durante o processo de amadurecimento do padrão de deglutição, bebês com língua presa muitas vezes não conseguem evoluir além do padrão de sucção. Embora parte do alimento possa ser engolida com esse movimento da frente para trás, a maior parte do bolo alimentar é perdida anteriormente.

Outro sintoma comum em bebês com língua presa é a ocorrência de ânsias, tosse e, em casos mais graves, engasgos. Quando o alimento é colocado na língua e ela não consegue se elevar adequadamente para iniciar a deglutição, ocorre o reflexo de ânsia. Isso geralmente resulta em uma propulsão do alimento para fora da boca — às vezes acompanhada de vômito. Repetidas experiências negativas como essas contribuem para o desenvolvimento de aversão oral e causam frustração e estresse tanto para o bebê quanto para os pais.

"Mas meu bebê consegue comer purês de um sachê." Essa é uma frase que ouço com frequência durante a coleta do histórico alimentar com os pais. E o que a criança precisa fazer para se alimentar de um sachê? Apenas apertar com as mãos e/ou sugar. Não há movimento ativo dos lábios envolvidos, e o sachê permanece na boca durante a deglutição — muito parecido com o uso da mamadeira. A perda anterior do bolo alimentar não seria percebida mesmo que a criança esteja usando um padrão imaturo de sucção, já que o sachê bloqueia essa saída anterior.

Os sachês são práticos e quase não causam bagunça, o que os torna uma escolha popular para pais em movimento; no entanto, eles não favorecem o desenvolvimento adequado da musculatura oral nem contribuem para o avanço das habilidades alimentares. Embora possam ser usados temporariamente com fins nutricionais até que as habilidades motoras orais estejam mais desenvolvidas para o uso da colher, os sachês não devem ser considerados uma solução de longo prazo para a alimentação com purês.

Papinhas em sachês não estimulam o desenvolvimento adequado da musculatura oral nem a progressão das habilidades alimentares.

Sinais de alerta a serem considerados ao avaliar essas crianças:
» Movimento ativo insuficiente dos lábios para limpar a colher (a colher ainda sai cheia após ser retirada da boca)
» Perda de alimento pela parte anterior da boca durante a deglutição, mesmo após múltiplas exposições
» Engasgos, tosse ou reflexo de gag durante as refeições
» Padrão de protrusão da língua (movimento forçado da língua para fora da boca)

CAPÍTULO 13

---∞---

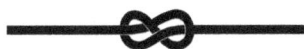

Alimentos Sólidos

Megan Musso, MA, CCC-SLP

A transição de purês para sólidos, alimentos que se desfazem e alimentos com textura é onde as coisas realmente começam a ficar complicadas para os nossos bebês com língua presa. Até esse ponto, a mãe e o bebê conseguiram compensar de várias formas (boa produção de leite materno, técnicas adaptadas na mamadeira, uso de estratégias como "scooping/dumping" e o padrão de sucção com purês); no entanto, a arte de mastigar é uma habilidade altamente complexa, e essas estratégias não são mais suficientes.

Alimentos macios (ou seja, aqueles que são facilmente mastigáveis ou que se dissolvem) costumam ser introduzidos entre os 6 e 8 meses de idade, junto com os purês. Esses alimentos exigem que o bebê use a língua de formas novas, além de exigir maior independência e coordenação dos movimentos da língua, lábios e mandíbula. Os lábios e as bochechas ajudam a estabilizar o alimento, enquanto movimentos precisos da mandíbula são necessários para morder pequenos pedaços de alimentos macios. O reflexo transversal da língua permite que ela encontre o alimento nas superfícies de mastigação (principalmente as gengivas), iniciando o padrão de mastigação de cima para baixo. Como esses alimentos costumam se dissolver rapidamente na boca, um padrão básico de mastigação é suficiente para lidar com eles. Na maioria das vezes, essa habilidade é desenvolvida por meio da auto alimentação com alimentos que se desfazem, como puffs, Cheerios™, iogurte liofilizado, bolachas (que nem sempre exigem mastigação) ou alimentos fáceis de mastigar, como panquecas, legumes macios (batata-doce, cenoura cozida no vapor) e queijos macios.

Existem muitas formas pelas quais os bebês com língua presa são impactados nessa fase do desenvolvimento. Na maioria dos casos, o principal problema é a elevação mínima da língua ou o movimento lateral limitado, devido à restrição. Quando um alimento sólido macio, que se desfaz ou que exige algum tipo de manipulação (algo que não pode ser engolido imediatamente) é colocado sobre a língua de um bebê com língua presa, ele geralmente tentará sugar ou puxar o alimento até que ele se dissolva — ou então engasgará. (Experimente colocar um Cheerio sobre a sua língua e deixá-lo ali por 10 segundos. Não é nada agradável.) Da mesma forma, ao posicionar um alimento que se desfaz lateralmente na boca, o reflexo transversal é ativado; no entanto, os bebês com língua presa não conseguem mover a língua fisicamente até o alimento para ajudar no processo de mastigação. Se a ponta da língua estiver ancorada ao assoalho da boca, tornando impossível esse movimento em direção às gengivas, a maioria das crianças tentará alcançar o alimento usando os lados da língua.

Melanie Potock, MA, CCC-SLP, especialista em seletividade alimentar, descreve essa ineficiência como um movimento de "canoa". "Esse balanço da língua às vezes funciona", explica Potock, "mas é um método compensatório que só ajuda com alimentos muito macios e nas fases iniciais. Quando a língua só consegue manipular uma única textura, os bebês aprendem a se limitar a essa textura — e a seletividade alimentar é uma consequência natural."

Quando ocorrem experiências negativas repetidas com alimentos macios ou que se desfazem, os pais começam a evitar oferecer esse tipo de alimento, com medo de ver o bebê tossir, engasgar ou vomitar. Também é comum que, nessa fase, o bebê passe a recusar qualquer alimento que não consiga engolir facilmente. A auto alimentação não ocorre, pois esses alimentos não são bem tolerados, e a musculatura da mandíbula não amadurece de acordo com a forma e o tamanho dos alimentos oferecidos, prejudicando o progresso motor. Esses bebês frequentemente continuam se alimentando apenas com purês (ou passam da fórmula para suplementos nutricionais como PediaSure®) até a infância, antes que os pais busquem ajuda profissional. Nesse ponto, a criança já apresenta não apenas uma barreira estrutural e funcional, mas também uma barreira comportamental. Infelizmente, alguns desses bebês acabam sendo encaminhados apenas para o nutricionista ou para terapia alimentar — e a língua presa não é identificada como a causa do problema. Com isso, as experiências negativas com a alimentação se acumulam e só aumentam o medo em relação aos alimentos.

Em resumo, aqui estão alguns sinais de alerta a serem considerados ao avaliar esta população:

> » Engasgos, tosse ou reflexo de engasgo ao tentar purês com textura ou alimentos sólidos macios após uma semana de tentativas
> » Nenhuma tentativa de autoalimentação ou de levar à boca alimentos que se desfazem facilmente
> » Uso contínuo do padrão de sucção para engolir
> » Padrão de protrusão da língua ou perda excessiva de alimento pela parte da frente da boca
> » Histórico de dificuldades na amamentação, uso de mamadeira ou uso de copo
> » Incapacidade de usar um canudo ou copo aberto para líquidos mais finos

Estudo do Caso

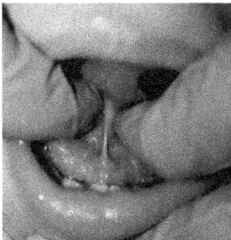

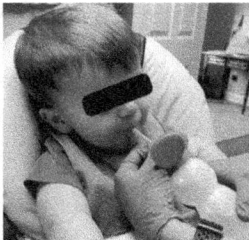

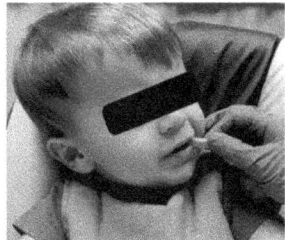

Os pais deste menino de 18 meses o levaram para uma avaliação devido a dificuldades alimentares. Ele não conseguia tolerar a textura de nenhum alimento além de purês e apresentava um reflexo de gag extremamente sensível. Também sofria de apneia do sono e dificuldades respiratórias. Sua principal fonte de nutrição era fórmula na mamadeira e alguns purês bem suaves. Ele não conseguia usar o lábio superior para remover o purê da colher, e utilizava um padrão de sucção para engolir. Purês com textura e alimentos que se desfazem na boca resultavam em vômitos. Não foram observadas tentativas de autoalimentação, e a mãe relatou que ele nunca levava as mãos à boca durante as refeições ou nas brincadeiras. Após uma avaliação detalhada das habilidades alimentares e da motricidade oral, ele foi diagnosticado com língua presa e lábio preso.

Cinco dias após a frenectomia, a mãe relatou que ele estava dormindo mais profundamente, embora ainda não tivesse tentado oferecer purês com textura ou alimentos sólidos macios. Durante a sua primeira sessão de terapia, um pedaço de queijo foi introduzido nas gengivas laterais e a língua conseguiu localizá-lo nas superfícies de mastigação. Observou-se um padrão de sucção com os purês, mas com grandes melhorias no movimento ativo dos lábios para limpar a colher. Na segunda sessão, foi observado movimento lateral intencional da língua durante a mastigação do pedaço de queijo. Ele também começou a levar pedaços de comida à boca durante essa sessão e tolerava pequenas mordidas, que conseguia quebrar com movimentos verticais e, ocasionalmente, diagonais da mandíbula. Na segunda semana de terapia, ele já estava tentando se alimentar com purês suaves utilizando um utensílio de mergulho (usamos a pré-colher *GOOtensils™* da NumNum®), tolerando purês com textura (como guacamole caseiro com pedacinhos), mordendo pedaços de queijo com melhora nos movimentos mandibulares e bebendo em copo aberto e com canudo, com alguma assistência. A remoção da restrição que estava impedindo o movimento funcional da língua permitiu que esse menino de 18 meses fizesse grandes progressos na alimentação. Embora ele ainda tenha um longo caminho a percorrer para alcançar habilidades adequadas para a idade, agora ele tem acesso às estruturas orais necessárias para isso.

Alimentos Sólidos

Entre os 9 e 12 meses de idade, o padrão de mastigação de cima para baixo evolui para um padrão de mastigação rotativa diagonal, com a adição de movimentos laterais intencionais da língua. Esse novo padrão permite que o bebê tolere alimentos mais semelhantes aos consumidos por adultos, como ensopados, massas, carnes macias ou picadas, legumes e frutas. Aos 12 meses, um bebê já deve conseguir comer uma versão segura da maioria dos alimentos que estão no prato da família. Alimentos macios e amassáveis, cortados em pedaços pequenos e fáceis de mastigar, são ideais. Eles também devem começar a se autoalimentar com alguns desses alimentos, usando os punhos pequenos, os dedos ou até um utensílio de imersão. Esses padrões continuam se desenvolvendo ao longo do próximo ano para formar o padrão de deglutição maduro (com a ponta da língua no rebordo alveolar para iniciar a deglutição) e o padrão de mastigação rotativa circular, necessário para consumir alimentos mais complexos, como carnes e vegetais crus.

Então, o que isso significa para os bebês com língua presa que agora já são crianças pequenas? Se eles tiveram alguma dificuldade com a amamentação, mamadeira ou alimentação com colher, é provável que enfrentem ainda mais dificuldades com os alimentos sólidos. Por outro lado, algumas crianças pequenas com língua presa podem ter se saído bem até aqui. Elas compensam suas limitações mantendo o uso de um padrão de sucção/mastigação para alimentos mais macios e que se desfazem facilmente. Infelizmente, elas continuam tentando usar esse mesmo padrão com alimentos sólidos mais complexos — e sem sucesso.

Vamos falar sobre o primeiro grupo — nossas crianças pequenas com dificuldades mais evidentes. Essas crianças geralmente não progridem para uma alimentação com alimentos sólidos sem o acompanhamento de um profissional. Fisicamente, elas não têm as estruturas necessárias para manipular e lidar com esse tipo de alimento. Até que essas limitações sejam tratadas, elas não conseguirão avançar para uma dieta apropriada para sua faixa etária.

Agora, vamos discutir o grupo que conseguiu compensar bem até aqui. Do ponto de vista dos pais, essa criança pode parecer estar comendo normalmente — pode até aceitar uma "variedade" de alimentos. No entanto, quando fazemos perguntas mais detalhadas, percebemos que essa variedade é muito limitada. Quando perguntados sobre os alimentos preferidos da criança, os pais geralmente mencionam o que a especialista em alimentação Courtney Gonsoulin, MA, CCC-SLP, chama de "a dieta do pão branco". Essas crianças preferem alimentos fáceis de mastigar, que se dissolvem rapidamente, como biscoitos, barras de cereal macias e batatas fritas. Evitam a maioria das carnes, embora os pais frequentemente relatem que elas comem nuggets de frango. Mas pense bem: um nugget de frango processado exige pouquíssima mastigação e se desfaz facilmente na boca. É o único tipo de carne que essas crianças conseguem comer com segurança.

Essas crianças aprenderam a mastigar usando um padrão imaturo de mastigação, de cima para baixo. Esse padrão não é eficiente para lidar com alimentos sólidos mais complexos. No entanto, se a criança mastigar para cima e para baixo por tempo suficiente, o alimento eventualmente ficará pronto para ser engolido. Claramente, esse é um processo cansativo.

Essas crianças comem de forma muito lenta — leva muito mais tempo para mastigar um alimento até que ele esteja pronto para ser engolido, se comparado a uma mastigação com padrão rotativo circular.

Essas crianças comem muito lentamente — leva muito mais tempo para mastigar um alimento até que esteja pronto para ser engolido, se comparado com uma mastigação rotativa circular, que tritura o alimento de forma muito mais rápida. Durante entrevistas de avaliação, é comum os pais relatarem: "Meu filho nunca termina o almoço na escola" ou "Ele é sempre o último a terminar a refeição".

Vamos voltar à exaustão causada por esse padrão de mastigação ao lidar com alimentos sólidos mais complexos — essas crianças frequentemente ficam beliscando ao longo do dia. Por quê? Porque é cansativo demais para elas comer uma refeição completa usando padrões de mastigação imaturos. Seus corpos pequenos só conseguem lidar com pequenas quantidades antes de se cansarem e precisarem de uma pausa. Essas crianças muitas vezes são rotuladas como "comedores seletivos", mas na verdade elas sabem exatamente quais alimentos são difíceis para elas e tentam evitá-los ao máximo. Os alimentos que geralmente evitam incluem:

» **Alimentos que se desfazem na boca** (se quebram em muitos pedacinhos e exigem que a língua recolha os pedaços dos cantos das bochechas), como nachos;

» **Alimentos com líquido e sólido ao mesmo tempo**, como uvas ou abacaxi (a criança precisa lidar com o líquido e as partes sólidas ao mesmo tempo);

» **Alimentos pegajosos**, como sanduíches de pasta de amendoim (que grudam no céu da boca ou nos dentes e exigem mais da língua para removê-los);

» **Texturas mistas**, como cereal com leite ou macarrão com molho;

» **Alimentos que exigem um padrão de mastigação circular e rotativo**, como carne, pizza, legumes mais firmes ou pão crocante.

Para que a mastigação funcione de forma eficiente (nesse padrão rotacional), é necessário ativar os músculos da bochecha junto com movimentos coordenados e rítmicos da mandíbula. A ativação da bochecha ajuda a manter o alimento no centro da área de mastigação e evita que ele caia para os lados da boca, enquanto a língua empurra o alimento para o meio, permitindo que ambos os lados da mandíbula trabalhem de forma equilibrada. Frequentemente, observamos baixa tonicidade muscular nas bochechas dessas crianças, justamente por falta de uso adequado dessa musculatura. Pense, por exemplo, naquela criança de 3 anos com as adoráveis "bochechas de bebê"— observe como ela mastiga. Quando a língua não consegue mover o alimento adequadamente de um lado para o outro (o que chamamos de transferência do bolo alimentar pela linha média), a criança tende a mastigar só de um lado da boca. Isso pode levar a um desenvolvimento muscular assimétrico na mandíbula. Lembre-se: a diferenciação entre as estruturas orais é fundamental. Se a língua da criança estiver presa ao assoalho da boca (língua presa), ela simplesmente não consegue se mover de forma independente da mandíbula, o que impede a mastigação correta nesse padrão rotacional.

Outra observação comum ao avaliar essas crianças é o uso constante de água para facilitar a deglutição. A língua não consegue reunir os pedaços de alimento e trazê-los de volta à linha média (especialmente no caso de alimentos que se espalham na boca), dificultando o início de uma deglutição madura. Por isso, elas precisam da água para "lavar" a boca e conseguir engolir. Algumas crianças chegam ao ponto de fazer o que chamamos de "gole e engole", o que deve servir como um alerta importante para pais e profissionais. Os mesmos movimentos da língua necessários para reunir e preparar o alimento para a deglutição também são os que ajudam a limpar as superfícies dos dentes. Após engolirem, é comum encontrar restos de comida acumulados nas laterais das bochechas, sobre a língua ou nas superfícies de mastigação dos dentes. Essas crianças precisam engolir várias vezes para limpar completamente a boca após cada mordida — o que é, sem dúvida, exaustivo. E a água não é o único líquido usado para ajudar na deglutição. É comum que crianças com língua presa bebam grandes quantidades de leite ou suco para "empurrar" os alimentos sólidos e encher o estômago. Quando a criança consome leite ou suco junto com a refeição, ela acaba se sentindo cheia de líquido e perde a fome. Para crianças rotuladas como "comedores seletivos", isso quase sempre é relatado pelos pais. Além disso, muitas vezes elas consomem leite ou suco ao longo do dia, entre as refeições e junto com os lanches. Os pais geralmente têm dificuldade em limitar esse consumo, por acreditarem que o leite oferece calorias e nutrientes importantes. No entanto, quando essas bebidas são oferecidas o tempo todo, a criança raramente está com fome na hora das refeições.

Guardar alimentos nas bochechas é mais um sinal de que as habilidades motoras orais da criança não estão adequadas para a idade. Embora o acúmulo de comida na boca seja considerado normal até os 18 meses de idade, o termo "armazenamento" é usado quando a criança mantém alimentos presos nas bochechas por mais tempo do que o esperado. Infelizmente, isso é frequentemente interpretado como um problema de comportamento, levando pais e profissionais a culparem a criança por "se recusar" a engolir a comida. Na verdade, essas crianças não conseguem usar a língua de forma eficaz para remover o alimento dos sulcos das bochechas. Lembre-se: as

Crianças com língua presa frequentemente precisam de líquidos para facilitar a deglutição.

bochechas devem estar ativas durante a mastigação para evitar que os alimentos se acumulem nesses espaços. Com frequência, durante a refeição, essas crianças usam os dedos para empurrar o alimento dos cantos da boca até os dentes para mastigar, ou para a língua, para engolir. Da mesma forma, o alimento pode ficar preso no palato (céu da boca) da criança, especialmente se for alto e estreito. Nesses casos, também é comum a criança usar os dedos para tentar remover o alimento e conseguir mastigar ou engolir — um comportamento socialmente inadequado, mas que, na verdade, reflete uma limitação funcional da mobilidade da língua.

Melanie Potock, MA, CCC-SLP, especialista em seletividade alimentar, usa a analogia de uma máquina de lavar para descrever o movimento ineficiente da língua observado nessas crianças. "Se a criança aprendeu a comer com os lábios fechados para manter o alimento dentro da boca, a língua bate nos dentes ou nos lábios e depois recua para empurrar novamente", explica Potock. "Esse movimento cria uma rotação do alimento dentro da boca, muito parecida com uma máquina de lavar, fazendo o alimento girar e girar, com apenas pequenos pedaços sendo engolidos quando chegam ao fundo da garganta. É uma forma ineficiente e cansativa de comer!" [58]

Sinais de alerta a serem considerados ao avaliar essa população:

» Variedade alimentar limitada; frequentemente rotulados como "comedores seletivos"
» Dificuldade para mover a língua para os lados (lateralização) até as áreas de mastigação
» Necessidade frequente de líquidos para conseguir engolir os alimentos
» Necessidade de engolir várias vezes para cada mordida
» Dificuldade para limpar os dentes com a língua (geralmente com histórico de cáries ou necessidade de muitos tratamentos dentários)
» Histórico de dificuldades na amamentação, uso prolongado de mamadeira e/ou uso de papinhas por muito tempo
» Armazenamento de alimentos nas bochechas
» Tempo excessivo para finalizar as refeições
» Hábito de petiscar ao longo do dia
» Mastigação apenas de um lado da boca
» Uso prolongado de padrões de sucção ou empurrar a língua para frente
» Ganho de peso abaixo do esperado

Nota importante: Esses sintomas também podem estar presentes em adultos. Não é incomum que um adulto que esteja considerando fazer uma frenectomia por motivos que vão além da alimentação — como problemas de sono, enxaquecas, fala ou respiração — apresente um ou mais dos sinais mencionados anteriormente. Muitas vezes, esses pacientes desenvolveram formas de compensar com padrões de funcionamento que não são ideais, e por isso se beneficiam bastante da terapia miofuncional orofacial (veja o Capítulo 24), tanto antes quanto depois da frenectomia, para alcançar os melhores resultados.

Estudo de caso

Um menino de 7 anos, com histórico significativo de dificuldades alimentares — incluindo amamentação, uso de mamadeira e transição para alimentos sólidos — foi recentemente avaliado em nossa clínica. Seu repertório alimentar incluía alimentos que eram facilmente mastigados (ou seja, alimentos que se dissolviam ou podiam ser tolerados com um padrão de mastigação vertical). Ele foi encaminhado à nossa clínica para uma avaliação funcional após seu odontopediatra identificar uma língua presa durante um check-up de rotina. A observação durante a alimentação revelou pouca ou nenhuma diferenciação entre mandíbula, lábios e língua, com um leve padrão de deglutição com protrusão lingual (tongue thrust). Foram necessários estímulos para limpar a cavidade oral após a deglutição, e ele mantinha a boca aberta em repouso, com relatos de ronco noturno. Vale mencionar que ele fazia terapia fonoaudiológica através do sistema escolar há vários anos devido a erros de articulação (principalmente na produção do som /R/), com progresso mínimo.

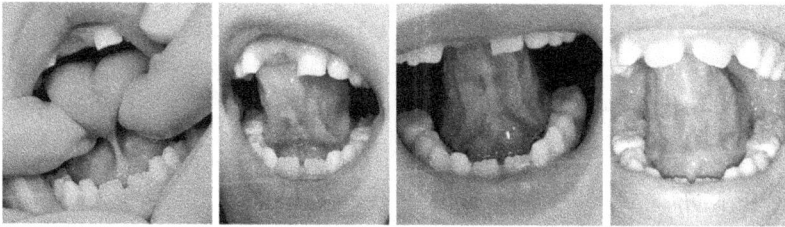

Antes da Frenectomia   *1 Semana Após*   *2 Semanas Após*   *12 Semanas Após*

Quando ele retornou para a terapia 7 dias após a frenectomia, foram observadas grandes melhorias na amplitude de movimento da língua. No entanto, essas habilidades estáticas ainda não haviam se transferido para os movimentos dinâmicos exigidos para a fala e a alimentação (o que não é surpreendente). Além disso, como mencionado em capítulos anteriores, não havia apenas uma barreira estrutural e funcional a ser superada com a alimentação, mas também uma barreira comportamental. Ele havia estabelecido padrões firmes (e inadequados) de uso, que vinham sendo reforçados ao longo dos últimos 7 anos, além de ter tido múltiplas experiências negativas com alimentos mais desafiadores. Seu plano de tratamento é extenso e inclui objetivos tão básicos quanto mover a língua de forma independente da mandíbula (algo que deveria ter sido adquirido entre 6 e 9 meses de idade), até o desenvolvimento de um padrão de mastigação rotatória e a introdução de alimentos mais complexos (como carnes e vegetais) em sua lista de alimentos preferidos.

Ele vem apresentando avanços significativos após algumas semanas de terapia e já adicionou vários novos alimentos à sua lista de preferências, incluindo sanduíches de pasta de amendoim e tacos. Os movimentos da mandíbula estão mais estáveis e eficientes, e o padrão de protrusão lingual (tongue thrust) está quase completamente extinto. No entanto, ele ainda tem um longo caminho pela frente até alcançar habilidades de fala, respiração e alimentação adequadas para sua idade e funcionalmente apropriadas. Este caso é um ótimo exemplo de quanto tempo leva para eliminar maus hábitos, desfazer associações negativas com a alimentação e estabelecer novos padrões funcionais quando optamos por tratar a língua presa tardiamente. É difícil não se perguntar quanto disso poderia ter sido evitado se a frenectomia tivesse ocorrido ainda na infância.

CAPÍTULO 14

∞

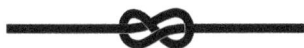

Avaliação, Frenectomia e Cuidados Pós-Operatórios para Crianças

Richard Baxter, DMD, MS, e Megan Musso, MA, CCC-SLP

Até este ponto, os tópicos de avaliação, frenectomia e cuidados pós-operatórios focaram em bebês e lactentes de até 1 ano de idade. Os princípios de avaliação, realização da frenectomia e recuperação para crianças maiores são semelhantes, mas justificam um capítulo adicional, ainda que breve, para abordar essa população — incluindo adolescentes e adultos.

Nossa clínica (Megan) utiliza o Modelo E^3, desenvolvido por Autumn R. Henning, MS, CCC-SLP, COM, para a avaliação e tratamento de frênulos orais alterados (TOTs)[59]. Isso inclui um histórico detalhado, observações durante fala e alimentação, avaliações formais para fala (articulação, fluência, função oromotora), uma avaliação específica para TOTs [utilizamos a Hazelbaker Assessment Tool for Lingual Frenulum Function (ATLFF) para bebês e o Tongue-Tie Assessment Protocol (TAP) para crianças maiores e adultos], além de um exame oral clínico com fotos e descrições, seguido de um relatório com discussão das observações e recomendações.

É fundamental que as observações da avaliação e as orientações sejam comunicadas de maneira clara e acessível aos pais. Muitos acreditam — assim como alguns profissionais — que a frenectomia,

147

por si só, será suficiente para resolver todos os problemas. No entanto, como já discutido ao longo deste livro, isso raramente acontece. O sucesso do procedimento está diretamente relacionado ao compromisso com a terapia, que deve ser abordado com a família antes da realização da frenectomia. Também é importante que os pais se sintam orientados para escolher o profissional adequado e decidir o melhor momento para realizar o procedimento, garantindo assim os melhores resultados possíveis para a criança. Por que alguém esperaria para realizar uma frenectomia após a identificação de uma anquiloglossia ou frênulo labial alterado? A maioria dos pacientes precisa de terapia prévia para alcançar os melhores resultados após o procedimento. Além disso, há casos em que o paciente apresenta hipersensibilidade oral e não tolera a intervenção com segurança. Outras razões podem incluir condições médicas que inviabilizam o procedimento ou a impossibilidade dos pais em se comprometerem com os cuidados pós-operatórios naquele momento. A decisão de seguir com a frenectomia, uma vez que os frênulos orais alterados (TOTs) foram identificados, deve ser individualizada, e o profissional deve estar atento a fatores que possam limitar o sucesso do tratamento. Se você é um profissional buscando mais informações sobre avaliação e tratamento dessa população, recomendo fortemente o curso de Autumn (informações disponíveis no capítulo de recursos adicionais ao final deste livro).

Em nosso consultório (Richard), avaliamos crianças com base em um checklist de sintomas e em um histórico fornecido pelos pais. Em muitos casos, os sintomas que a criança apresenta são mais relevantes do que a aparência anatômica, que é secundária aos sintomas. Em casos de frênulo lingual até a ponta, os sintomas funcionais tendem a ser mais evidentes; no entanto, sintomas menos óbvios também podem estar presentes, como sono agitado, dores de cabeça, dor ou tensão no pescoço, e esforço excessivo durante a alimentação e a fala. Uma criança pode até compensar bem a presença de um frênulo lingual anterior, mas ainda assim pode se beneficiar da remoção do tecido restritivo e apresentar melhora de sintomas secundários. Mais desafiadores de diagnosticar e tratar são os casos de língua presa posterior.

No nosso consultório, avaliamos crianças tanto em atendimentos de rotina para limpeza dentária quanto aquelas que foram encaminhadas por outros profissionais da saúde — como pediatras, fonoaudiólogos, terapeutas ocupacionais ou consultores em amamentação — especificamente para uma avaliação de língua presa. Durante uma limpeza de rotina, a língua é observada como parte do exame intraoral completo, e não é incomum que ela pareça mais restrita do que o esperado. No entanto, a aparência sozinha não é suficiente para indicar uma intervenção. A melhor conduta é complementar a avaliação com perguntas direcionadas sobre alimentação, desenvolvimento da fala, qualidade do sono e, quando aplicável, histórico de dificuldades na amamentação. Isso nos permite entender melhor o quadro funcional e orientar a família com responsabilidade e clareza. Essas perguntas rápidas de triagem podem abrir espaço para uma conversa sobre a realização de uma avaliação mais completa em outro momento, caso os pais demonstrem interesse com base na minha recomendação. Nessa consulta de avaliação, observamos a mobilidade da língua e procuramos déficits funcionais com base no checklist mencionado anteriormente. Muitas crianças podem apresentar indícios visuais de uma língua presa posterior, mas não apresentar sintomas. Nesses casos, não há nada a ser feito e nenhum tratamento a ser indicado. Se não está causando problema, não se deve intervir. No entanto, muitas outras crianças apresentam língua presa posterior e sintomas relevantes, preenchendo praticamente todos os critérios da nossa ficha diagnóstica. Muitas vezes, a língua parece normal à primeira vista, por isso o treinamento adequado é essencial para identificar os inúmeros casos que passam despercebidos até o momento. Uma criança que consegue protruir a língua ainda pode apresentar língua presa posterior e manifestar sintomas relacionados à alimentação, fala e sono. Por isso, o movimento de protrusão — ou seja, colocar a língua para fora — não é um teste confiável para identificar a presença de língua presa. A elevação da língua é o teste inicial mais confiável para observar restrições funcionais. A língua deve se elevar livremente e tocar ou se aproximar do palato quando a boca está totalmente aberta. A elevação é o movimento-chave para o sucesso em diversas funções essenciais: amamentação, alimentação com sólidos, sono reparador e fala clara. Questões secundárias que podem parecer insignificantes para alguns podem ser realmente transformadoras, mas os pais e a criança aprendem a conviver com refeições prolongadas, recusa de alimentos, acumulação de alimentos nas bochechas, murmúrios, fala de bebê, fala arrastada e atraso na fala, e os pais podem pensar: "É assim que as crianças são às vezes". Enquanto isso, existe um problema subjacente impedindo a criança de atingir seu potencial completo, e há algo simples que podemos fazer para ajudá-la no desenvolvimento de habilidades orais e habilidades de vida.

A Frenectomia

O procedimento para realizar a frenectomia em uma criança é muito semelhante ao realizado em bebês. Utilizamos o mesmo laser de CO_2, um gel anestésico semelhante (embora mais potente e formulado especificamente para crianças maiores) e, muitas vezes, o mesmo tipo de tentacânula, se necessário. Como essas crianças já têm dentes, utilizamos um bloqueador de mordida, abridor de boca ou algum tipo de "apoio dental" para proteger nossos dedos e manter a mandíbula estabilizada, o que permite o acesso adequado à parte inferior da língua. Não realizamos sedação rotineiramente — se é que a utilizamos em algum momento —, e raramente colocamos a criança para dormir durante o procedimento. Em geral, isso não é necessário nessa faixa etária, e evitar sedação ou anestesia geral reduz os riscos e os custos para a família.

Com a assistência de uma equipe devidamente treinada, apoio dos pais (quando concordam) e o uso adequado dos instrumentais, a frenectomia pode ser realizada com segurança — seja em um bebê que se movimenta muito, seja em uma criança autista e não verbal de 10 anos de idade. Posicionamos a criança na cadeira odontológica, colocamos os óculos de proteção a laser, tiramos uma foto pré-operatória com a câmera intraoral e aplicamos o gel anestésico composto, deixando-o agir por 5 a 10 minutos. Em seguida, um assistente estabiliza a cabeça da criança enquanto o bloqueador de mordida permanece no lugar, e outro assistente (ou um dos pais) segura suas mãos. Iniciamos o procedimento, que dura de 10 a 20 segundos, vaporizando o tecido do frênulo em sentido horizontal até alcançar o músculo genioglosso, de forma que a ferida final tenha formato de losango e fique plana, sem tensão. A ferida resultante geralmente mede cerca de 1 centímetro de largura e apenas 1 a 2 milímetros de profundidade. Após o procedimento, tiramos uma foto pós-operatória e deixamos o paciente se levantar da cadeira e, se quiser, chupar uma paleta de xilitol sem açúcar (afinal, somos dentistas!). Na maioria dos casos, o procedimento é mais fácil e menos traumático do que fazer uma restauração dentária. A criança normalmente se acalma em poucos segundos ou minutos após o término. Em crianças mais cooperativas, após a aplicação do gel anestésico, também podemos injetar uma pequena quantidade de lidocaína com epinefrina diretamente no frênulo para alcançar uma anestesia de quase 100% — superior aos aproximadamente 90% proporcionados pelo gel tópico.

Nos adolescentes e adultos, o procedimento é o mesmo. Sedação ou anestesia geral não são necessárias para adolescentes ou adultos, a menos que um paciente raro com fobia dentária se beneficie da ansiólise. Óxido nitroso (gás do riso) pode ser útil para esses casos, ou um medicamento mais forte receitado pelo profissional também poderia ser usado. Para crianças até adultos, ibuprofeno (Motrin® ou Advil®) ou paracetamol (Tylenol®) para dor por um a cinco dias geralmente são suficientes para o controle da dor.

Muitas vezes, os pais e os pacientes relatam resultados no mesmo dia (embora algumas mudanças levem uma semana ou mais). Este procedimento não substitui a terapia de fala, alimentação ou miofuncional, mas deve ser considerado como um complemento à terapia. Não é uma bala mágica, mas quando combinado com uma terapia adequada e uma abordagem em equipe, coisas mágicas podem acontecer. Melhorias na alimentação, fala, sono e outras mudanças são relatadas para nós no acompanhamento de uma semana. Na consulta de acompanhamento de uma semana, muitas vezes ouvimos que as crianças estão falando novas palavras, falando mais claramente, não engasgando mais com líquidos e alimentos, comendo mais rápido, dormindo menos agitadas, acordando mais renovadas e tendo menos dores de cabeça e menos dor no pescoço. E todas essas mudanças derivam da frenectomia de uma corda aparentemente insignificante (e às vezes mal visível) sob a língua.

Cuidados Pós-Operatórios

Os cuidados pós-operatórios após a frenectomia devem ser adaptados às necessidades específicas de cada paciente. Bebês mais novos podem não precisar de muita terapia para se recuperar ou adquirir novas habilidades, enquanto crianças mais velhas frequentemente necessitam de maior suporte para quebrar hábitos prejudiciais e estabelecer padrões funcionais adequados. Os planos de tratamento devem ser baseados nas habilidades e nas dificuldades individuais de cada criança — não existe um protocolo único que sirva para todos. No entanto, há um objetivo comum para todos os casos, independentemente da idade ou dos sintomas: prevenir a nova aderência do frênulo durante o período de cicatrização, que varia entre 3 e 6 semanas, dependendo do tipo de frenectomia realizada e do potencial de cicatrização da criança. Os alongamentos ativos da ferida já foram discutidos no Capítulo 8, e recomenda-se exercícios semelhantes também para essa faixa etária. Crianças mais cooperativas — geralmente a partir dos 3 anos — já podem iniciar exercícios miofuncionais.

Como mencionado anteriormente, cada profissional pode utilizar um conjunto diferente de diretrizes para promover a cicatrização ideal. Os exercícios terapêuticos para fortalecimento da língua (diferentes dos alongamentos ativos) podem incluir atividades para melhorar a amplitude de movimento, a precisão em movimentos estáticos e dinâmicos, e também a produção de fonemas específicos, com o objetivo de estimular a diferenciação e o uso funcional da língua. Além disso, é comum trabalhar a coordenação entre mandíbula, língua e lábios, promovendo movimentos independentes entre essas estruturas. Em muitos casos, a alimentação e a articulação da fala também foram impactadas e deverão ser abordadas conforme necessário. Reforçando: o plano terapêutico deve ser sempre personalizado, considerando as características e necessidades únicas de cada paciente. A introdução de exercícios miofuncionais antes e logo após a frenectomia tende a proporcionar resultados mais duradouros. Idealmente, o acompanhamento com um terapeuta miofuncional deve fazer parte do processo de frenectomia, com o objetivo de reeducar a musculatura da língua e os padrões orais, restaurando posições de repouso funcionais e promovendo os objetivos da terapia miofuncional. Mais informações sobre esse tipo de terapia estão disponíveis no Capítulo 24.

CAPÍTULO 15

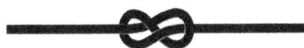

A Pesquisa

A pesquisa sobre os efeitos dos frênulos orais alterados na alimentação ainda não foi amplamente publicada. É difícil acreditar que não exista sequer um único relato de caso, em literatura revisada por pares, demonstrando melhora na alimentação com sólidos após a frenectomia lingual. Isso é frustrante para médicos e dentistas que precisam fundamentar suas decisões clínicas em princípios "baseados em evidências", pois a literatura científica atual ainda apresenta lacunas significativas nessa área. Quase diariamente, profissionais que realizam frenectomias observam melhorias consistentes na alimentação das crianças. Fonoaudiólogos e terapeutas ocupacionais relatam os mesmos resultados.

Quando a frenectomia é realizada em um paciente criteriosamente avaliado, seguindo as melhores práticas apresentadas neste livro, há uma boa probabilidade de melhora. As únicas questões que permanecem são: qual será o grau de melhora e em quanto tempo ela será percebida. É essencial que pais e profissionais estejam atentos para não perderem oportunidades importantes de apoiar o desenvolvimento funcional adequado da alimentação e da fala em crianças que enfrentam desafios. O melhor cuidado acontece quando há uma abordagem em equipe, integrando diferentes profissionais para atender às necessidades específicas de cada criança.

Existe um corpo crescente de conhecimento coletivo, formado por inúmeros profissionais que atuam diretamente com essa população, sobre o que realmente funciona — e parte desse saber está resumido aqui. Esperamos que, em um futuro próximo, séries de casos mais amplas e ensaios clínicos randomizados ajudem a responder às perguntas que ainda restam sobre a ciência que embasa esses métodos.

Neste novo milênio, o uso de congressos, redes sociais e outras formas de comunicação entre clínicos têm facilitado a disseminação do conhecimento de maneira inédita. Os pais de hoje estão acostumados a ter acesso rápido às informações mais atualizadas, muitas vezes acompanhando seus profissionais nessa busca. Sabemos que existem diferentes tipos e durações de alongamentos e exercícios pós-operatórios, bem como diferentes abordagens terapêuticas que podem ser usadas antes e depois da frenectomia. Como os profissionais e os pais integram esses cuidados no dia a dia de uma criança é onde entra o lado artístico do diagnóstico e tratamento. A medicina, a odontologia e as profissões da saúde aliadas combinam, em diferentes proporções, arte e ciência. Abordagens clínicas verdadeiramente eficazes usam a ciência como base sólida para criar, sobre ela, uma intervenção única e personalizada — uma verdadeira obra de arte — voltada a ajudar uma criança e sua família.

Silva et al. (2009)

Um estudo conduzido por pesquisadores brasileiros, Silva et al., analisou os padrões de mastigação em pacientes com frênulos linguais alterados.[60] Eles observaram algumas diferenças ao comparar uma amostra transversal de 10 pacientes com frênulos linguais normais e 10 pacientes com frênulos linguais alterados. Os participantes tinham entre 12 e 25 anos de idade. O estudo revelou que os pacientes com frênulos alterados apresentavam 5,4 vezes mais chances de ter mobilidade lingual comprometida do que aqueles com frênulos normais. Ao observar os padrões de mastigação, notou-se que 100% dos pacientes com frênulos normais mastigavam com os dentes posteriores, enquanto apenas 47% dos pacientes com frênulos linguais alterados faziam o mesmo. Os outros 53% usavam a língua para amassar o alimento ou utilizavam os dentes anteriores para mastigar. Por fim, os pesquisadores notaram que os indivíduos com frênulos linguais alterados eram 5,7 vezes mais propensos a utilizar padrões musculares atípicos durante a mastigação do que aqueles com frênulos normais. Embora este artigo não explore especificamente a alimentação infantil, é valioso ter esse tipo de observação documentada — mesmo com uma amostra pequena — demonstrando que a mastigação pode ser negativamente impactada pela presença de um frênulo lingual restritivo.

Baxter e Hughes (2018)

Quando o primeiro parágrafo deste capítulo foi escrito, ainda não havia relatos de caso publicados descrevendo melhorias na alimentação com sólidos em crianças após frenectomias. Diante disso, dois dos autores envolvidos neste projeto (Baxter e Hughes), que observam resultados diariamente em sua prática clínica, decidiram submeter uma série de cinco casos ao *International Journal of Clinical Pediatrics*. Agora, alguns meses depois, o artigo intitulado *"Speech and Feeding Improvements in Children after Posterior Tongue-Tie Release: A Case Series"* foi publicado.[61] Este artigo é de acesso aberto, ou seja, os autores custearam sua publicação para que qualquer pessoa possa acessá-lo gratuitamente, tanto em versão online quanto em PDF, e compartilhá-lo livremente. O artigo apresenta cinco casos clínicos com melhorias significativas em fala, alimentação e sono. Todos os pacientes passaram por frenectomia com laser de CO_2 e realizaram alongamentos por três semanas após o procedimento. A seguir, apresentamos um resumo dos casos descritos no artigo.

Caso 1

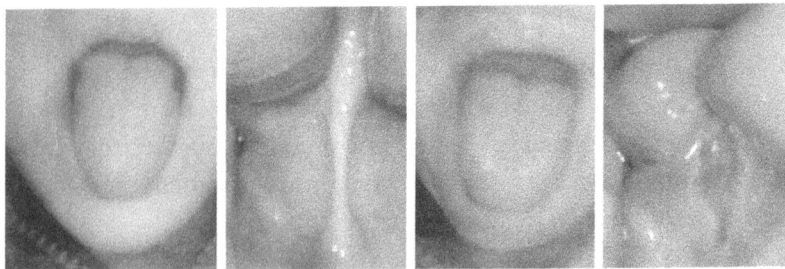

Antes - Protrusão   *Antes- Elevação*   *Após - Protrusão*   *Após - Elevação*

Um menino de 5 anos foi encaminhado para avaliação devido a dificuldades na fala e na alimentação. Ele apresentava dificuldade com os sons L, TH, S, R e M, que se agravavam quando falava mais rapidamente. Sua fala era baixa, com murmúrios frequentes, e ele demonstrava timidez e pouca confiança ao se comunicar com outras pessoas. Era seletivo com alimentos e apresentava reflexo de ânsia com diferentes texturas, especialmente com purê de batata. Quando bebê, já havia tido dificuldades com purês e também apresentava sono inquieto. Durante o exame, observou-se que ele conseguia protruir a língua até aproximadamente um terço da distância até o queixo, mas não conseguia elevá-la em direção ao palato. Foi diagnosticado com um frênulo lingual posterior, Classe II de Kotlow, caracterizado por uma faixa espessa de tecido que restringia o movimento da língua, embora estivesse oculto à inspeção direta. O procedimento foi realizado com o uso de óxido nitroso (gás do riso) e a aplicação de uma pequena quantidade de lidocaína injetada no frênulo. Todas as fibras restritivas foram liberadas com laser de CO_2. Não houve necessidade de sutura, não ocorreu sangramento, e melhorias imediatas na elevação e protrusão da língua foram observadas.

Logo após a frenectomia, a mãe relatou melhora na clareza da fala, especialmente nos sons S e M. O menino também apresentou menos episódios de ânsia e passou a aceitar alimentos que antes recusava, como carne de porco e quiche.

Caso 2

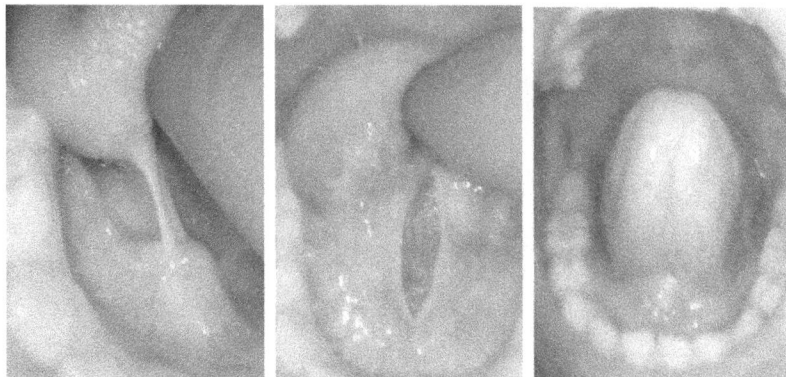

Before Elevation　　　　*After Elevation*　　　　*Healing at 1 Week*

Esse menino de 5 anos apresentava dificuldades na produção dos sons S, R e CH. Tinha reflexo de ânsia e episódios de vômito ao consumir certos alimentos com texturas específicas, além de evitar experimentar novos alimentos. Também se queixava com frequência de dor no pescoço. Foi identificado um frênulo lingual posterior Classe II de Kotlow, de difícil visualização e diagnóstico. O procedimento foi realizado com o uso de óxido nitroso e a aplicação de uma pequena quantidade de lidocaína no frênulo. Após cerca de 10 segundos, as fibras restritivas foram vaporizadas com laser de CO_2, sem sangramento e sem necessidade de pontos, resultando em uma ferida com formato de losango.

Uma semana após a frenectomia, ele não apresentava dor e já demonstrava melhora na elevação da língua. Sua mãe, que é fisioterapeuta, relatou um aumento significativo na amplitude de movimento do pescoço, o que contribuiu para um sono mais confortável. Sua fala tornou-se mais clara, com melhor articulação dos sons S, R e CH. Também passou a dar mordidas maiores e conseguiu comer alimentos como iogurte, batatas, pudim e bolo sem ânsia ou vômito — alimentos que, segundo a mãe, ele anteriormente não tolerava.

Caso 3

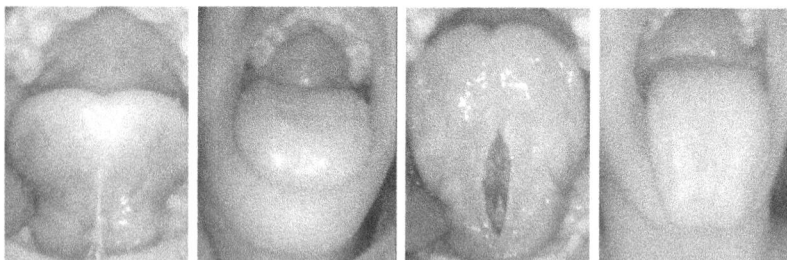

Before Elevation   *Before Protrusion*   *After Elevation*   *After Protrusion*

Essa menina de 11 anos apresentava fala infantilizada, gagueira, fala baixa (murmúrios) e dificuldade para articular os sons TH e L. Na infância, teve dificuldades para mamar, com pega ineficaz, episódios de cólica e dificuldade para ganhar peso. Quando iniciou a alimentação sólida, era extremamente seletiva e comia lentamente. Reclamava diariamente de dor no pescoço e apresentava bruxismo noturno. Também era uma respiradora bucal habitual e sofria de infecções crônicas nos seios paranasais. O palato era estreito e apresentava arco alto. Foi diagnosticada com um frênulo lingual posterior Classe II de Kotlow e conseguia protruir a língua apenas um pouco além dos lábios.

O procedimento durou cerca de 20 segundos e foi bem tolerado, sem dor relatada. Logo após a frenectomia, observou-se uma melhora significativa na elevação e protrusão da língua. A mãe relatou que a fala da filha tornou-se mais clara, e ela passou a produzir sons que antes não conseguia articular. De forma surpreendente, a paciente teve alívio imediato da dor e tensão no pescoço. Três semanas após o procedimento, em um retorno por telefone, a mãe relatou uma melhora expressiva na fala, maior aceitação alimentar e a capacidade de comer refeições completas com mais regularidade. Também foi observada melhora na qualidade do sono.

Caso 4

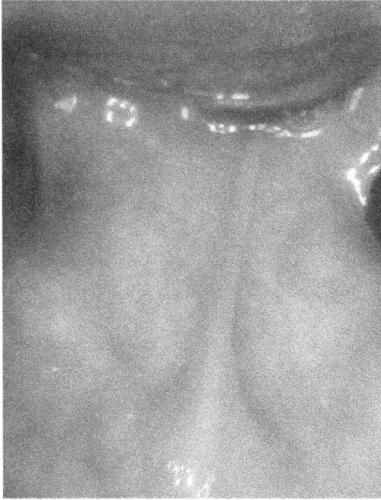

Before Elevation   *After Elevation*

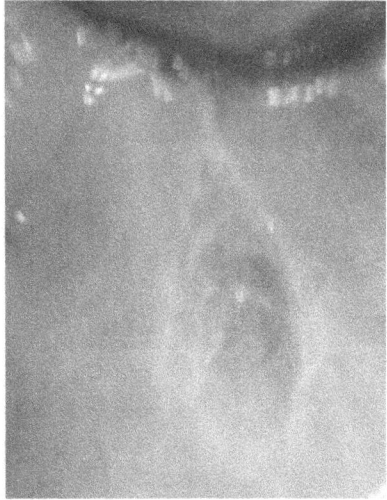

Um menino de 2 anos e 10 meses foi encaminhado devido à evolução limitada na terapia da fala. Ele não havia iniciado a produção de sons até os 2 anos de idade e, no momento da avaliação, falava cerca de 30 palavras, o que indicava atraso expressivo na linguagem. Sua fala era de difícil compreensão tanto para os pais quanto para outras pessoas. Durante as refeições, acumulava comida nas bochechas, como um esquilo, e havia histórico de infecções de ouvido recorrentes. Foi identificado um frênulo lingual posterior Classe I de Kotlow, quase imperceptível, com aparência de uma fina corda, aparentemente sem relevância clínica (ver imagem).

O procedimento foi realizado com anestesia tópica utilizando gel de lidocaína/prilocaína. Embora ele tenha demonstrado algum desconforto durante a frenectomia, se acalmou rapidamente após o término. A elevação da língua melhorou visivelmente, e a área passou a apresentar mobilidade e elasticidade adequadas. Ele seguiu com os exercícios e alongamentos recomendados por três semanas. Na consulta de retorno, uma semana depois, a mãe relatou que ele passou a vocalizar durante a maior parte do dia, utilizando novas palavras e até formando pequenas frases, como "*Up me*" — algo que nunca havia feito antes. Também começou a fazer sons de animais, demonstrava menos frustração e estava mais alegre e comunicativo. Embora a alimentação não fosse uma preocupação inicial, após a frenectomia ele passou a comer mais, mais rapidamente, e deixou de armazenar alimentos nas bochechas.

Caso 5

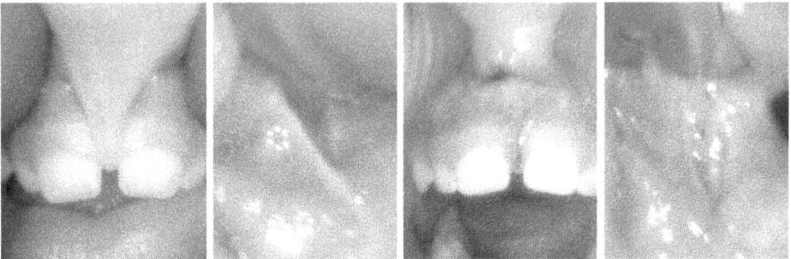

Uma menina de 17 meses apresentava atraso na fala e na linguagem. Ela só começou a balbuciar por volta dos 15 meses e, até então, dizia apenas algumas palavras, como "mamãe" e "papai". Seu pediatra e o gastroenterologista haviam recomendado a realização de uma endoscopia digestiva alta e um estudo de deglutição com bário, devido a um histórico de dificuldades digestivas e de deglutição, incluindo engasgos frequentes com líquidos. Quando bebê, teve dificuldades com a pega na amamentação e na mamadeira, apresentou ganho de peso insuficiente, episódios de refluxo e cólicas. A amamentação foi descrita como extremamente dolorosa para a mãe. Além disso, a escovação dos dentes superiores era difícil, e a criança dormia de forma inquieta, acordando várias vezes durante a noite. Durante a avaliação, foi diagnosticada com um frênulo labial Classe IV de Kotlow, associado a uma língua presa posterior Classe II de Kotlow. Foi utilizado gel anestésico, seguido por algumas gotas de lidocaína injetadas nos frênulos labial e lingual.

A frenectomia do frênulo labial foi realizada com laser de CO_2, durante cerca de 15 segundos a 1,45 W, e o frênulo lingual foi liberado com apenas 5 segundos de laser. Nenhuma sedação foi necessária. Foram observadas melhorias imediatas na mobilidade e elevação da língua. De forma impressionante, no mesmo dia do procedimento, a mãe relatou que a filha passou a falar quatro palavras novas: "bubba", "vovô", "suco" e "quente". Também deixou de engasgar ou cuspir ao ingerir líquidos, sem mais episódios de engasgo ou vômito. A mãe ainda observou que a voz da filha estava mais forte, mais clara e menos rouca.

Esses relatos são um testemunho dos impactos funcionais causados pelas restrições anatômicas associadas aos frênulos orais alterados em bebês maiores, crianças pequenas e crianças em idade pré-escolar. Embora a maioria das crianças apresente melhoras significativas após os procedimentos, em alguns casos é necessário um período de dias ou semanas, associado a terapia intensiva, para que as compensações sejam superadas. Em outras situações, os ganhos são imediatos, com reflexos preservados e rápida transição para funções mais eficientes. É nossa esperança que esses cinco casos recentemente publicados sirvam de inspiração para futuras pesquisas conduzidas por outros profissionais. Crianças com língua presa posterior podem passar anos sem diagnóstico adequado, mesmo apresentando sintomas significativos. No entanto, as "peças do quebra-cabeça" estão se tornando mais visíveis, e existe uma esperança concreta de que um número cada vez maior de crianças com apresentações semelhantes seja identificado, avaliado com precisão e receba o tratamento necessário para superar déficits que afetam diretamente sua qualidade de vida — não apenas em aspectos relacionados à alimentação e à fala, mas também em outros domínios que exploraremos nos capítulos seguintes.

Parte 3: Fala

Muitas das mesmas estruturas orais são utilizadas tanto para a alimentação quanto para a fala. Por isso, não é surpresa que crianças com dificuldades alimentares também possam apresentar alterações na fala. A produção dos sons da fala exige a coordenação precisa de várias estruturas orais — como língua, mandíbula, lábios e palato — em conjunto com um fluxo de ar adequado. A língua é o articulador mais versátil e amplamente utilizado na fala. Quando há uma língua presa, seu alcance de movimento fica limitado, o que pode afetar a capacidade de atingir diferentes pontos da cavidade oral necessários para a produção dos diversos sons da fala. Essa limitação pode também interferir na ressonância oral, um componente essencial para a clareza e qualidade vocal. Nesta seção, vamos explorar como as estruturas orais trabalham em conjunto para produzir a fala e de que forma uma língua presa pode comprometer essa relação funcional entre elas.

CAPÍTULO 16

∞

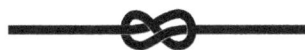

Como Produzimos a Fala?

Lauren Hughes, MS, CCC-SLP

Introdução

A produção dos sons da fala é uma tarefa complexa. Estruturas da cavidade oral, conhecidas como articuladores, são responsáveis por direcionar o fluxo de ar e gerar ressonância, possibilitando a formação dos sons da fala. Na língua inglesa, existem 44 fonemas, e todos eles são produzidos por combinações variadas desses articuladores. Por exemplo, os sons /d/ e /g/ são produzidos com a língua pressionada contra o palato, mas envolvem diferentes partes da língua e diferentes regiões do palato. O posicionamento preciso desses articuladores altera o fluxo de ar e a ressonância, permitindo a produção de sons distintos. A fala é considerada uma das funções motoras finas mais sofisticadas do corpo humano. Neste capítulo, vamos analisar com mais profundidade como os sons da fala são produzidos e quais estruturas estão envolvidas nesse processo. No capítulo seguinte, exploraremos de forma mais específica como a língua presa pode interferir na produção dos fonemas, afetando diretamente a fala.

Como uma das funções motoras finas mais complexas do corpo, a produção da fala exige a integração de diversos sistemas trabalhando de forma coordenada. Esses sistemas incluem:

» **articulação** (posicionamento preciso dos articuladores),
» **ressonância oral** (modulação e direcionamento do fluxo de ar),
» **sonoridade** (vibração das pregas vocais para produzir som)
» e **fluência** (ritmo, continuidade e suavidade da fala).

A seguir, vamos explorar cada um desses sistemas com mais profundidade e compreender como contribuem para a produção da fala funcional.

Componentes da Produção da Fala

Articulação

Articulação na Produção da Fala: Uma Visão Detalhada

De acordo com o *Oxford Living Dictionary*,[62] **articulação** é definida como:

Já o *Merriam-Webster Dictionary*[63] define articulação como:

O termo "articulação" é amplamente utilizado na medicina para descrever como dois ossos se unem para formar uma articulação (como no joelho, ombro ou cotovelo). Também é empregado na construção civil, referindo-se à união de materiais — como tijolos ou concreto — em pontos de junção específicos.

"A formação de um som da fala pela constrição do fluxo de ar nos órgãos vocais em um local específico e de uma maneira específica."

No entanto, para os nossos propósitos — e provavelmente na aplicação mais comum da palavra —, "articulação" refere-se à maneira como as estruturas orais se coordenam para produzir os sons da fala. Agora que entendemos que articulação envolve a união funcional de duas partes, a próxima pergunta é: quais são essas partes quando se trata da produção da fala? Algumas estruturas orais envolvidas nesse processo são estáticas (fixas), enquanto outras são dinâmicas (capazes de se mover). Ambas são

"A ação ou maneira como as partes se unem em uma junta."

essenciais para a articulação eficiente dos sons da fala. A seguir, veremos quais são as principais estruturas orais envolvidas na articulação.

> » Crista Alveolar (estática)
> » Lábios (dinâmicos)
> » Língua (dinâmica)
> » Palato Duro (estático)
> » Palato Mole (dinâmico)
> » Dentes (estáticos)
> » Mandíbula (dinâmica)

Cada estrutura desempenha um papel essencial na produção da fala. Vamos analisar mais de perto como cada uma funciona:

1. **Crista Alveolar:**
   A crista alveolar é a área levemente elevada que você pode sentir logo atrás dos dentes superiores frontais. Embora seja uma estrutura estática, ela é um ponto de apoio fundamental para a língua na produção de diversos sons, como /d/, /t/, /n/ e /l/. Experimente dizer esses sons e perceba como a ponta da língua toca ou repousa contra essa região.

2. **Lábios:**
   Os lábios trabalham tanto juntos quanto separadamente para articular diferentes sons. Por exemplo, o som /f/ é produzido colocando os dentes superiores sobre o lábio inferior, enquanto /b/ é produzido com a pressão dos dois

lábios. Diga a palavra "bola" e observe como os lábios se fecham e arredondam durante a produção do som inicial.

3. **Língua:**
   A língua é o articulador mais versátil da cavidade oral — participa direta ou indiretamente na produção de todos os sons da fala. Para sons como /b/ ou /m/, ela permanece no assoalho da boca, ajudando a formar uma câmara de ressonância. Para vogais, movimenta-se para cima e para baixo, alterando o espaço dentro da boca. Diferentes partes da língua tocam a crista alveolar, os dentes, o palato duro e até o palato mole para formar consoantes. Experimente dizer os sons /g/ (como em "gato"), /s/ e /tʃ/ (como em "tchau") e note como diferentes regiões da língua são ativadas.

4. **Palato Duro:**
   Popularmente conhecido como o "céu da boca", o palato duro é a parte óssea que forma o teto da cavidade oral e o assoalho da cavidade nasal. Apesar de ser uma estrutura fixa, desempenha papel fundamental na ressonância oral. Sua forma pode afetar a qualidade da fala: palatos altos e estreitos, comuns em pessoas com língua presa, podem dificultar a produção de certos sons ou causar distorções. A amamentação, a frenectomia da língua, a terapia miofuncional, os expansores palatinos e os aparelhos ortodônticos funcionais ajudam a promover um desenvolvimento mais adequado dessa estrutura.

5. **Palato Mole:**
   Localizado atrás do palato duro, o palato mole (ou véu palatino) é uma estrutura móvel que separa as cavidades oral e nasal durante a fala. A parte posterior da língua se eleva até o palato mole para formar sons como /k/ e /g/. Além disso, é essencial para a produção de sons nasais como /m/ e /n/, pois controla a passagem de ar pelo nariz. Diga os sons

"caminho" e "mãe" e sinta como essa região se movimenta para direcionar o fluxo de ar.

6. **Dentes:**
   Embora não se movam, os dentes são fundamentais para articular diversos sons e influenciam diretamente a ressonância. Isso fica evidente quando uma criança perde os dentes da frente e apresenta dificuldade com sons como /s/. Sons como /θ/ e /ð/ (como em "this" e "tooth") também dependem do contato da língua com os dentes. Experimente produzir esses sons e observe como a ponta da língua toca ou passa entre os dentes.

7. **Mandíbula:**
   A mandíbula se movimenta em praticamente todos os sons da fala. Seu movimento vertical — abrir e fechar — altera o espaço dentro da boca e influencia a ressonância. Além disso, ela proporciona estabilidade para que os outros articuladores se movimentem com precisão. Ao dizer palavras como "ai", "encontrar" e "bolo", perceba como sua mandíbula se ajusta naturalmente para permitir a produção de diferentes sons.

Ressonância Oral

A ressonância oral já foi mencionada várias vezes, mas agora vamos explorá-la com mais profundidade. Pense em um barco à vela: basta um pequeno ajuste na posição da vela para mudar completamente a direção do barco. Os articuladores funcionam de maneira semelhante — um leve movimento da língua, dos lábios ou da mandíbula pode alterar totalmente o som produzido. Outra analogia útil é imaginar como o ar se comporta ao contornar um carro em movimento: o carro "desloca" o ar, modificando seu fluxo. Da mesma forma, as estruturas orais moldam o ar que passa por elas, criando diferentes sons da fala.

A ressonância oral é o resultado da combinação entre o ar exalado e a modulação feita pelos articuladores. A qualidade sonora de cada fonema depende de quanta interferência é criada pela língua, pelos lábios e pelos dentes, além da abertura da mandíbula e da estrutura do palato duro e mole. Por exemplo, se o palato duro for muito alto e estreito ou se o palato mole não se elevar no momento exato, o som pode sair distorcido ou ser percebido como outro. A precisão na forma da cavidade oral e o tempo dos movimentos musculares são fundamentais para uma fala clara e natural.

Vocalização e Suprimento de Ar

Outro nível de complexidade é se um som da fala é sonoro ou surdo. Um som sonoro ocorre quando as pregas vocais estão pressionadas uma contra a outra enquanto o ar passa, enquanto as pregas vocais permanecem imóveis e abertas quando um som surdo é produzido. Por exemplo, os sons T e D são produzidos da mesma maneira, com a língua tocando a crista alveolar (a elevação do palato duro logo atrás dos dentes superiores). A única diferença entre a produção desses dois sons é o uso ou não das pregas vocais. Vamos fazer uma atividade prática para entender melhor esse conceito. Coloque a mão na garganta e diga as palavras "teto" e "dedo". Você deve sentir uma vibração na garganta ao dizer "dedo", porque as pregas vocais são usadas para produzir o som D. Você pode repetir esse exercício com palavras como "pato" e "bato", ou "capa" e "gato". Você deve sentir a vibração na garganta com "bato" e "gato", já que as pregas vocais são usadas para os sons B e G.

Fluência

Fluência se refere à suavidade, ritmo e continuidade da fala. Também chamada de prosódia, ela permite que as palavras fluam com naturalidade dentro de uma frase, sem interrupções ou esforço visível. Para manter a fluência, o falante precisa de um alto grau de coordenação motora oral. Cada som da fala, como vimos, exige uma sequência precisa de movimentos. Quando combinamos esses sons para formar palavras, frases e sentenças, essa complexidade aumenta ainda mais. Se as estruturas orais não estiverem funcionando adequadamente, essa coordenação pode ser prejudicada. Por exemplo, uma língua presa, que limita os movimentos da língua, pode causar dificuldades para alternar entre sons, resultando em taxa de fala lenta, repetições de sons ou palavras, pausas excessivas ou até frustração ao tentar se comunicar.

Erros Comuns de Articulação

No próximo capítulo, abordaremos os distúrbios dos sons da fala relacionados à presença de língua presa. A seguir, uma breve descrição dos tipos de erros de fala mais comuns, para que possamos aprofundar esse tema no próximo capítulo:

Substituições: Ocorrem quando um som da fala é trocado por outro. Substituições comuns incluem T no lugar de K, D no lugar de G, W no lugar de R e Y no lugar de L. Por exemplo, a palavra "gato" pode ser pronunciada como "tato", ou "amarelo" como "yayelo".

Distorções: Acontecem quando um som da fala é produzido de forma imprecisa, diferente dos fonemas corretos da língua. Um exemplo é o som S com um chiado excessivo (às vezes chamado de "soprado" ou "molhado") ou a presença de ceceio (lisp).

Omissões: Um som é omitido da palavra. A criança pode dizer "bi" em vez de "big", ou "pen" em vez de "open".

Adições: Sons extras são inseridos na palavra, mesmo quando não deveriam. Por exemplo, dizer "buhlack" em vez de "black", ou "catuh" em vez de "cat".

Conclusão

O objetivo deste capítulo foi ilustrar a complexidade envolvida na produção da fala e o conjunto de estruturas que trabalham em coordenação para permitir a articulação até mesmo de uma única palavra. Quando uma dessas estruturas orais apresenta alguma limitação — como ocorre em casos de frênulo oral alterado —, a produção da fala pode se tornar dificultada.

No próximo capítulo, discutiremos como alterações estruturais como a língua presa podem impactar diretamente a fala de uma criança.

CAPÍTULO 17

---∞---

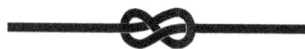

Lingua-Presa e Fala

Lauren Hughes, MS, CCC-SLP

Pense em uma criança que perdeu um dente da frente. Alguns sons da fala vão soar diferentes até que o dente permanente nasça. Essa é uma mudança estrutural pequena e temporária que altera a maneira como os sons da fala são produzidos. Agora pense no que acontece quando você está resfriado. Sua voz provavelmente soa diferente porque o fluxo de ar entre a garganta e o nariz está bloqueado por muco ou inchaço. Durante esse período, o palato mole e as vias aéreas não funcionam adequadamente, então sua voz continua "estranha" até que tudo volte ao normal.

Esses são exemplos de alterações estruturais temporárias que afetam a qualidade da fala. Já as línguas presas são alterações estruturais permanentes que podem comprometer a produção da fala. Não há evidências de que uma língua presa possa ser "esticada" ou corrigida apenas com exercícios ou terapia — a frenectomia é o único tratamento conhecido para um frênulo oral alterado. No entanto, a terapia fonoaudiológica é frequentemente necessária antes e/ou depois da frenectomia, para trabalhar os padrões motores orais, eliminar compensações e ensinar à criança como produzir corretamente os sons da fala. A terapia é uma parte vital do processo, mas não tem o poder de eliminar uma língua presa por si só. Por isso, é essencial que o fonoaudiólogo e o profissional responsável pela frenectomia

175

trabalhem em parceria, oferecendo um cuidado coordenado para garantir os melhores resultados.

Quando meu irmão e eu éramos pequenos, costumávamos amarrar os cadarços do sapato do nosso pai enquanto ele tirava uma soneca. Normalmente, ele percebia antes de se levantar, mas de vez em quando conseguíamos ser rápidos o suficiente para fazê-lo tropeçar ou cambalear. (Crianças podem ser maldosas, né?) Uma língua presa é muito parecida com ter os cadarços amarrados. Ela impede que a língua se mova livremente e de forma independente de outras estruturas orais, como a mandíbula, e a impede de alcançar os pontos necessários para a produção correta dos sons da fala — como o rebordo alveolar ou o palato mole. Com tudo o que aprendemos no capítulo anterior em mente, vamos agora explorar como uma língua presa afeta a produção da fala, e por que sua frenectomia pode melhorar significativamente a clareza e a funcionalidade da fala.

Componentes da Produção da Fala

Articulação

Como discutido no capítulo anterior, a articulação exige que várias estruturas orais trabalhem em conjunto. A língua é, sem dúvida, a estrutura mais importante nesse sistema. Quando há restrição no movimento da língua, ela encontra dificuldade para alcançar os pontos necessários à produção correta dos sons da fala.

Dependendo da gravidade e da localização da restrição, a pessoa pode, por exemplo, não conseguir elevar a parte posterior da língua para formar os sons K e G, ou ter dificuldade em coordenar os músculos da língua para produzir os sons L e R.

Ressonância Oral

A ressonância oral depende de uma cavidade oral com forma e tamanho adequados ao som que está sendo produzido. A presença de uma língua presa pode fazer com que os sons da fala saiam distorcidos (consulte o capítulo anterior para a definição de distorção). Esses erros costumam seguir padrões previsíveis.

Por exemplo, é comum crianças substituírem os sons K e G por T e D. As distorções podem ser causadas por um posicionamento incorreto dos articuladores ou por uma ressonância oral alterada.

Sabe quando uma criança senta na frente de um ventilador e começa a falar ou fazer sons só para ouvir sua voz diferente? Elas adoram, porque soa engraçado e "distorcido" em relação à voz normal. A ressonância oral alterada funciona de forma parecida.

Quando o fluxo de ar vindo dos pulmões é redirecionado ou alterado de maneira inadequada, os sons produzidos também mudam. Uma língua presa pode limitar a movimentação da língua de forma que o ar não é conduzido corretamente, impactando diretamente a clareza e a qualidade da fala.

Voz e Suprimento de Ar

Embora uma língua presa não afete diretamente a voz ou o suprimento de ar, é razoável supor que ela adicione estresse ao esforço envolvido na produção da fala. Se você for como eu, levar todas as sacolas de compras para dentro de casa em uma única viagem é sempre uma meta. Mas nos dias em que exageramos nas compras, carregar até a última sacola — especialmente aquela de ração para cachorro — pode ser demais. Tentar adicionar mais um item pode resultar em deixar algo cair no chão, como um pote de molho. Ter uma língua presa ou outro distúrbio motor oral pode causar uma sobrecarga semelhante. Quando uma pessoa precisa se concentrar em coordenar os movimentos da língua — algo que deveria ser automático — isso pode prejudicar a capacidade de usar a voz e o fluxo de ar de forma eficiente. Esse é um sintoma incomum, mas possível em casos de língua presa.

Fluência

A fala fluente exige que a língua se mova com leveza, agilidade e coordenação. Quando há uma restrição, como no caso da língua presa, a fluência pode ser comprometida — como se a língua estivesse "pesada". Imagine levantar pesos. Se forem muito pesados, os braços se movem mais devagar e podem começar a tremer. Agora imagine tentar amarrar os cadarços ou escrever com pesos presos aos pulsos — o movimento se torna lento, impreciso e descoordenado. A língua presa pode causar essa mesma ineficiência e incoordenação motora, e em algumas crianças, isso pode contribuir para gagueira. Quando uma criança com língua presa tenta falar rápido ou sustentar uma conversa por mais tempo, manter a fluência pode ser ainda mais difícil.

A Língua Presa Está Afetando a Fala do Meu Filho?

Agora que entendemos como uma língua presa pode interferir na fala, veja alguns sinais de alerta que podem indicar esse impacto. Essa lista não é exaustiva, e nem todas as crianças apresentarão todos os sintomas para que uma língua presa esteja envolvida:

» Frustração ao tentar se comunicar
» Baixa inteligibilidade em frases, sentenças ou conversas
» Erros incomuns ou distorções frequentes nos sons da fala
» Gagueira
» Fala lenta e/ou arrastada
» Padrões de fala semelhantes à apraxia, como:
» Erros inconsistentes nos sons da fala (por exemplo, dizer "fen" para "pen" e depois "ben" para "pen")
» Entonação inadequada (por exemplo, "baixo" para "cidade" ou "ped" para "cama")
» Ênfase incorreta nas sílabas (como "BUH-nan-uh" em vez de "buh-NAN-uh")
» Dificuldade com sons vocálicos
» Evitar palavras específicas ou situações de fala

» Atrasos ou distúrbios na fala, especialmente com os seguintes sons:
- K, G e NG (como em "sing")
- SH, CH, DGE (como em "edge") e Y (como em "yes")
- TH (como em "tooth" ou "those")
- T, D, N, L, R, S e Z

Se seu filho apresenta vários desses sintomas — especialmente se também teve dificuldades com a amamentação, alimentação ou sono — é possível que um frênulo oral alterado esteja envolvido. No entanto, outras causas também podem estar presentes. Por isso, é fundamental que seu filho seja avaliado por um fonoaudiólogo com experiência em língua presa, distúrbios motores orais e distúrbios dos sons da fala. Esse profissional poderá identificar as causas subjacentes e criar um plano adequado de intervenção.

Um aviso importante sobre os resultados após a frenectomia de uma língua presa:

Muitos pais relatam melhorias na fala, alimentação ou sono após a frenectomia. No entanto, nem todas as crianças apresentam mudanças imediatas ou significativas. Isso pode ocorrer quando a frenectomia foi incompleta e ainda resta uma parte do frênulo alterado, ou quando outras causas contribuem para os sintomas persistirem. Considere o seguinte cenário:

Brittany é uma criança seletiva para comer, e sua fala é difícil de ser compreendida pelas outras pessoas. Sua dieta é restrita a alimentos como pizza, batata frita, iogurte e nuggets de frango. Ela demonstra muita resistência para experimentar novos alimentos e, frequentemente, tem reações emocionais intensas quando é incentivada a fazê-lo. Ao observarem mais atentamente sua fala, os pais perceberam que ela não conseguia produzir sons como T, D, K, G, SH e S. Eles a levaram a uma fonoaudióloga para uma avaliação, que identificou a presença de um frênulo lingual alterado (língua presa). A fono encaminhou Brittany a uma odontopediatra, que confirmou o diagnóstico e realizou a frenectomia. No retorno de acompanhamento, um mês após o procedimento, o dentista notou que a fala de Brittany estava um pouco mais clara, mas nenhuma mudança foi observada em seus hábitos alimentares. Na nova consulta com a fonoaudióloga, foi realizado um novo exame de motricidade orofacial e a profissional fez mais perguntas aos pais sobre os sintomas relacionados à fala e à alimentação. Os pais relataram que as manhãs em casa são frequentemente desafiadoras, pois se vestir é uma tarefa difícil para Brittany: as meias precisam estar posicionadas de maneira exata, e todas as etiquetas das roupas devem ser removidas antes que ela aceite usá-las. Com base nesses relatos, a fonoaudióloga identificou um transtorno de processamento sensorial, que contribui para a rejeição de determinadas texturas alimentares. Além disso, ela percebeu que Brittany havia desenvolvido padrões compensatórios ao longo dos anos para lidar com a limitação nos movimentos da língua. A fono recomendou um plano de tratamento voltado para as questões alimentares e motoras orais, além de terapia ocupacional para trabalhar as demais necessidades sensoriais da criança.

Embora Brittany realmente apresentasse uma língua presa que precisava ser liberada, os resultados imediatos não foram observados devido à presença de outros fatores contribuintes. A intervenção contínua da fonoaudióloga e de outros profissionais da saúde foi essencial para que essa família encontrasse respostas e ajudasse Brittany a desenvolver habilidades adequadas de alimentação e fala. Esse cenário estabelece a base para o que será discutido ao longo deste capítulo, incluindo o papel da fonoaudiologia no processo de frenectomia do frênulo lingual, a identificação de padrões compensatórios e os fatores adicionais que podem influenciar os resultados da intervenção.

Terapia de Fala: Antes e Depois

A terapia da fala antes e depois da frenectomia é importante por várias razões. A terapia prévia ao procedimento pode ajudar a preparar a criança e a família tanto para a frenectomia quanto para os cuidados pós-operatórios. Pais e crianças têm a oportunidade de praticar os alongamentos, exercícios ou atividades prescritas, de modo que estejam confortáveis com o processo antes que haja uma ferida presente na boca. A nova aderência do frenulo é comum em crianças que não seguem os cuidados pós-operatórios conforme indicado; por isso, a terapia prévia pode reduzir os casos de nova aderência. Um fonoaudiólogo deve acompanhar a criança e poderá fazer recomendações sobre o tratamento apropriado após o procedimento. Crianças com distúrbios leves de fala podem precisar de apenas algumas sessões para corrigir os sons afetados. No entanto, a presença de um frênulo lingual alterado pode gerar outros problemas que também devem ser tratados por meio da fonoaudiologia. Essas crianças frequentemente apresentam distúrbios oromotores ou dificuldades alimentares além dos erros de fala. Com a frenectomia da língua, torna-se mais fácil corrigir esses distúrbios orais e de fala por meio da terapia. É importante lembrar que a frenectomia do frênulo lingual não cura magicamente os sintomas da criança, mas pode ser um passo essencial na jornada rumo a uma fala mais funcional.

Conclusão

A presença de um frênulo lingual alterado pode contribuir para atrasos e distúrbios na fala. Dependendo de quando a língua presa é identificada e tratada, as crianças podem apresentar diferentes níveis de comprometimento na produção da fala. Algumas crianças podem não apresentar sintomas evidentes relacionados à fala, mas compensam a limitação produzindo sons de forma ineficaz. Essas compensações, assim como as alterações estruturais causadas por um frênulo lingual, como palato alto ou estreito, postura inadequada da língua em repouso, entre outras, podem resultar em problemas a longo prazo, como tensão no pescoço e nas costas, disfunções da articulação temporomandibular (ATM) e infecções frequentes nos seios da face. O fato de uma criança não apresentar dificuldades claras na fala ou na alimentação não significa que o frênulo lingual não deva ser liberado. Os pais devem trabalhar em conjunto com o profissional responsável pela frenectomia, o fonoaudiólogo e outros membros da equipe para tomar a melhor decisão para o seu filho. Mesmo que não sejam observadas melhorias logo após o procedimento, é importante lembrar que outros fatores podem estar contribuindo para a persistência dos sintomas de fala ou alimentação. A consulta com um fonoaudiólogo e outros profissionais da equipe é fundamental para garantir que todas as áreas de necessidade sejam abordadas adequadamente, seja por meio da terapia fonoaudiológica ou de outros serviços indicados.

CAPÍTULO 18

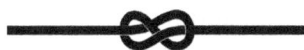

Literatura Científica

Quando se trata da literatura científica sobre língua presa, parece que os bebês recebem toda a atenção. Sem dúvida, a amamentação é um aspecto fundamental, e a frenectomia do frênulo pode impactar significativamente esse processo. No entanto, quando esses bebês crescem com o frênulo lingual ainda alterado e sem tratamento, uma série de outras questões podem surgir. Precisamos de uma literatura científica mais robusta que oriente nossas decisões clínicas em relação às crianças mais velhas. Ainda há uma escassez de publicações voltadas à alimentação e ao frênulo lingual, mas, felizmente, já existem alguns artigos científicos revisados por pares que exploram a relação entre a língua presa e os distúrbios da fala.

Messner e Lalakea (2002)

Messner e Lalakea realizaram um estudo prospectivo com 30 crianças com frênulo lingual alterado (com idades entre 1 e 12 anos) para identificar possíveis mudanças observadas após a frenectomia. Esse estudo incluiu avaliações de fala, embora não padronizadas. As crianças foram orientadas a realizar exercícios linguais durante um mês após o procedimento. É importante destacar que 26 das 30 crianças foram tratadas sob anestesia geral e nenhuma apresentou complicações cirúrgicas. O estudo contou com um subgrupo de 21 pacientes que passaram por uma avaliação formal de fala antes do procedimento. Dentre eles, 15 crianças (71%) apresentavam erros articulatórios identificados pelos fonoaudiólogos, causados pela mobilidade reduzida da língua. Outro subgrupo, com 15 crianças, foi avaliado por seus respectivos fonoaudiólogos (12 profissionais diferentes) antes e depois da frenectomia. Dessas 15 crianças, 11 apresentavam articulação anormal antes do procedimento. Nove dessas 11 crianças demonstraram melhora após a frenectomia — uma taxa de sucesso de 82%. Nos dois casos restantes, houve melhora na mobilidade da língua, mas a articulação ainda apresentava dificuldades. Vale destacar que uma dessas crianças era muito pequena, o que dificultava uma avaliação precisa. Além disso, os pais relataram perceber uma diferença na fala de seus filhos (com significância estatística $p < 0,01$) e ficaram muito satisfeitos com os resultados do procedimento. Os autores destacam diversos pontos importantes no artigo, que merecem ser compartilhados:

> » A protrusão da língua não é o melhor critério para prever se uma criança precisa de frenectomia do frênulo lingual.
> » A distância interincisal (elevação da língua com a boca aberta) é um teste mais eficaz para avaliar restrições de mobilidade lingual do que a simples protrusão da língua.
> » Melhorias significativas na mobilidade e na articulação podem ser observadas após a frenectomia do frênulo lingual, que é um procedimento simples e com riscos mínimos.
> » Os sons da fala mais comumente afetados por restrições do frênulo são: T, D, Z, S, TH, N e L.
> » É difícil prever quais crianças com frênulo lingual alterado irão, de fato, desenvolver distúrbios de fala.

Essas descobertas e recomendações devem ser consideradas com atenção e incorporadas à prática clínica. Quando alguém afirma que o frênulo lingual não afeta a fala, o mais correto seria dizer que nem sempre afeta a articulação dos sons da fala. Já acompanhamos pacientes com o frênulo preso até a ponta da língua que apresentavam articulação perfeita. No entanto, ainda assim enfrentavam dificuldades para falar rapidamente ou em volume mais alto, além de se cansarem com facilidade ao falar. Isso ocorre porque precisam fazer um esforço muito maior para se comunicar. Ter um frênulo lingual alterado é como tentar caminhar com um elástico preso entre as pernas. Sim, é possível andar — mas exige muito mais esforço. Algumas crianças apresentam o que parece ser uma língua presa, mas não apresentam nenhuma dificuldade com a fala. Nesses casos, se forem investigadas questões secundárias como fala, alimentação e sono, e ainda assim não houver nenhuma preocupação, então não há necessidade de intervenção. Como já dissemos ao longo deste livro: "Em time que está ganhando, não se mexe!" No entanto, para crianças com dificuldades de fala — especialmente envolvendo os sons sabidamente impactados por um frênulo lingual alterado — e para aquelas com histórico de dificuldades na amamentação e na *Ganhos significativos em mobilidade e articulação podem ser observados após a frenectomia lingual, um procedimento considerado simples e de baixo risco.*[65] alimentação, a possibilidade de uma língua presa deve estar no topo da lista de diagnósticos diferenciais. Em muitos casos, a causa pode ser um frênulo lingual posterior ou submucoso, de difícil identificação em um exame superficial.

O artigo mencionado afirma que os autores inicialmente planejavam ter um grupo controle, mas todos os pais preferiram que seus filhos realizassem o procedimento de frenectomia e não aguardassem. Uma conclusão discutível no artigo é a afirmação de que a língua presa não causa atraso na fala. No entanto, o próprio estudo não foi desenhado para avaliar atraso de fala, portanto essa afirmação não é fundamentada em evidências. Na prática clínica, temos observado que muitas crianças com atraso na fala e língua presa — muitas vezes posterior — passam a balbuciar e falar mais após a frenectomia, às vezes no mesmo dia ou poucos dias depois. Ainda não há publicações científicas que apoiem diretamente essa observação, mas o bom senso sugere que, se uma criança tem dificuldade para produzir sons, é natural que se sinta desmotivada a se comunicar verbalmente.

Ito et al. (2015)

Este artigo de Ito et al. (2015), conduzido por um grupo de pesquisadores japoneses, descreve o caso de cinco crianças com idades entre 3 e 8 anos que foram submetidas a um teste de articulação com 50 figuras em japonês, avaliadas por um fonoaudiólogo.[66] Os resultados foram comparados antes e depois da frenectomia, com avaliações realizadas em 1 mês, 3 a 4 meses e entre 1 e 2 anos após o procedimento. Durante a avaliação inicial, observou-se que as crianças apresentavam substituições (troca de um som por outro), omissões (supressão de sons em palavras) e distorções (sons distorcidos, como ceceio ou fala abafada). Quatro das crianças foram tratadas sob anestesia geral e uma teve o frênulo cortado em consultório. A maioria dos problemas foi observada nos sons S, T, D e R. Coletivamente, as quatro crianças apresentaram 19 substituições antes do procedimento. Esse número caiu para 10 após 1 mês, 7 após 3 a 4 meses, e apenas 1 substituição remanescente em 1 criança entre 1 a 2 anos depois. As omissões diminuíram de 5 antes da frenectomia para 3 após 1 mês, 2 após 3 a 4 meses e apenas 1 omissão em 1 paciente após 1 a 2 anos. Esses resultados representam avanços significativos. Foram observadas 13 distorções entre os cinco pacientes antes do procedimento, reduzindo-se para 8 em 3 a 4 meses. No entanto, esse número aumentou para 11 após 1 a 2 anos — mas esse aumento se deveu inteiramente a apenas um paciente, enquanto os outros quatro (80%) apresentaram redução nas distorções. Este estudo utilizou um teste padronizado de articulação, capaz de distinguir claramente entre a fala das crianças antes e depois da frenectomia. Os pesquisadores notaram que substituições e omissões melhoraram relativamente cedo, enquanto as distorções, por serem mais sutis, podem levar mais tempo para melhorar — embora essa conclusão tenha sido influenciada por um único caso. Os dados sugerem que a frenectomia do frênulo é benéfica para a fala, com melhora observável em muitos casos. No entanto, os resultados variam individualmente, reforçando a importância de avaliações personalizadas e acompanhamento terapêutico contínuo.

Walls et al. (2014)

Este estudo analisou prontuários hospitalares de crianças de 3 anos de idade com o objetivo de determinar se aquelas que nasceram com frênulo lingual alterado e passaram por frenotomia logo após o nascimento apresentavam melhores resultados de fala do que aquelas que não tiveram o frênulo tratado.[67] A pergunta central da pesquisa foi: "Fazer a frenotomia em um bebê com língua presa melhora os resultados de fala no futuro?"

O grupo de intervenção cirúrgica foi composto por 71 crianças que passaram pela frenotomia ainda no hospital, pouco depois do nascimento. Esse grupo foi comparado a dois outros:
» Um grupo de 15 crianças com língua presa que não realizaram o procedimento;
» Um grupo controle de 18 crianças que nunca tiveram língua presa.

Os resultados mostraram que as crianças que tiveram o frênulo lingual liberado ao nascimento apresentaram melhores desfechos de fala aos 3 anos de idade do que aquelas que não passaram pelo procedimento. Além disso, os resultados de fala das crianças que passaram pela frenotomia foram semelhantes aos do grupo que nunca teve língua presa, sugerindo que a frenectomia precoce pode prevenir impactos negativos no desenvolvimento da fala.

O estudo também observou que as crianças que não tiveram o frênulo tratado apresentaram mais dificuldades em:
» Limpar os dentes com a língua;
» Lamber os lábios;
» Comer alimentos como sorvete.

Esses achados sugerem que a intervenção precoce pode proporcionar não apenas benefícios na fala, mas também na função oral geral, reforçando a importância da avaliação e, quando indicado, do tratamento do frênulo lingual alterado ainda na infância.

Dollberg et al. (2011)

Este estudo teve como objetivo responder à mesma pergunta do estudo anterior, comparando crianças que tiveram a língua presa tratada ainda na primeira infância (8 crianças) com crianças com língua presa não tratada (7 crianças) e um grupo controle formado por crianças sem histórico de língua presa (8 crianças). [68] Os pesquisadores observaram que as crianças que passaram por frenotomia ou pique durante a infância apresentaram menos erros de fala do que aquelas que não foram tratadas. No entanto, essas crianças ainda demonstraram mais erros do que o grupo controle, composto por crianças sem língua presa. Além disso, as crianças com língua presa — tratada ou não — tiveram mais dificuldade de movimentar a língua em comparação com o grupo controle e com aquelas que foram tratadas precocemente. Por que, então, as crianças tratadas ainda apresentavam erros de fala? Os autores hipotetizam que a profundidade da frenotomia realizada nesses casos pode ter sido insuficiente, levando a uma restrição residual do movimento lingual que continuou interferindo na produção da fala. A variabilidade nas técnicas utilizadas para liberar o frênulo pode ter influenciado os resultados do estudo. É comum que bebês ou crianças que passaram por procedimentos prévios de frenectomia — principalmente com tesoura ou técnicas pouco profundas — continuem apresentando sintomas devido à frenectomia incompleta. Nesses casos, uma segunda intervenção costuma ser necessária. Embora o tamanho da amostra tenha sido pequeno, este estudo oferece informações relevantes e complementares. O estudo de Walls, de 2014, pode ser considerado mais robusto, mas ambos pavimentam o caminho para pesquisas futuras nesta área. Como se tratam de estudos retrospectivos, baseados em dados de prontuários e decisões clínicas prévias (e não em intervenções realizadas especificamente para pesquisa), não há conflitos éticos na coleta e análise desses dados.

Baxter and Hughes (2018)

A série de casos publicada e apresentada com fotos no Capítulo 15 demonstra melhorias na fala e na alimentação em todas as 5 crianças que passaram pela frenectomia.[61] Muitos outros casos de melhora na fala também foram documentados. Os autores propõem uma mudança de paradigma no entendimento da língua presa, sugerindo que a condição deve ser vista como um espectro em vez de um estado único de doença. Todos os tipos de restrição devem ser considerados e investigados quando os sintomas e o histórico clínico apontam para uma possível limitação da língua.

> *O frênulo lingual deve ser compreendido como um espectro de restrição, e não como uma condição única e uniforme[61]*

A aparência inicial pode ser enganosa, já que algumas fibras restritivas podem estar ocultas sob a mucosa e exigir uma avaliação mais detalhada. Esta foi a primeira série de casos a estabelecer uma ligação entre língua presa e atraso de fala em crianças. Duas das crianças mais novas (com 34 e 17 meses) apresentavam atrasos significativos de fala, além de outras dificuldades na comunicação e na alimentação. O paciente mais velho começou a usar novas palavras e a combinar palavras imediatamente após o procedimento, algo que não havia feito anteriormente. Já a paciente mais jovem dobrou seu vocabulário no mesmo dia da frenectomia, dizendo quatro novas palavras: bubba, pawpaw, suco e quente. Vale destacar que ela também parou de engasgar com líquidos e de cuspir, o que eliminou a necessidade de exames médicos adicionais para investigar a causa de suas dificuldades de deglutição. O artigo também reforça a importância de uma abordagem em equipe, enfatizando que a frenectomia do frênulo lingual deve ser um complemento à terapia da fala, e não um substituto para ela.

Os estudos resumidos acima demonstram que a frenectomia do frênulo lingual em bebês pode contribuir para o desenvolvimento de uma fala mais funcional no futuro — e, na verdade, esse conceito é uma questão básica de física. Se a boca de uma pessoa estiver costurada, ela certamente terá dificuldade para falar e se alimentar. Da mesma forma, se um cirurgião costurar a língua de alguém ao assoalho da boca, essa pessoa terá problemas significativos de fala (basta tentar falar mantendo a língua presa ao assoalho bucal para simular uma língua presa!). Como esse resultado — de que a fala e a alimentação melhoram após a frenectomia da língua — ainda pode ser considerado controverso? Infelizmente, uma revisão sistemática publicada por Webb em 2013 afirma que não há "evidências robustas de que a anquiloglossia cause problemas de fala".[69] De forma lamentável, devido à escassez de artigos científicos revisados por pares sobre esse tema, o autor conclui que não há mérito no argumento do "senso comum" de que uma língua presa afeta a fala. Webb argumenta que, mesmo com a ponta da língua voltada para baixo — e não na posição normal, voltada para cima — é possível articular certos sons, como L ou TH. No entanto, a posição anormal da língua leva a criança a produzir o som de forma incorreta e a adotar padrões compensatórios sem perceber o impacto disso em sua fala. Vale

A frenectomia do frênulo lingual é um complemento à terapia fonoaudiológica — não uma substituição para ela.

lembrar que a articulação é apenas um dos componentes da produção da fala. O fato de uma criança conseguir produzir o som L isoladamente, por exemplo, não significa que ela o fará corretamente durante a fala conectada. Percebi isso pessoalmente quando tentei pedir um sanduíche com molho "light" e recebi um com molho "white", porque usei a parte de trás da boca para produzir o som de L — que soou como um W para quem me atendeu. Ainda hoje, preciso pensar conscientemente em cada som de L que produzo para que ele saia corretamente, e até a assistente virtual Siri da Apple continua entendendo alguns sons de L que emito como se fossem outros.

Embora faltem estudos robustos na literatura científica, isso de forma alguma comprova que a fala não é impactada — ou que não pode melhorar — após a frenectomia de um frênulo lingual, seja na infância ou ainda nos primeiros meses de vida. É apenas uma questão de tempo até que fonoaudiólogos, pediatras e outros profissionais de saúde reconheçam a diferença que a frenectomia de um frênulo pode fazer na fala de uma criança. Muitas crianças apresentam melhorias rápidas após a frenectomia, assim que suas línguas ganham liberdade de movimento. O procedimento não é mágico e os resultados nem sempre são imediatos (embora isso aconteça em alguns casos), mas a frenectomia do frênulo lingual pode contribuir significativamente para o desenvolvimento adequado da fala. Trata-se de uma intervenção clinicamente necessária, com potencial para reduzir o tempo de terapia, melhorar os desfechos terapêuticos e, principalmente, promover uma melhor qualidade de vida para muitas crianças.

Parte 4: Mais questões

Muitos aspectos da vida são afetados por um frênulo lingual alterado, além da amamentação, alimentação e fala. Diversas funções corporais — muito mais relevantes do que a frequentemente mencionada dificuldade em lamber um sorvete, tocar um instrumento de sopro ou beijar com língua[^70–72] — também podem ser impactadas. Embora esses exemplos sejam válidos, questões aparentemente não relacionadas, como hipertrofia de amígdalas e adenóides, infecções de ouvido recorrentes, distúrbios respiratórios do sono, alterações dentárias, dores no pescoço e dores de cabeça, podem ter origem em uma língua presa. Somente recentemente essas conexões entre alterações nas estruturas da cabeça e pescoço e um frênulo lingual alterado começaram a ser reconhecidas, e pesquisas nessa área ainda estão em fase inicial. Compreender essas associações pode ajudar pais e profissionais a identificar sinais de alerta à medida que a criança se desenvolve, permitindo intervenções mais precoces que podem evitar cirurgias maxilofaciais corretivas mais invasivas no futuro. Além disso, a progressão típica — dificuldades na amamentação, seguidas de problemas na alimentação, depois atrasos na fala, acompanhados de dores cervicais, cefaleias, sono de baixa qualidade e dentes tortos com necessidade de ortodontia — pode ser interrompida antes que a qualidade de vida da criança (ou mesmo do adulto) seja comprometida.

CAPÍTULO 19

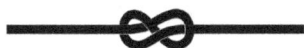

Amígdalas, Adenóides e Drenos, Oh Meu Deus!

Muitas crianças com frênulo lingual alterado também respiram pela boca. A respiração bucal traz consigo um conjunto próprio de sintomas e é amplamente reconhecida como patológica. Ela leva a uma postura de boca aberta e a alterações no crescimento facial, que podem resultar em um padrão de face longa.[73,74] Quando a língua não repousa no palato (céu da boca) como deveria, ocorre uma deglutição disfuncional, e o palato não é expandido naturalmente. Como consequência, o palato desenvolve-se em forma de "V" em vez da forma "U" considerada normal — na maioria das vezes, isso está relacionado à presença de uma língua presa.[75] A posição rebaixada da língua também favorece a respiração bucal em detrimento da respiração nasal.

Quando o frênulo lingual de uma criança pequena é liberado, a língua começa automaticamente a repousar mais acima, no palato, e a respiração bucal pode se resolver sem a necessidade de terapia adicional. A criança passa a respirar pelo nariz, dorme melhor e acorda mais descansada. Já crianças mais velhas e adultos geralmente precisam de reeducação com um terapeuta miofuncional para reaprender a posicionar a língua no palato após anos de hábitos compensatórios inadequados. Quando o palato não se expande adequadamente, a criança tem muito mais chances de precisar de aparelho ortodôntico e até da extração de dentes permanentes (geralmente pré-molares), por falta de espaço na maxila subdesenvolvida. Quando a amamentação é difícil e substituída por mamadeira, o problema se agrava, pois o palato não se expande nem se achata com o movimento natural da sucção no seio materno.[76] Muitos bebês já nascem com palatos estreitos e altos devido à postura da língua presa durante a deglutição intrauterina (que começa por volta das 20 semanas de gestação), quando a língua é mantida colada ao assoalho da boca por um frênulo lingual restritivo. As dietas modernas, compostas por alimentos macios, também contribuem significativamente para o desenvolvimento de arcos dentários estreitos — embora esse conceito esteja além do escopo deste livro (para mais informações, consulte *The Dental Diet*, do Dr. Steven Lin).[77]

Uma língua presa impede a elevação normal das porções média e posterior da língua, resultando em um palato que não se desenvolve de forma adequada. Quando colocamos músculo contra osso, o músculo sempre vence. A língua é um músculo poderoso e desempenha um papel essencial na modelagem do palato e no direcionamento do crescimento ósseo dentro da cavidade oral.[78] Após a erupção dentária, a língua auxilia no correto posicionamento dos dentes. Os dentes se alinham dentro de uma zona neutra entre os lábios e a língua. A força de repouso da língua, por si só, é suficiente para contribuir para má oclusões. As forças ortodônticas utilizadas para movimentar dentes e ossos são muito leves — o que mostra como hábitos orais aparentemente inofensivos em crianças pequenas podem causar alterações na mordida, funções orais menos eficientes e até mudanças faciais. A maxila, nesses casos, tende a ser estreita e posicionada mais para trás do que o normal — exatamente o que aconteceu comigo. Quando criança, precisei usar um expansor palatino, depois três aparelhos ortodônticos diferentes e, por fim, fui submetido a uma cirurgia ortognática, na qual minha maxila e mandíbula foram fraturadas e reposicionadas cirurgicamente. A língua presa é a causa de todas as discrepâncias e cirurgias mandibulares? Provavelmente não. Mas, sem dúvida, pode contribuir para um posicionamento inadequado da língua, respiração oral e crescimento ósseo anormal da face e dos maxilares. Além disso, padrões disfuncionais de deglutição, hábitos orais e outras compensações podem favorecer o desenvolvimento de disfunção temporomandibular (DTM) e síndromes de dor craniofacial, que muitas vezes começam na adolescência e persistem na vida adulta.

A respiração oral pode surgir por diversos fatores, mas o frênulo lingual alterado (língua presa) deve ser considerado como uma causa potencial — e muitas vezes negligenciada. O nariz foi feito para respirar, e a boca para comer. Respirar pela boca gera uma série de problemas, incluindo privação de oxigênio, hiposmia ou anosmia (redução ou ausência do olfato), além de dificuldades na amamentação e na alimentação de bebês e crianças maiores. A respiração oral também impõe um estresse adicional ao organismo e favorece padrões musculares funcionais atípicos, que podem comprometer o crescimento ósseo adequado.[79] O oxigênio é, sem dúvida, o nutriente mais essencial para o funcionamento do corpo, e a privação crônica dele pode desencadear inflamações crônicas em todo o organismo. [80] Alergias e asma também tendem a se agravar como resposta à respiração oral crônica.[81] Por fim, a respiração bucal durante o dia e à noite tem sido associada ao aparecimento de eczema infantil, também conhecido como dermatite atópica.[82]

Um novo campo da odontologia está surgindo com foco no tratamento da via aérea e na saúde integral do paciente, e não apenas nos dentes. A ortodontia voltada para a via aérea (airway orthodontics) observa os dentes tortos sob uma perspectiva além da estética ou exclusivamente dentária. Esses profissionais buscam proporcionar aos pacientes não apenas dentes mais alinhados, mas também uma via aérea mais ampla e funcional, permitindo que desfrutem dos benefícios de um bom tônus muscular, fluxo aéreo adequado e crescimento saudável. Isso é alcançado por meio da orientação de hábitos essenciais, como respiração nasal e posturas corretas da língua e dos lábios em repouso.[83] A respiração ineficiente pode afetar significativamente a saúde geral — mas o que isso tem a ver com amígdalas, adenóides e tubos? O palato é o assoalho da cavidade nasal. Se essa base nasal for estreita por causa de uma língua presa ou de um palato alto e ogival, é provável que o septo nasal se desvie, a via aérea fique reduzida e o fluxo de ar nasal seja comprometido. O fluxo de ar pode se tornar tão difícil que o bebê começa a respirar pela boca — um padrão que pode se estender por toda a infância e vida adulta. Um exemplo caricaturesco de respirador bucal é visto no personagem principal do filme *Napoleon Dynamite*, que apresenta face alongada, incompetência labial (dificuldade para manter a boca fechada) e respiração bucal evidente. Se o fluxo de ar nasal for insuficiente ou turbulento, ele pode causar microtraumas às adenóides e amígdalas, levando à inflamação dessas estruturas.[84] Essa inflamação tende a aumentar o volume dessas estruturas, iniciando um ciclo vicioso: obstrução das vias aéreas → mais inflamação → mais obstrução — até que a remoção cirúrgica das amígdalas e/ou adenóides seja indicada. De acordo com otorrinolaringologistas (ENTs), atualmente mais crianças têm suas amígdalas removidas por razões respiratórias e por respiração bucal do que por infecções. De fato, muitas crianças com língua presa não diagnosticada têm histórico de remoção de amígdalas e/ou adenóides. Ainda não existem estudos publicados sobre a prevalência de crianças com língua presa que já passaram por adenoidectomia ou amigdalectomia, mas evidências clínicas e relatos sugerem que isso é bastante comum.

Quando as adenóides estão inflamadas, podem obstruir as aberturas da tuba auditiva (trompa de Eustáquio) na garganta. Crianças com frênulo lingual alterado também costumam apresentar deglutição disfuncional e mobilidade reduzida da língua. Isso pode ocorrer tanto em casos de língua presa anterior clássica quanto em casos de língua presa posterior ou submucosa, mais difíceis de identificar. Quando a deglutição está comprometida e a elevação da língua é limitada, a tuba auditiva não consegue se abrir adequadamente para equalizar a pressão no ouvido médio. O principal músculo responsável pela abertura da tuba auditiva é o músculo tensor do véu palatino (*tensor veli palatini*), que tem dificuldade em desempenhar essa função quando há um padrão de deglutição alterado.[85] Para igualar a pressão nos ouvidos — como em um avião pressurizado ou em um elevador de um prédio alto — normalmente recorremos a ações como mastigar chiclete, bocejar ou engolir. Crianças com frênulo lingual alterado têm dificuldade com essas manobras e frequentemente sofrem com infecções recorrentes no ouvido, o que leva ao uso frequente de antibióticos. O uso repetido de antibióticos pode prejudicar a microbiota intestinal e a saúde gastrointestinal, além de aumentar a resistência bacteriana tanto individual quanto populacional. A alimentação por mamadeira também pode representar um desafio para a função das tubas auditivas. Quando um objeto externo, como o bico da mamadeira, é inserido na boca, a língua funciona em uma posição anormal.[85] Se a língua for empurrada para cima e para trás pelo bico artificial, isso pode obstruir a abertura da tuba auditiva.[85] O uso de chupeta e o hábito de chupar o dedo podem induzir a mesma postura lingual inadequada. Se a língua está presa por um frênulo, ela tende a cair para trás durante o sono, bloqueando parcialmente a faringe posterior. Esse bloqueio pode provocar graus variados de obstrução das vias aéreas e levar à respiração desordenada durante o sono (ver Capítulo 21). A Academia Americana de Médicos de Família e a Academia Americana de Pediatria recomendam a interrupção do uso da chupeta entre 6 e 10 meses de idade, devido ao aumento do risco de infecções de ouvido.[86]

Algumas crianças que chegam para avaliação de frênulo lingual já tiveram até 40 infecções de ouvido e passaram por três colocações de drenos! Nem todas as crianças com frênulo lingual apresentam infecções de ouvido, amígdalas inflamadas ou adenoides aumentadas, mas muitas sim. Amigdalectomias, adenoidectomias e a colocação de drenos (miringotomias) geram impactos físicos, emocionais e financeiros significativos para as famílias. O período de recuperação após uma amigdalectomia pode ser bastante desconfortável, independentemente da idade do paciente.

Quando a deglutição está prejudicada e a elevação da língua é limitada, a tuba auditiva (ou trompa de Eustáquio) não consegue se abrir adequadamente para equalizar a pressão no ouvido médio.

Todos esses fatores precisam ser considerados também à luz dos riscos ainda pouco conhecidos da anestesia geral no cérebro em desenvolvimento. Diante disso, parece sensato que os bebês sejam avaliados quanto à presença de frênulo lingual logo ao nascimento. É possível que muitas alterações funcionais e de desenvolvimento, que acarretam altos custos com cuidados de saúde, pudessem ser evitadas com uma frenectomia bem indicada e realizada precocemente do frênulo lingual.

CAPÍTULO 20

$$\sim\!\!\infty\!\!\sim$$

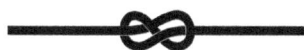

Sono e Questões Respiratórias

D e acordo com os Centros de Controle e Prevenção de Doenças (CDC), os americanos enfrentam uma epidemia de distúrbios do sono. Trinta e cinco por cento dos adultos relatam dormir 7 horas ou menos por noite.[87] Muitas pessoas apresentam apneia do sono, hipopneia ou síndrome da resistência das vias aéreas superiores, e ainda mais indivíduos roncam. Esses distúrbios variados estão frequentemente relacionados à anatomia e ao funcionamento das vias aéreas superiores. O ronco, que antes era considerado apenas um incômodo em adultos e crianças — e até algo "fofo" em crianças pequenas — é agora reconhecido como um sinal de alerta importante, indicando que algo pode estar errado com o sono daquela pessoa. O bruxismo, ou ranger de dentes noturno, também pode estar relacionado a distúrbios respiratórios do sono e apneia do sono. Antigamente, acreditava-se que o bruxismo estivesse relacionado ao estresse (e de fato pode estar), mas uma possível causa para o ranger de dentes durante o sono, tanto em crianças quanto em adultos, pode ser a obstrução das vias aéreas. Quando uma pessoa adormece e os músculos relaxam, se a via aérea for estreita por qualquer motivo, os músculos da garganta e da boca permitem que a língua obstrua essa passagem. Motivos comuns para a falta de espaço na faringe posterior incluem obesidade e vias aéreas estreitas (como ocorre em casos de língua presa ou devido a uma dieta moderna e macia). Quando a respiração é obstruída, o corpo tenta abrir a via aérea projetando a mandíbula para frente e rangendo ou apertando os dentes.[88,89] Essas ações são impulsionadas por uma baixa saturação de oxigênio.

Hoje, os cientistas compreendem que, durante o sono, o cérebro trabalha intensamente consolidando memórias e promovendo sua própria restauração. Quando uma pessoa desperta repetidamente ao longo da noite devido à ativação dos mecanismos de defesa do corpo — que a acordam para garantir que ela continue respirando —, a qualidade do sono é comprometida. Diante da escolha entre dormir ou sobreviver, o tronco encefálico age com sabedoria e prioriza a respiração, despertando o indivíduo. O problema é que, quando esses despertares são apenas parciais,

Se a língua estiver presa por um frênulo lingual alterado, ela frequentemente cai para trás durante o sono e bloqueia as vias aéreas.

a pessoa nem percebe que acordou. Esses episódios, conhecidos como "microdespertares", podem ocorrer diversas vezes por hora, impedindo que a pessoa atinja os estágios profundos do sono. Sem a realização de um estudo do sono, muitas vezes esse padrão passa despercebido.

Em crianças, distúrbios respiratórios do sono podem levar à sonolência excessiva durante o dia e também a sintomas que imitam o transtorno de déficit de atenção (TDA) e o transtorno de déficit de atenção e hiperatividade (TDAH). Segundo um artigo, acredita-se que até 81% das crianças que roncam e têm diagnóstico de TDA poderiam ter seus sintomas eliminados ao tratar os problemas relacionados ao sono.[90] Em um estudo mais recente, observou-se que crianças de 4 a 5 anos com TDAH tinham maior probabilidade de apresentar dificuldades de sono devido ao aumento das adenóides. Já em crianças mais velhas, de 6 a 11 anos, a dificuldade de sono estava mais frequentemente associada ao aumento das amígdalas, pois as adenoides tendem a regredir nessa faixa etária.[91] O estudo também constatou que quanto mais severa a hipertrofia, mais graves eram os distúrbios do sono — e, consequentemente, mais intensos os sintomas de TDAH.[91] A hipóxia repetida e a baixa oxigenação causadas pela apneia do sono afetam o funcionamento cerebral, e os múltiplos despertares durante a noite impedem que o sono reparador ocorra. Os pesquisadores notaram que as crianças com TDAH iam para a cama tarde, tinham dificuldade para adormecer, acordavam com frequência e apresentavam mais distúrbios emocionais e cognitivos devido à má qualidade do sono.[91] Além disso, estudos mais recentes mostraram que crianças com apneia do sono apresentam redução da substância cinzenta no cérebro, resultado de um atraso no desenvolvimento neuronal ou até de danos aos neurônios.[92,93] Diante desses achados, crianças devem ser, no mínimo, triadas para distúrbios do sono — existem vários questionários simples e validados disponíveis — e, idealmente, devem realizar estudos do sono antes de serem medicadas para TDA. A qualidade do sono é muito mais importante do que imaginávamos.

O que a língua presa tem a ver com o sono? Como vimos anteriormente, a anquiloglossia (língua presa) e a postura baixa da língua em repouso podem levar à respiração bucal. A respiração pela boca impede que o cérebro alcance os estágios mais profundos do sono; por isso, pessoas que respiram pela boca acordam sem se sentir descansadas, mesmo após horas de sono. Tanto crianças quanto adultos podem ter a quantidade adequada de horas dormidas, mas muitas vezes não alcançam a qualidade de sono necessária. O ronco, provocado

> *Quando a respiração é obstruída, o corpo tenta abrir as vias aéreas projetando a mandíbula para frente e rangendo ou apertando os dentes.*

pela resistência das vias aéreas superiores, pode ser um sinal de alerta para a apneia obstrutiva do sono ou outros distúrbios respiratórios do sono. A frenectomia do frênulo lingual na infância, associada à amamentação, pode ajudar a prevenir esse problema ao promover o desenvolvimento de um palato largo e plano, além de passagens nasais e seios da face bem formados. A cavidade oral de um bebê com língua presa não cresce e se desenvolve de forma ideal.[3] As mandíbulas tendem a ser pequenas, e a língua é empurrada para trás em direção à garganta. O correto seria que a língua repousasse no palato, contribuindo para sua expansão. Quando o palato é estreito e a mandíbula inferior é restrita ou retraída, essa mandíbula ocupa espaço das vias aéreas. Sendo "empurrada para trás", a língua não tem outro caminho a não ser ocupar ainda mais o espaço da orofaringe, o que compromete a passagem de ar. Um estudo recente mostrou que o palato estreito e o alongamento do palato mole estão associados à presença de língua presa.[64] Após a realização de uma frenectomia completa, observa-se consistentemente que as crianças passam a dormir de forma mais profunda, roncar menos, apresentar menos movimentos noturnos e acordar com mais disposição. Muitas vezes, elas também demonstram maior capacidade de concentração e redução nos comportamentos hiperativos. É fascinante perceber como uma pequena estrutura — esse "fiozinho" de tecido — pode ter um impacto tão profundo na fisiologia humana e na qualidade de vida.

Um palato estreito leva a uma diminuição no volume da cavidade nasal, e, com essa redução do espaço aéreo, a resistência ao fluxo de ar aumenta à quarta potência. Em outras palavras, uma via aérea com metade do tamanho é 16 vezes mais difícil para o ar atravessar durante a respiração. A boa notícia é que um procedimento simples como a expansão ortodôntica da maxila pode aumentar o volume da cavidade nasal — e esse efeito parece ser permanente. Isso reduz a resistência das vias aéreas e facilita a respiração nasal da criança.[94] A remoção das amígdalas e das adenoides em

Crianças e adultos podem até dormir por tempo suficiente durante a noite, mas muitos não alcançam a qualidade de sono de que realmente precisam.

combinação com a expansão da maxila parece ajudar na redução da apneia obstrutiva do sono e da respiração desordenada durante o sono. Os benefícios dos três procedimentos (expansão, amigdalectomia e adenoidectomia) são aditivos. A ordem em que são realizados não parece ser tão importante quanto o fato de que ambos — a expansão da maxila e a redução do tecido linfóide — sejam realizados.[95]

Em alguns casos, a combinação da frenectomia do frênulo lingual com a expansão maxilar (por meio de um expansor palatino) ou uso de aparelhos de crescimento pode trazer benefícios à criança, embora ainda faltem estudos científicos robustos que confirmem essa abordagem como tratamento para apneia obstrutiva ou distúrbios respiratórios do sono. No entanto, evidências clínicas e relatos de profissionais sugerem que essa combinação também funciona. A frenectomia da língua e a expansão do palato permitem que a língua saia da via aérea e repouse no palato, além de aumentar o volume nasal (diminuindo a resistência ao fluxo de ar), facilitando a respiração nasal. A respiração nasal reduz o microtrauma causado pela respiração oral nas amígdalas e adenóides, o que pode levar à sua redução de tamanho — e, em alguns casos, eliminar a necessidade de cirurgia.

O xixi na cama (enurese noturna) é um achado comum em crianças e de difícil manejo. Muitas vezes, a enurese ocorre por falta de sono profundo. Crianças (e adultos) com respiração desordenada durante o sono têm múltiplos despertares ou microdespertares que podem desencadear a necessidade de urinar. A respiração desordenada durante o sono já foi associada à enurese noturna, e uma revisão sistemática recente mostrou que a remoção das amígdalas e adenóides levou à melhora em mais de 60% dos casos — sendo que 50% apresentaram resolução completa dos sintomas.[96] Em muitos pacientes com enurese, uma simples frenectomia do frênulo lingual (que envolve menos riscos do que uma amigdalectomia) pode permitir que a criança atinja estágios mais profundos do sono e pare de urinar na cama — às vezes, já na primeira noite. A remoção das amígdalas e adenóides, a aplicação de um expansor maxilar e a realização da frenectomia podem atuar de forma complementar para melhorar a qualidade e a quantidade de sono.

CAPÍTULO 21

---∞---

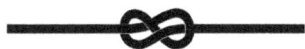

Problemas Dentários

Frenectomias labiais e linguais podem causar problemas dentários em bebês, crianças de todas as idades e até em adultos. As complicações incluem recessão gengival, áreas de difícil higienização, dentes tortos ou maloclusões. Como discutido anteriormente, sinais aparentemente insignificantes, como o bruxismo (ranger de dentes), podem indicar problemas mais profundos, como distúrbios do sono e comprometimento das vias aéreas. O Cirurgião-Geral dos Estados Unidos tornou-se amplamente conhecido por afirmar que a boca é um "espelho da saúde geral e do bem-estar", destacando o papel essencial que a saúde bucal exerce na saúde do corpo como um todo.[97] Com o avanço das pesquisas e do conhecimento clínico, essa afirmação está se mostrando mais verdadeira do que nunca. Este livro oferece um exemplo claro desse princípio, ao demonstrar como uma questão aparentemente pequena — como o "fiozinho sob a língua" — pode afetar muitos outros aspectos da saúde.

frênulos labiais e diastemas (espaços entre os dentes)

A questão dentária mais evidente relacionada a um frênulo oral alterado — neste caso, o frênulo labial — é o diastema, um espaço entre os dentes da frente. Um frênulo labial pode causar um espaço entre os dentes superiores, enquanto um frênulo lingual pode resultar em um diastema entre os dentes inferiores (incisivos). A tendência ao desenvolvimento de um diastema entre os dentes da frente costuma ser hereditária, passada de geração em geração como um gene dominante, pois o mesmo processo que leva ao frênulo labial alterado muitas vezes está relacionado à formação do diastema.

Um frênulo labial espesso e restritivo também pode criar um bolsão entre o lábio e os dentes, onde alimentos e leite se acumulam, aumentando o risco de cárie dentária desde a infância até a adolescência.[53] Inicialmente, a cárie aparece como uma linha branca próxima à gengiva e, com o tempo, torna-se uma mancha branca mais extensa. À medida que o esmalte perde cálcio e amolece, a superfície se rompe, formando a cavidade. Esse quadro é observado com frequência entre pacientes pediátricos cujos pais desconhecem a presença de um frênulo labial alterado. Além disso, um frênulo labial pode causar dor quando os dentes superiores são escovados, principalmente em crianças pequenas, pois a escova pode atingir o frênulo. Quando os pais tentam levantar o lábio da criança para escovar melhor, a tensão da inserção também pode causar desconforto. Em ambos os casos, a escovação torna-se mais difícil, o que, aliado ao acúmulo de resíduos alimentares na região, aumenta significativamente o risco de cárie nos dentes anteriores.

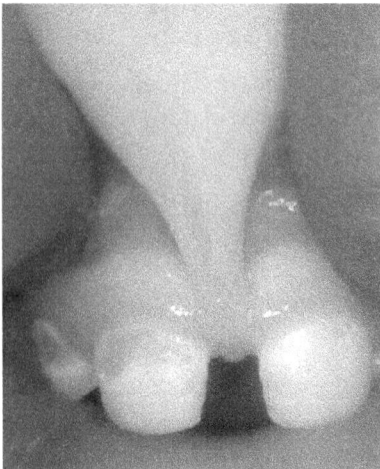

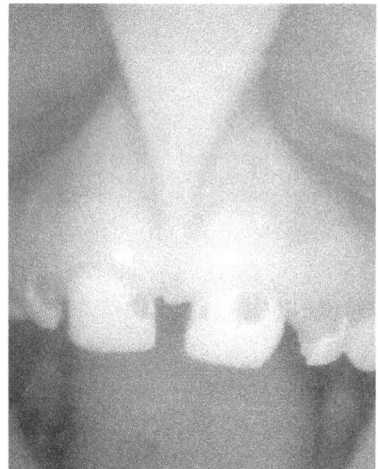

Um frênulo labial alterado pode dificultar a escovação adequada e favorecer o acúmulo de alimentos ou líquidos entre o lábio e os dentes, aumentando o risco de cáries em crianças.

Em alguns casos, profissionais de saúde dizem aos pais para não se preocuparem com o frênulo labial superior, afirmando que muitas crianças acabam caindo e "rasgando" o frênulo, realizando uma espécie de frenectomia acidental. Embora esse conselho possa parecer útil à primeira vista, se isso realmente acontecer, pode haver sangramento intenso, causar grande desconforto para a criança e os pais, além de não remover totalmente o tecido entre os dentes, resultando em uma frenectomia incompleta.

Infelizmente, esse tipo de orientação também é dada em relação ao frênulo lingual, alimentando o mito de que a criança pode "rasgar" o frênulo da língua com uma queda (ou que ele vai se alongar com o tempo). No entanto, é praticamente impossível romper o frênulo lingual com uma queda, pois ele fica escondido atrás dos dentes. Orientar os pais a esperar um trauma futuro como forma de tratar essas condições é, no mínimo, inadequado.

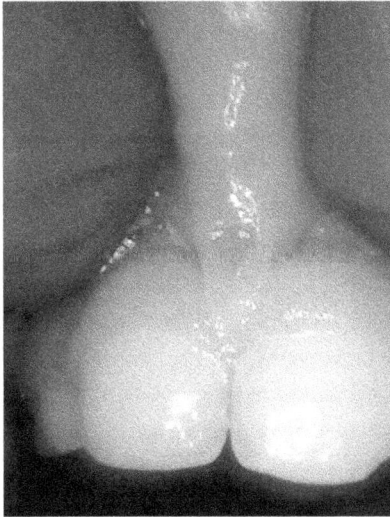

frenectomia incompleta causada por uma queda, que resultou em sangramento significativo. É importante observar que o tecido permanece preso e, sem intervenção, voltará a se aderir nas próximas semanas.

Se uma criança apresenta cáries aos 2 ou 3 anos de idade, o tratamento pode ser desafiador. Dependendo do tamanho e do número de lesões presentes, é provável que a criança precise de sedação ou anestesia geral para que o dentista consiga restaurar os dentes de forma segura e eficaz. Por isso, é recomendável considerar a frenectomia do frênulo labial se ele estiver dificultando a escovação ou se os pais precisarem lutar com a criança todas as noites para higienizar aquela região. A frenectomia completa de um frênulo labial utilizando tesoura é praticamente impossível, devido à espessura das lâminas e à própria espessura da gengiva. Um corte simples pode aliviar parte da tensão, mas geralmente deixa uma porção do tecido labial embutida na gengiva, o que não costuma permitir o fechamento do diastema. Em contrapartida, o uso do laser para a frenectomia permite ao profissional remover toda a inserção do frênulo em questão de segundos, com pouco ou nenhum sangramento e desconforto mínimo. Não há comparação entre os métodos disponíveis: a tecnologia a laser é, de longe, a mais eficiente. Muitas crianças têm um espaço entre os dentes da frente. Isso significa que todo frênulo deve ser tratado com laser? Nem sempre. O espaçamento entre os dentes decíduos (de leite) é comum e, quando bem distribuído, costuma indicar que há espaço adequado para a erupção dos dentes permanentes, reduzindo o risco de apinhamento. Mesmo um diastema entre os dois dentes frontais superiores, por si só, não é motivo suficiente para intervenção — a menos que esteja associado a dificuldades funcionais ou estéticas significativas. Uma avaliação funcional feita por um profissional treinado em frenectomia de frênulo é a melhor forma de tomar essa decisão. Se o espaço entre os dentes for muito grande (maior que alguns milímetros) e estiver causando dificuldade na escovação ou retenção de alimentos sob o lábio, os benefícios da frenectomia provavelmente superam os riscos. É extremamente raro que uma criança precise ser anestesiada para esse procedimento ou que ele precise ser feito com tesoura. Quando realizado por um profissional capacitado com laser de qualidade, o procedimento leva cerca de 20 segundos em consultório, com mínimo desconforto para a criança. Geralmente, se a criança tem menos de 18 meses e os caninos ainda não erupcionaram, o espaço entre os dentes tende a fechar significativamente — ou até completamente — em semanas ou meses após a frenectomia. Se a criança tiver mais de 18 meses e o frênulo ainda estiver causando dificuldades funcionais, como problemas para se alimentar com colher ou produzir determinados sons da fala, o lábio pode ser liberado em qualquer idade. O próximo momento ideal para considerar a frenectomia do lábio superior com foco no fechamento do espaço dentário é quando os dentes permanentes estão começando a erupcionar ou acabaram de romper a gengiva. Há um movimento dentário natural nessa fase, e após a erupção completa dos dentes permanentes, a movimentação espontânea é bem menor — o que pode limitar a chance de fechamento natural do diastema sem o uso de aparelhos ortodônticos. Embora a frenectomia do frênulo superior possa reduzir a necessidade de uso de aparelho ortodôntico (pelo menos para correção do diastema), ela não garante esse resultado. Ainda assim, em crianças maiores, o procedimento a laser é simples, com desconforto mínimo, facilmente controlado com ibuprofeno ou paracet"A higiene oral tornou-se significativamente mais fácil e houve um fechamento expressivo do espaço após a frenectomia do frênulo labial com laser."amol, se necessário.

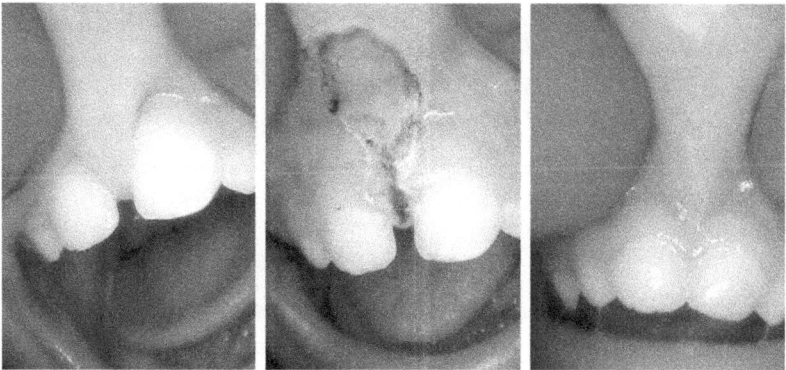

O fechamento do espaço tende a ser significativo quando o frênulo é liberado antes da erupção dos caninos decíduos

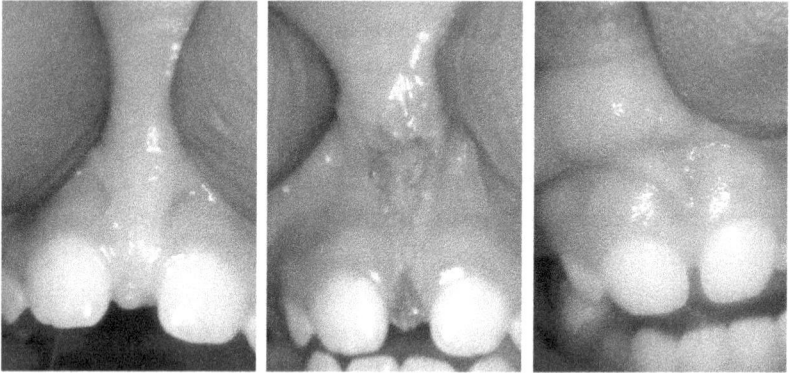

Higiene oral significativamente mais fácil e fechamento significativo do espaço após a frenectomia do frênulo labial com laser.

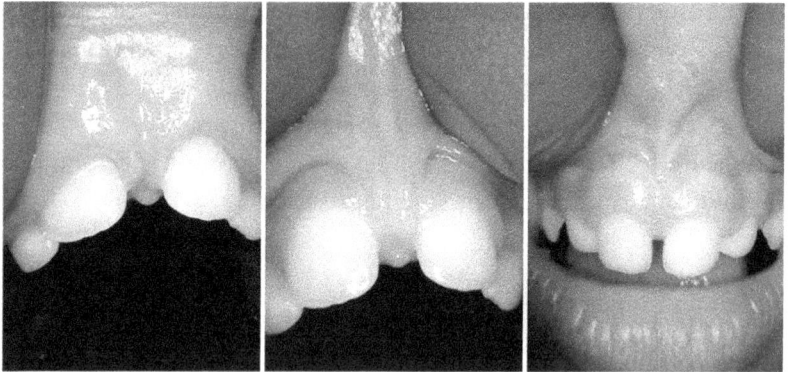

Frênulo espesso dificultando a escovação dos dentes (esquerda), branqueamento do frênulo ao tracionar (centro) e seis meses após a frenectomia (direita). O paciente apresentou melhora na mobilidade do lábio, escovação mais fácil, fechamento significativo do espaço e ausência de cicatriz. Espera-se que o restante do espaço se feche com a erupção dos dentes permanentes.

Alguns dentistas ainda preferem que os pais aguardem a remoção do aparelho ortodôntico antes de realizar a frenectomia do frênulo. Essa é uma recomendação desatualizada, baseada em uma sugestão feita por um ortodontista no início do século XX. A justificativa mais citada para esperar é encontrada em Bishara (1972), que reforça a opinião de que "parece preferível fechar os espaços ortodonticamente o mais cedo possível durante o tratamento e só então realizar o procedimento cirúrgico."[98] No entanto, essa recomendação é apenas uma opinião e não se baseia em evidências científicas. O receio era de que a frenectomia do frênulo pudesse causar formação de tecido cicatricial e impedir o fechamento natural dos dentes. Desde então, observou-se que, após uma frenectomia, os dentes podem se aproximar em questão de semanas ou meses, mesmo sem intervenção ortodôntica. Recentemente, o Dr. Kotlow conseguiu retirar essa recomendação desatualizada — de aguardar a erupção dos dentes permanentes para liberar o frênulo labial — das diretrizes de tratamento da Academia Americana de Odontopediatria, que hoje são baseadas em evidências. Algumas pessoas também temem que a frenectomia do frênulo labial possa causar um sorriso gengival, mas não há motivo para acreditar que isso ocorra em um paciente que não apresentaria essa característica de forma natural. A frenectomia do frênulo geralmente não altera a posição de repouso dos lábios, nem ao sorrir. Pelo contrário, oferece maior mobilidade e função labial e, muitas vezes, permite o fechamento do espaço entre os dentes anteriores sem a necessidade de aparelho ortodôntico.

O espaço entre os dentes superiores frequentemente se fecha espontaneamente se tiver 2 mm ou menos de largura. Nesses casos, os pais podem optar por aguardar para liberar o frênulo, desde que não haja outras questões funcionais ou dificuldades com a higiene oral. Esses casos podem ser reavaliados e tratados posteriormente, quando os dentes incisivos permanentes estiverem nascendo, geralmente entre 7 e 9 anos de idade, se o procedimento for necessário. Muitas vezes, ele não será necessário nesse grupo de pacientes, e os pais são orientados a observar o crescimento da criança. Cada caso deve ser tratado de forma individualizada, com base nas melhores evidências científicas disponíveis e no julgamento clínico profissional, para determinar o que é mais apropriado para cada criança.

> *O melhor momento para realizar o procedimento visando o fechamento do espaço é antes dos 18 meses de idade ou quando os dentes permanentes estiverem nascendo.*
> — *Dr. Larry Kotlow, DDS*[17]

Bruxismo (Ranger de Dentes)

Antigamente, acreditava-se que o bruxismo estava relacionado ao estresse na vida da criança ou dos pais — quanto mais estresse, mais ranger de dentes. Isso pode, de fato, ser verdade em alguns casos. No entanto, o bruxismo noturno pode ser um sinal de alerta para algo mais sério. A nova visão é que o ranger de dentes durante a noite (que muitos pais descrevem como um som de unhas arranhando um quadro-negro!) pode, na verdade, ser um sinal de distúrbios respiratórios do sono — tema discutido no capítulo anterior. Esse quadro pode estar relacionado à presença de um frênulo lingual alterado, que mantém a base da língua presa e impede que ela atinja sua posição normal de repouso no palato. À medida que os músculos do corpo relaxam durante o sono, a língua pode cair para trás e obstruir a via aérea, dificultando a respiração. A hipótese é que o cérebro induza o bruxismo como

> *O bruxismo é, muitas vezes, um sinal de alerta para algo mais.*

tentativa de provocar um microdespertar — um estado de sono mais leve — e, ao mesmo tempo, estimular a protrusão da mandíbula inferior, facilitando a abertura da via aérea e melhorando a respiração.

Recessão Gengival

A recessão gengival é um achado comum em pacientes com frênulo lingual alterado, mas também pode ocorrer em função de frênulos labiais e bucais. Os músculos fortes da língua, dos lábios ou das bochechas podem, com o tempo, exercer forças traumáticas sobre a gengiva, puxando-a lentamente para longe dos dentes e expondo as raízes. A recessão é frequentemente observada na parte interna dos incisivos inferiores em casos de frênulo lingual alterado; nas faces externas dos incisivos inferiores ou superiores devido a frênulo labial; ou na região dos caninos e pré-molares, em casos de frênulo bucal.

Uma vez que os frênulos são removidos e essas forças traumáticas são eliminadas, os tecidos podem, em alguns casos, apresentar recuperação parcial e reduzir a recessão. No entanto, muitas vezes os defeitos permanecem. Ainda assim, a tendência é que a recessão estacione e não piore, especialmente com uma escovação suave e adequada. É fundamental que o paciente realize exercícios de alongamento para manter os tecidos separados e evitar a nova aderência do frênulo. Em alguns casos, pode ser necessário realizar um enxerto gengival, mas frequentemente esse procedimento pode ser evitado se o frênulo for tratado assim que a recessão for observada.

Cáries Dentárias

As cáries são observadas com maior frequência em crianças e adultos com frênulos lingual ou labial alterados. Como discutido anteriormente, o frênulo labial pode aprisionar alimentos entre o lábio e os dentes, dificultando a escovação. A língua desempenha diversas funções — além de formar o bolo alimentar, ela também atua na limpeza dos resíduos de alimentos na boca, ajudando a engoli-los.

Quando a língua está restrita, ela não consegue alcançar adequadamente os dentes posteriores para realizar essa limpeza. Muitas vezes, crianças (e até adultos) com língua presa precisam colocar os dedos na boca para remover os restos de comida, prática conhecida como "toalete oral". Um dos primeiros relatos após a frenectomia do frênulo lingual é o de que a língua consegue, pela primeira vez, alcançar e limpar os dentes posteriores. Em alguns casos, os alimentos também ficam presos no palato, exigindo o uso dos dedos para retirá-los — hábito bastante desconfortável, especialmente em ambientes públicos.

Essas dificuldades de higienização oral aumentam o risco de acúmulo de resíduos e, consequentemente, de cáries dentárias.

Aparelhos Ortodônticos e Cirurgia Ortognática

O uso de aparelhos ortodônticos é frequentemente necessário em pacientes com frênulo lingual ou labial alterado. Como já discutido, um frênulo alterado pode causar um diastema (espaço entre os dentes) que exige intervenção ortodôntica, mas os problemas vão além: frênulos orais alterados podem limitar o crescimento ósseo adequado. Um ou ambos os ossos da face podem ser afetados por um frênulo lingual alterado, o que pode resultar em crescimento insuficiente das estruturas ósseas, apinhamento dentário, má oclusão e, em casos mais graves, necessidade de cirurgia ortognática. Infelizmente, esse foi o meu caso. Tive uma língua presa não diagnosticada, o que fez com que minha língua permanecesse em repouso no assoalho da boca em vez de se posicionar no palato. Essa postura incorreta inibiu o desenvolvimento da minha maxila (osso da arcada superior). Precisei usar expansor e aparelho ortodôntico por volta dos 7 anos, novamente dos 11 aos 13, e, por fim, passei por uma cirurgia ortognática complexa e cara no final do ensino médio, já na transição para a faculdade — tudo isso acompanhado de um terceiro ciclo com aparelho.

A cirurgia ortognática só pode ser realizada quando o crescimento ósseo se encerra: por volta dos 16 anos nas meninas e 18 nos meninos. Considerando as intensas mudanças físicas e emocionais da adolescência, submeter um jovem a uma cirurgia desse porte representa um desafio psicossocial significativo. Além disso, a articulação temporomandibular (ATM) pode ser afetada — o que também aconteceu comigo. Aos 18 anos, já apresentava alterações degenerativas nos discos articulares e, durante a cirurgia ortognática, precisei também de intervenção nas ATMs. Desde então, tenho rigidez articular permanente. Todas essas complicações podem estar relacionadas à presença de frênulo lingual alterado. Se esses casos fossem diagnosticados e tratados ao nascimento, muitos dos custos e impactos negativos à saúde poderiam ser evitados. Mesmo que a frenectomia do frênulo só ocorra na primeira infância, ainda assim é possível reduzir significativamente a necessidade de aparelhos e, principalmente, de cirurgias ortognáticas. Esses benefícios são potencializados quando a frenectomia é combinada com terapia miofuncional, que reequilibra a musculatura orofacial e restabelece a postura adequada da língua em repouso. Essa associação também ajuda a evitar recidivas ortodônticas (como a necessidade de novo uso de aparelho) e pode favorecer os casos em que a cirurgia ortognática for necessária.

Ortodontia é o campo responsável por aplicar forças planejadas sobre os dentes e ossos da face para promover movimentações ao longo do tempo. Os aparelhos são necessários quando há desequilíbrio entre as forças da língua, lábios e bochechas ou discrepâncias no crescimento ósseo que resultam em espaço insuficiente para os dentes — o apinhamento. Muitas crianças com frênulo lingual alterado já nascem com palatos altos e estreitos. Isso afeta não apenas os dentes, mas também as vias aéreas. O palato é o assoalho da cavidade nasal, e quando estreito, aumenta a chance de desvio de septo, obstrução nasal, disfunção sinusal e resistência ao fluxo de ar, favorecendo a respiração bucal — o que agrava todos os quadros.

Felizmente, o palato em formato de "V" pode se transformar em um formato "U" mais amplo e funcional com a frenectomia do frênulo lingual e a amamentação correta. A mamadeira, por outro lado, não oferece o mesmo estímulo de expansão natural, como demonstrado pelo Dr. Brian Palmer.[76] Um palato em "V" não acomoda todos os dentes, resultando em dentes mal posicionados, sobrepostos ou até impactados (como caninos ou terceiros molares). Nesses casos, muitas vezes os dentes pré-molares precisam ser extraídos para abrir espaço — o que pode agravar ainda mais os problemas respiratórios, comprometendo a oxigenação do corpo. Por isso, estratégias que priorizem a expansão da arcada e o estímulo ao crescimento são mais benéficas do que as que extraem ou retraem os dentes. A maioria dos pacientes que precisam de expansores palatinos têm frênulo lingual alterado. Muitos que precisam de cirurgia ortognática também. E como o tratamento ortodôntico está entre os mais caros da infância, muitas famílias não conseguem arcar com os custos. Assim, quando analisamos a frenectomia do frênulo como uma forma de prevenir essas complicações futuras — inclusive aquelas que exigem tratamento caro e complexo — ela deixa de ser apenas uma pequena intervenção e passa a ser vista como um investimento acessível, eficaz e transformador na qualidade de vida.

CAPÍTULO 22

∞

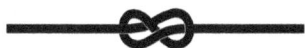

Outras Associações com o Frênulo Lingual Alterado

Existe pouca pesquisa formalizada relacionada ao tema que discutiremos a seguir, por isso o leitor é incentivado a fazer suas próprias observações e considerar contribuir para o conjunto de significados nessa área. As associações descritas abaixo são tão recentes que ainda não houve tempo para estudá-las adequadamente ou para separar o papel do frênulo lingual alterado do restante do processo patológico. Um dia essas observações poderão ser melhor compreendidas, mas, por ora, é interessante procurar conexões entre diferentes condições por meio da compilação de relatos de pacientes que obtiveram alívio após o tratamento.

Defeitos de linha média, também chamados de defeitos do campo da linha média, são um conjunto de condições congênitas que ocorrem na linha média do corpo. Exemplos incluem lábios leporinos, fendas palatinas, malformações cardíacas congênitas, espinha bífida, covinhas sacrais, hipospádia, ânus imperfurado e onfaloceles, entre outros.[99] Frênulos orais alterados, tanto labiais quanto linguais, também são considerados defeitos de linha média. Essas condições congênitas, entre outras, têm sido associadas aos frênulos orais alterados. Isso significa que toda criança com frênulo lingual alterado apresentará essas condições? Certamente não. Mas algumas crianças com esses diagnósticos também podem ter um

219

frênulo oral alterado, o que justifica uma avaliação cuidadosa por profissionais capacitados e experientes no diagnóstico desses casos. Nem todo menino com hipospádia (uma condição em que a uretra não emerge do local usual no pênis) terá um frênulo alterado, mas muitos profissionais já notaram essa correlação — portanto, esses bebês devem ser avaliados. O mesmo vale para bebês com fenda palatina, covinha sacral ou cardiopatias congênitas.

Existe uma enzima chamada metilenotetrahidrofolato redutase, mais conhecida pela sigla MTHFR. Essa enzima está envolvida na metilação, que é o processo pelo qual o corpo elimina toxinas e repara o DNA. Variações e mutações no gene que codifica essa enzima já foram associadas a defeitos de linha média e também a frênulos orais alterados. Essa associação ainda não é definitiva — nem todas as pessoas com variações no MTHFR têm frênulo alterado. É uma interação complexa, mas que merece ser mencionada. A metilação e o MTHFR estão envolvidos na expressão gênica e na epigenética, um campo emergente e fascinante da medicina. Mesmo que o seu DNA "diga uma coisa", o fato de esse gene ser ativado ou não, em que grau e em que momento, depende de fatores epigenéticos — ou seja, influências externas ao DNA. Atualmente é possível enviar uma amostra de saliva para empresas de mapeamento genético, que sequenciam o DNA e permitem o carregamento dos dados em sites de terceiros para análise das variantes do MTHFR.

As duas variantes mais comuns do gene MTHFR são A1298C e C677T. Em alguns países, até 50% da população apresenta alguma variação nessas regiões do DNA. Essa alteração pode levar à diminuição da atividade da enzima MTHFR e à redução da capacidade de metilação. Alguns especialistas acreditam que gestantes com variações no gene MTHFR deveriam suplementar com folato na forma ativa em vez de ácido fólico, que, desde 1992 nos Estados Unidos, é recomendado para todas as gestantes com o objetivo de reduzir o risco de defeitos do tubo neural, como a espinha bífida. O ácido fólico é uma forma sintética do folato e precisa passar por várias reações no organismo para se tornar uma forma utilizável. Além disso, ele é adicionado a diversos alimentos industrializados, como pães e cereais, o que resulta em um consumo elevado pela população em geral — especialmente por gestantes.

Pessoas com atividade reduzida da enzima MTHFR têm dificuldade de converter o ácido fólico em folato ativo, e esse excesso de ácido fólico circulando no organismo pode bloquear a utilização do folato ativo, levando a uma deficiência funcional. Portanto, uma forma mais eficaz de suplementação pode ser o uso direto de folato ativo (como o L-5-metiltetrahidrofolato ou L-5-MTHF), que já está pronto para uso pelo organismo e não requer ativação.

Alguns estudos apontam que a suplementação com ácido fólico pode estar associada ao aumento de taxas de câncer,[100] à aceleração do crescimento tumoral,[101] e também à ocultação de uma deficiência de vitamina B12.[102] Muitos estudos sobre MTHFR e defeitos cardíacos, síndrome de Down e TDAH são inconclusivos ou conflitantes.[103] A associação entre MTHFR, mielomeningocele e espinha bífida é mais evidente, mas ainda não é definitiva. Como o MTHFR, o folato e a metilação estão diretamente envolvidos tanto no fechamento da crista neural quanto no processo de apoptose (morte celular programada), faz sentido pensar que os frênulos orais alterados — que envolvem falhas de migração celular e de apoptose do neuroectoderma — possam estar relacionados a esses mecanismos. Um artigo menciona que a deficiência relativa de folato a nível celular pode ser uma das causas de defeitos do tubo neural,[104] sendo que isso também pode ocorrer devido ao excesso de ácido fólico bloqueando a ação do folato ativo. É provável que o MTHFR seja apenas a "ponta do iceberg" e que o real mecanismo por trás do aumento da prevalência de frênulos alterados na população seja bastante complexo. Como na maioria das condições multifatoriais, não é uma simples questão de "este gene causa frênulo lingual alterado", caso contrário, isso já teria sido completamente elucidado.

Não se trata de um caso simples de "este gene causa a língua presa", pois, se fosse assim, ele já teria sido identificado.

221

Por que a prevalência de língua presa está aumentando?

O diagnóstico de língua presa parece estar em ascensão, e isso se deve a vários fatores. Principalmente, esse aumento pode ser atribuído à maior taxa de iniciação ao aleitamento materno e à identificação de dificuldades durante a amamentação tanto para a mãe quanto para o bebê, além de uma crescente conscientização sobre o tema. Há um interesse renovado em tratar o frênulo lingual alterado, e os avanços tecnológicos — como o uso do laser — facilitaram muito a correção do problema. Se antes a mãe precisava escolher entre submeter o bebê à anestesia geral para corrigir o frênulo ou abandonar a amamentação e recorrer à fórmula, muitas optavam pela fórmula. Para muitas, o "picote" incompleto feito com tesoura não resolvia o problema — e é por isso que o laser ganhou tanta popularidade. Hoje, a escolha entre um procedimento rápido com laser no consultório ou o abandono da amamentação pesa cada vez mais a favor do procedimento (sem contar os inúmeros benefícios para a saúde discutidos ao longo deste livro). Além disso, trocar o peito pela mamadeira não "corrige" magicamente a língua presa. Esses bebês (e suas famílias) continuam enfrentando desafios alimentares, podendo sofrer com dores abdominais intensas, cólicas, refluxo, engasgos e ânsia durante a alimentação.

Alguns profissionais mais antigos podem dizer que o tratamento da língua presa é uma "moda passageira", mas argumentamos que tratá-la não é mais uma moda do que o diagnóstico de autismo. De acordo com os Centros de Controle e Prevenção de Doenças dos EUA (CDC), o diagnóstico de autismo passou de 1 em cada 150 crianças no ano 2000 para 1 em 59 nos dias atuais,[105] aumento que se deve, em grande parte, à maior conscientização sobre a condição, seus sinais, sintomas e impacto funcional na qualidade de vida — além de um possível aumento real na prevalência. O diagnóstico de língua presa segue lógica semelhante, combinando maior conscientização com possível aumento de casos. A língua presa pode, certamente, ter caráter hereditário. Em muitas famílias, quando um bebê apresenta dificuldades com a amamentação e recebe o diagnóstico, os pais passam a perceber sinais semelhantes em irmãos mais velhos

— e, ao examiná-los, o diagnóstico se confirma. Frequentemente, ao identificar um bebê ou criança com frênulo lingual alterado, um ou ambos os pais também reconhecem dificuldades funcionais semelhantes e, ao serem examinados, descobrem que também têm um frênulo alterado — e relatam alívio dos sintomas após a frenectomia, confirmando a causa. Assim, uma parte do aumento nos casos de língua presa se deve à quantidade acumulada de casos não diagnosticados em gerações anteriores, combinada com a influência de genes dominantes na população. Um dos pais pode

O diagnóstico de língua presa segue uma lógica semelhante, provavelmente resultando de uma combinação entre o aumento da conscientização e o crescimento real da prevalência.

transmitir a alteração a todos ou à maioria dos filhos, criando um efeito acumulativo. No entanto, outro fator que provavelmente contribui para esse aumento é o impacto do ambiente moderno e da dieta sobre a epigenética (ou seja, a forma como o ambiente afeta a expressão genética).

Estamos observando o surgimento de novos e maiores problemas — possivelmente relacionados à exposição a fatores como:

» uso frequente de ultrassonografia durante a gestação,
» tempo excessivo dentro de ambientes fechados,
» exposição a produtos químicos como o glifosato (Roundup®),
» toxinas, retardadores de chama,
» alimentos processados ou geneticamente modificados.

Esses fatores vêm sendo associados ao aumento de condições como autismo, diabetes, câncer, doenças autoimunes — e também à língua presa. No entanto, os cientistas ainda estão começando a entender todos os impactos do ambiente moderno sobre o corpo humano, e mais pesquisas são necessárias para esclarecer essas conexões.

O Impacto Social e Psicológico dos Frênulos Orais Alterados

Questões aparentemente pequenas decorrentes de uma língua presa podem causar problemas surpreendentemente amplos, incluindo impactos psicológicos e interpessoais. Um menino que vimos em nosso consultório tinha o frênulo lingual mais espesso até a ponta da língua que eu já havia visto. Ele tinha cáries em vários dentes, fala abafada e mal falava, além de ser muito tímido. Imagino que toda vez que falava, alguém perguntava "O que você disse?" ou simplesmente não conseguia entendê-lo, então ele se fechava e se retraía. De fato, após liberarmos seu frênulo lingual, vimos seu irmão alguns meses depois para uma limpeza de rotina. O irmão comentou que ele estava irreconhecível! Agora falava mais, era mais comunicativo e sua fala estava mais clara.

Uma menina que sempre teve um distúrbio de fala lutava para ser compreendida pelas colegas do time de softball. As interações sociais de uma menina durante seus anos formativos podem realmente moldar a forma como ela se vê pelo resto da vida. O pai dela comentou, um mês após a frenectomia do frênulo, que os treinadores estavam percebendo que ela parecia mais feliz e estava interagindo mais com as outras crianças. Ele também observou que as crianças não perguntavam mais o tempo todo aos adultos "O que ela disse?". Ele afirmou: "Não é exagero dizer que liberar sua língua mudou sua vida."

Recentemente, uma avó contou sobre um menino em sua turma, há mais de 60 anos, que tinha língua presa. Ela disse que os professores o faziam falar na frente da classe para tentar fazê-lo superar a timidez; infelizmente, tanto os professores quanto os colegas eram cruéis com ele. Embora fosse inteligente, era ridicularizado e excluído porque os outros sabiam que ele não falava bem. Quando era adolescente, cometeu suicídio, segundo a avó, por ter sido tão maltratado e rejeitado por causa das dificuldades de fala decorrentes da língua presa. O impacto psicológico em crianças e adultos com língua presa tem sido amplamente minimizado, e os benefícios sociais muitas vezes observados após a frenectomia (e os possíveis efeitos prejudiciais da não intervenção) devem ser discutidos com os pacientes e seus familiares.

Crianças costumam ser responsabilizadas por diversos problemas relacionados à alimentação — como seletividade, comer devagar, fazer barulho ao mastigar ou mastigar de boca aberta — e à fala, como murmurar ou "falar como um bebê". Muitas vezes, também são vistas como tímidas por esconderem suas dificuldades na hora de comer ou se comunicar. Além disso, questões psicológicas como depressão, TDAH e enurese noturna podem estar associadas à presença de um frênulo lingual alterado, como vimos anteriormente. Sem mencionar os impactos emocionais sobre as mães no período da amamentação, que frequentemente incluem sentimentos de fracasso diante de algo que supostamente deveria ser natural, depressão pós-parto ou até mesmo transtorno de estresse pós-traumático (TEPT) devido à dor constante ao amamentar — e à culpa por sentir essa dor. Com frequência, durante uma consulta, vemos mães emocionadas, chorando ao relatarem o quanto tem sido difícil e frustrante que nenhum profissional de saúde tenha identificado essa condição — e todo o sofrimento que ela e seu bebê enfrentaram. Embora fatores hormonais certamente estejam envolvidos, essas mães estão em guerra: lutam todos os dias, por semanas ou meses, para conseguir alimentar seus filhos. O impacto psicológico da língua presa sobre os pacientes e suas famílias precisa ser reconhecido pelo profissional atento, e tratado com o acompanhamento adequado, sempre que necessário. Para um profissional da atenção primária — ou de qualquer outra especialidade — afirmar que "não há nada de errado" ou que "está tudo bem" apenas porque o bebê está ganhando peso, ignorando ou minimizando todos os outros sinais clínicos e relatos maternos, é, francamente, um ato de negligência.

Tensão e Dor no Pescoço

Em adultos e até mesmo em crianças, um frênulo lingual alterado pode puxar o osso hioide no pescoço para cima e gerar tensão em todo o tecido conjuntivo ou fáscia do pescoço, que está conectado a todo o corpo. A tensão, dor e a amplitude de movimento do pescoço frequentemente melhoram significativamente após a frenectomia do frênulo lingual — isso é corroborado por fisioterapeutas e quiropráticos que acompanham os pacientes semanalmente, às vezes por anos, e ficam surpresos com a diferença observada após o procedimento. Frequentemente, ao realizarmos a frenectomia em adultos, eles relatam que não precisam mais (e, de fato, não conseguem mais) estalar os dedos ou o pescoço para aliviar a tensão no tecido conjuntivo. Existe alguma evidência científica na literatura mostrando que a frenectomia do frênulo ajuda a aliviar o estalo dos dedos? Não, porque ninguém investiria recursos para estudar estalos nos dedos. No entanto, observamos esse resultado com frequência em nosso consultório, e outros profissionais ao redor do país também relatam a mesma experiência. Além disso, essas pessoas frequentemente relatam uma sensação de alívio da ansiedade e como se um peso tivesse sido retirado após a frenectomia da língua. A tensão constante no pescoço se irradia por todo o corpo, colocando a pessoa em um estado de estresse inconsciente e de resposta de luta ou fuga ativada pelo sistema nervoso simpático. Esse excesso de adrenalina e ativação simpática pode também gerar problemas digestivos, como a síndrome do intestino irritável, que é difícil de tratar, e pode levar a dores de cabeça, sensação de ansiedade e até depressão. A frenectomia desse pequeno tecido pode ter impactos profundos na vida diária de uma pessoa.

Todos os pacientes com a língua presa apresentam esses sintomas? Certamente não — a manifestação é bastante variável. Algumas pessoas têm dificuldades na fala e na alimentação, enquanto outras têm problemas dentários, enxaquecas e ansiedade, e outras ainda apresentam uma combinação variada de sintomas. A frenectomia resolverá todos os sintomas? Muitas vezes, ajuda em vários deles, mas não em todos. Ainda assim, em alguns casos, alivia problemas que a pessoa nem percebia que estavam impactando sua vida, como um sono de má qualidade. Como o procedimento tem riscos mínimos e a dor costuma durar apenas alguns dias, se houver qualquer chance de que a frenectomia possa ajudar o paciente, os benefícios certamente superam os riscos.

CAPÍTULO 23

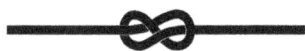

Terapia Miofuncional

Paula Fabbie, RDH, BS, COM and
Lorraine Frey RDH, LDH, BAS, COM, FAADH

O capítulo a seguir é um trecho da próxima publicação dos autores, O Milagre da Terapia Miofuncional Orofacial: Um Guia Essencial para Pais com Informações, Recursos e Estratégias de Fácil Aplicação.

Você pode se perguntar por que nunca ouviu falar da terapia miofuncional orofacial. Isso acontece principalmente porque o público ainda está, em grande parte, desinformado sobre a existência dessa terapia incrível. Atualmente, há uma escassez de profissionais de saúde bem preparados e com conhecimento sobre os distúrbios miofuncionais orofaciais (DMOFs) e sobre como esses distúrbios podem afetar o sono, a respiração, a mastigação, a deglutição, o crescimento e desenvolvimento, o comportamento, o desempenho escolar e até mesmo algumas questões de fala. Além disso, há uma carência de terapeutas qualificados e experientes, e incentivamos os profissionais da saúde que já são qualificados a buscar oportunidades de formação e educação para atender a essa necessidade crescente.

Tanto os profissionais de saúde quanto os pais estão cada vez mais interessados em soluções com foco holístico para esses problemas. No entanto, atualmente, há pouquíssimas instituições de ensino que oferecem conteúdos básicos sobre a identificação e o tratamento desses distúrbios — apesar da crescente demanda por essa terapia. Especialistas concordam que o tratamento precoce gera os melhores resultados, além de ser o menos dispendioso. Os pais estão ávidos por essas informações e, muitas vezes, expressam frustração e decepção por não terem identificado os DMOFs dos filhos com antecedência. Nosso objetivo é ajudar os pais a reconhecerem os sinais dos DMOFs, saber quando procurar ajuda, oferecer recursos e permitir que tomem decisões bem-informadas em relação à saúde de seus filhos.

A História da Terapia Miofuncional: Como a terapia miofuncional evoluiu?

A terapia miofuncional orofacial, ou TMO como é comumente conhecida, remonta ao início dos anos 1900. Um artigo importante, intitulado *"Exercícios para o Desenvolvimento dos Músculos da Face, com o Objetivo de Aumentar sua Atividade Funcional"*, foi publicado em 1918.[106] O autor, Alfred Paul Rodgers, DDS, descreveu a terapia miofuncional e o posicionamento adequado da língua na cavidade oral com o objetivo de melhorar o crescimento da mandíbula, a respiração nasal e a estética facial.

Na década de 1960, os exercícios de TMO foram desenvolvidos pelo ortodontista Walter Straub para auxiliar na reeducação da deglutição atípica. Desde então, o interesse pela terapia miofuncional orofacial cresceu significativamente. Por que agora? Pesquisas baseadas em evidências conduzidas por especialistas em sono pediátrico concluíram que a TMO é uma opção de tratamento viável, e esses especialistas têm promovido e impulsionado esse ressurgimento.

Em um grande estudo longitudinal finalizado em 2012, a epidemiologista Karen Bonuck, PhD, concluiu que, em crianças de 6 meses a 7 anos, ronco, apneia obstrutiva do sono e respiração oral contribuem para morbidades neurocomportamentais, incluindo um risco significativamente maior de TDAH, problemas de comportamento entre pares, aumento da agressividade e ansiedade.[107]

Em um artigo publicado na revista *Sleep*, pesquisadores de Stanford liderados por Camacho et al. (2015) concluíram, após uma revisão sistemática, que a TMO melhora a apneia do sono em aproximadamente 50% dos adultos e 62% das crianças. Os pesquisadores também determinaram que a terapia miofuncional pode ser uma aliada útil em conjunto com outros tratamentos para apneia obstrutiva do sono (AOS).[108]

Dentistas e ortodontistas estão cada vez mais cientes dos danos causados pelos distúrbios miofuncionais orofaciais. Esses distúrbios incluem sucção de dedo, chupeta ou objetos, roer unhas, lamber ou morder os lábios, empurrar a língua, projetar a mandíbula, salivação excessiva, alimentação desorganizada, mastigação de boca aberta, deglutição inadequada, aversão a texturas, apertamento e bruxismo, além da respiração oral.

Novas evidências indicam que há muito mais envolvido com o empurramento da língua, hábitos de sucção não nutritiva e posturas inadequadas de repouso. Especialistas em sono pediátrico têm investigado o impacto do crescimento facial e mandibular inadequado na via aérea superior. Essas posturas orais alteradas e hábitos nocivos podem desempenhar um papel no desenvolvimento de distúrbios respiratórios do sono e apneia obstrutiva do sono. A presença de ronco em crianças deve ser investigada, de acordo com as Diretrizes Clínicas Pediátricas. Históricos familiares de apneia obstrutiva do sono (AOS) e ronco perturbador são frequentemente encontrados em crianças que apresentam esses sintomas.[109]

De acordo com os autores do livro *Contemporary Orthodontics*, "Devido ao crescimento acelerado exibido pelas crianças durante os anos de dentição decídua, o tratamento de discrepâncias mandibulares por meio de modificação de crescimento deveria ser bem-sucedido em idades muito precoces. Se tratado entre 4 e 6 anos, quando ocorre crescimento rápido, melhorias significativas em discrepâncias esqueléticas podem ser alcançadas em um curto período de tempo." Os autores, Proffit et al. (2006), concluíram que "a estabilidade desses resultados depende da eliminação dos DMOFs e do estabelecimento de uma função muscular harmoniosa."[110]

Durante uma avaliação abrangente, um terapeuta miofuncional orofacial utilizará diversas técnicas para avaliar a função, realizar medições e fazer observações após coletar um histórico médico, odontológico e do sono detalhado. A terapia miofuncional orofacial não envolve procedimentos invasivos nem é uma terapia manipulativa.

Terapia Miofuncional Orofacial: O Que Todo Pai e Mãe PRECISA Saber

Sintomas de Distúrbios Miofuncionais Orofaciais (DMOFs)
Seu filho sofre ou apresenta dificuldades com...
» Congestão nasal / respiração oral
» Postura de boca aberta em repouso
» Alergias
» Tônus muscular baixo
» Apinhamento dentário / mordida cruzada / mordida aberta
» Palato alto e estreito
» Frênulo lingual alterado (língua presa)
» Salivação excessiva (babar)
» Olheiras
» Hábito de chupar o dedo ou objetos
» Roer unhas
» Enurese noturna (xixi na cama)
» Mastigação de boca aberta / alimentação desorganizada

Quais são os sinais de Distúrbios Miofuncionais Orofaciais (DMOFs)?

O Nariz
» Congestão nasal que favorece a respiração oral
» Respiração audível e barulhenta
» Respiração excessiva / hiperventilação
» Bocejos excessivos
» Fungadas constantes
» Suspiros frequentes

» Movimentos visíveis do tórax e ombros durante a respiração

Os Lábios
» Postura de boca aberta — lábios entreabertos na maior parte do tempo
» Lábios ressecados, rachados
» Flacidez, baixo tônus
» Lábio inferior grande e enrolado
» Lamber os lábios frequentemente
» Morder os lábios
» Sugar os lábios
» Saliva visível nos cantos da boca
» Salivação excessiva e dificuldade para controlar a saliva

A Língua
» Visível em repouso
» Visível durante a fala
» Projeção da língua (língua empurrando os dentes)
» Parece grande e atrapalha
» Bordas da língua com marcas (aspecto ondulado)
» Presença de frênulo lingual alterado (língua presa)

A Mandíbula (maxilar inferior)
» Tendência da mandíbula a desviar para a esquerda, direita ou para frente
» Maxilares que não se encaixam corretamente
» Dores de cabeça ou dor facial
» Mandíbulas que parecem desproporcionais
» Estalos, estalidos ou ruídos ao abrir/fechar a boca
» Zumbido nos ouvidos
» Dificuldade para abrir a boca amplamente
» Mudança súbita na mordida
» Mastigação excessiva de chiclete
» Apoiar excessivamente a cabeça nas mãos para manter a postura

Respiração Durante o Dia
- » Respiração audível
- » Predominância de respiração oral durante a fala, alimentação, atividades diárias ou momentos de concentração
- » Amígdalas e adenoides aumentadas que obstruem as vias aéreas

Durante o Sono
- » Ronco
- » Respiração barulhenta
- » Ranger ou apertar os dentes (bruxismo)
- » Apneia observada (paradas respiratórias)
- » Suor excessivo durante a noite
- » Pesadelos recorrentes
- » Enurese noturna (xixi na cama)
- » Sono agitado ou com muitos movimentos
- » Postura de boca aberta ao dormir
- » Pescoço em extensão (postura hiperestendida)
- » Dificuldade para acordar de manhã
- » Sonolência diurna ou irritabilidade
- » Oscilações de humor e problemas comportamentais
- » Hiperatividade e dificuldades cognitivas

Hábitos
- » Chupar o dedo, objetos ou mãos
- » Roer unhas, cutículas
- » Levar frequentemente mãos ou objetos à boca
- » Lamber, sugar ou morder os lábios
- » Tendência a mastigar tudo
- » Respiração oral
- » Colocar o dedo no nariz
- » Cutucar a pele ou arrancar cabelos
- » Arrancar sobrancelhas ou cílios
- » Morder a pele
- » Limpar a garganta com frequência

» Tosse sem estar doente
» Estalos na mandíbula
» Estalos no pescoço
» Estalar os dedos
» Chupar cobertores ou panos
» Mastigar chiclete em excesso

Com esse conhecimento em mãos, incentivamos os pais a identificar e abordar precocemente os sintomas mencionados acima, sempre com o acompanhamento de profissionais experientes e devidamente capacitados.

O que é a terapia miofuncional orofacial?

A terapia miofuncional orofacial envolve o posicionamento adequado da língua para melhorar a função e o tônus dos músculos orais e faciais, promover a respiração nasal e otimizar as posturas de repouso craniofaciais e orais. Graças a pesquisas recentes, incluindo diversos estudos realizados por pesquisadores de Stanford, a terapia miofuncional tem ressurgido como um componente essencial de uma abordagem multidisciplinar no tratamento de distúrbios respiratórios do sono, além de ser uma aliada no tratamento ortodôntico para estimular o desenvolvimento craniofacial ideal e prevenir recidivas ortodônticas.

Acho que meu filho tem um distúrbio miofuncional orofacial (DMO)... o que posso fazer?

O primeiro passo é procurar o dentista pediátrico, pediatra, otorrinolaringologista, médico do sono ou pneumologista da criança. Muitos programas de medicina e odontologia já estão começando a incorporar o rastreio desses distúrbios em suas práticas clínicas.

Qual é a relação entre os DMOs e os hábitos orais?

A Academia Americana de Odontopediatria (AAPD) desenvolveu, em 2013, diretrizes para auxiliar os dentistas a tomarem decisões baseadas em informações práticas e atualizadas sobre hábitos orais, como sucção de dedo ou objetos, bruxismo (ranger de dentes), empurramento lingual e roer unhas. Essas condições devem ser tratadas antes da correção de dentes apinhados, mordidas incorretas ou crescimento facial indesejável. Recomenda-se que pacientes com esses hábitos recebam tratamento adequado ou sejam encaminhados para o especialista indicado, independentemente de terem 2 ou 14 anos. A melhora da estrutura dentária contribui para uma mordida mais equilibrada, função oral adequada e uma face e sorriso harmoniosos. O dentista ou odontopediatra já é orientado por essas diretrizes a investigar e intervir nesses hábitos.

Respiração nasal versus respiração bucal… existe diferença?

Sim — e a diferença é significativa. Para respirar pela boca, ela precisa estar aberta, com a língua posicionada em repouso na parte inferior da cavidade oral. Essa postura oral disfuncional dos lábios e da língua favorece diversos problemas de crescimento e desenvolvimento, além de comprometer a saúde geral da criança. Em resumo: se a língua não repousa habitualmente no palato e a criança respira pela boca, o desenvolvimento craniofacial é negativamente impactado. Crianças que mantêm essas posturas de repouso inadequadas e respiram pela boca têm maior risco de apresentar dentes apinhados, maxilares subdesenvolvidos, pouco espaço para a língua, amígdalas e adenóides aumentadas, gengivite, cáries e o chamado "síndrome da face longa". Além disso, podem estar mais propensas a uma variedade de problemas de saúde, como alergias, asma e distúrbios respiratórios do sono, incluindo a apneia obstrutiva do sono. Por outro lado, a respiração nasal proporciona diversos benefícios que a respiração bucal não oferece. Respirar pelo nariz filtra as partículas e alérgenos, além de aquecer e umidificar o ar. Os seios paranasais produzem óxido nítrico, um potente vasodilatador com ação antimicrobiana contra vírus e bactérias. O óxido nítrico também melhora a absorção de oxigênio pelo sangue — o que significa que respiradores bucais fornecem menos oxigênio ao organismo do que respiradores nasais.

Quais sinais podem indicar que meu filho tem um problema de respiração durante o sono?

Ronco, pausas longas entre as respirações, respiração audível pela boca, ranger ou apertar os dentes, suor durante o sono, enurese noturna (xixi na cama), terrores noturnos, sono constantemente agitado, dificuldade para acordar e boca seca ao despertar são sintomas que podem indicar que seu filho está enfrentando um problema respiratório durante o sono que merece investigação mais aprofundada.

Sinais durante o dia também podem estar presentes. Um estudo longitudinal recente confirmou uma forte e persistente associação entre sintomas de respiração desordenada durante o sono e alterações de comportamento em crianças. A Dra. Karen Bonuck, professora do Departamento de Pediatria da Albert Einstein College of Medicine, conduziu o maior estudo já feito nesse tema, oferecendo evidências de que comportamentos como desatenção, hiperatividade, ansiedade, depressão, dificuldades de relacionamento e problemas de conduta podem se manifestar anos depois.[107] Bebês que demonstram sintomas entre 6 e 18 meses têm um aumento de 40 a 50% no risco de alterações comportamentais até os 7 anos de idade. Devido às sérias implicações a longo prazo, hoje se recomenda avaliar sintomas respiratórios relacionados ao sono já no primeiro ano de vida.

Como posso saber se meu filho tem um distúrbio miofuncional orofacial (DMO)?

Há muitos sinais que podem indicar a presença de um DMO. Indicadores fortes incluem:
   » Postura de boca aberta
   » Respiração bucal

- » Dentes apinhados
- » Palato estreito
- » Maxilares pequenos
- » Língua protusa visível em repouso, durante a fala ou alimentação
- » Mordida aberta
- » Mordida cruzada
- » Congestão nasal crônica
- » Salivação excessiva ou dificuldade para controlar a saliva
- » Amígdalas que se tocam ("amígdalas em beijo")
- » Postura de cabeça projetada para frente
- » Bruxismo (ranger de dentes) diurno ou noturno
- » Olheiras acentuadas

Minha filha em idade escolar ainda chupa o dedo. Isso é realmente um problema? Se for, como posso ajudá-la a parar?

Sim! Qualquer coisa que interfira na relação entre a língua e o palato pode causar problemas — e o dedo pode causar grandes prejuízos. O tônus muscular reduzido costuma estar associado ao hábito de sucção, e esse comportamento pode levar a disfunções musculares compensatórias que afetam a mastigação, a deglutição, o desenvolvimento dentário e o crescimento craniofacial. Os terapeutas miofuncionais orofaciais são os profissionais mais indicados para ajudar na eliminação do hábito de sucção digital. Se sua filha ainda chupa o dedo após os quatro anos de idade e suas tentativas de ajudá-la a parar não funcionaram, é hora de buscar ajuda profissional para evitar danos maiores. Quanto antes, melhor!

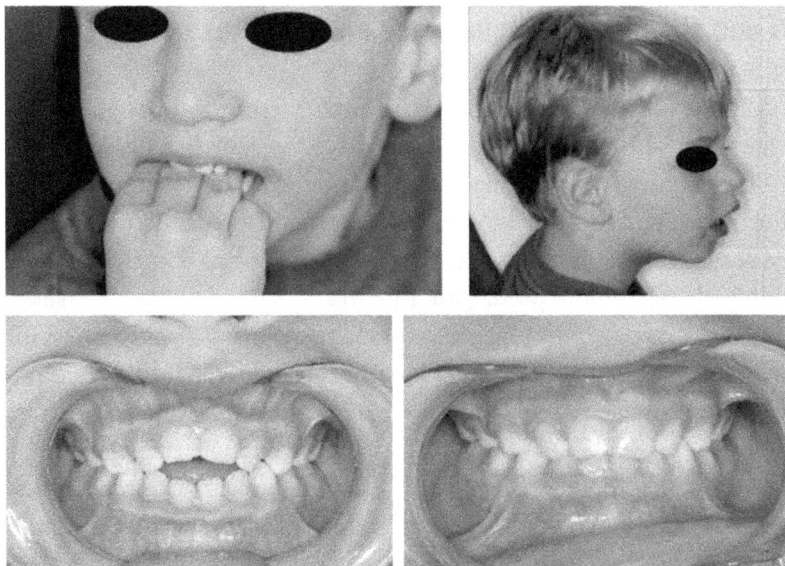

Exemplo de terapia miofuncional com menino de 2 anos e meio com hábito de morder as mãos. Os resultados foram alcançados em três sessões ao longo de três meses.

Por que mastigar é tão importante?

Temos mandíbulas, e fomos feitos para mastigar! Infelizmente, o estilo de vida moderno levou a uma alimentação baseada principalmente em alimentos altamente processados e refinados, o que reduziu nossa necessidade de mastigar. Pense na mastigação necessária para comer uma maçã crua inteira em comparação com a necessária para consumir um prato de purê de maçã. Alimentos integrais, em seu estado natural e não processado, exigem mais atividade muscular para serem mastigados e engolidos adequadamente. Mais atividade muscular significa maior crescimento e desenvolvimento ideal para uma criança. Antropólogos que estudam crânios estão descobrindo que temos mandíbulas menores e, consequentemente, vias aéreas menores do que nossos ancestrais de apenas algumas centenas de anos atrás, evidenciando os efeitos epigenéticos da nossa dieta moderna macia e do estilo de vida atual.

O que significa ter língua presa ou língua restrita?

Na parte inferior da língua existe uma estrutura de tecido mole chamada frênulo lingual, que conecta a língua ao assoalho da boca. Essa estrutura é normal, mas, se o frênulo estiver tenso ou inserido de forma que restrinja o movimento ou a mobilidade da língua, a língua pode não conseguir alcançar e/ou repousar no palato. Frequentemente chamada de "língua presa", uma língua restrita geralmente assume uma posição de repouso baixa, no assoalho da boca, e pode contribuir para muitos distúrbios miofuncionais orofaciais (DMOFs). Para um resultado bem-sucedido com a terapia miofuncional, é necessário que a língua consiga alcançar confortavelmente e repousar no palato. Se houver restrição, um procedimento cirúrgico chamado frenectomia pode ser realizado para liberar o frênulo lingual alterado, permitindo maior mobilidade e função da língua. A terapia miofuncional também é essencial para o sucesso da frenectomia e deve ser incorporada ao plano de cuidados pós-operatórios, pois ajuda a manter a frenectomia total durante o processo de cicatrização e reeduca a língua quanto à postura de repouso funcional e aos padrões musculares. A ausência de cuidados adequados com a ferida e de terapia miofuncional logo após a cirurgia frequentemente resulta em nova aderência fibrosa dos tecidos liberados.

A terapia miofuncional orofacial pode ajudar adultos?

Com certeza. As pesquisas continuam a validar os benefícios da terapia miofuncional em adultos. Em 2015, o pesquisador de Stanford Dr. Macario Camacho e sua equipe publicaram uma revisão da literatura na revista Sleep, da Sleep Research Society, intitulada "Myofunctional Therapy to Treat OSA" (Terapia Miofuncional para Tratar a Apneia Obstrutiva do Sono). Os pesquisadores concluíram que a terapia miofuncional reduz o IAH (Índice de Apneia-Hipopneia — uma medida que indica a gravidade da apneia do sono) em aproximadamente 50% em adultos e 62% em crianças. Além disso, observaram que a terapia também melhora o ronco e a sonolência nos adultos. A revisão conclui que a terapia miofuncional pode ser recomendada como uma terapia adjunta no tratamento da apneia obstrutiva do sono.

Como obter informações e orientações confiáveis sobre DMOFs e programas de terapia OMT?

Cada caso é único e só pode ser adequadamente avaliado por um profissional qualificado durante uma consulta presencial. Redes sociais e outras fontes da internet podem não fornecer informações precisas ou confiáveis. Mais informações sobre organizações de terapia miofuncional podem ser encontradas na seção de Recursos.

CAPÍTULO 24

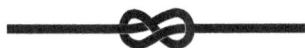

Quiropraxia

Marty C. Lovvorn, DC

Por que levar um bebê ao quiropraxista?

Profissionais de saúde frequentemente ouvem alguma versão dessa pergunta. Este capítulo aborda essa e outras questões relacionadas aos cuidados quiropráticos. Serão discutidos os cuidados com bebês, crianças e adultos, bem como sintomas aparentemente não relacionados, como dor no pescoço, tensão cervical, dor nos ombros e dores de cabeça, podem estar ligados à presença de um frênulo lingual alterado.

O número de pessoas que busca atendimento quiroprático para si e para seus filhos aumentou nos últimos anos. É provável que muitas famílias procurem a orientação do pediatra ou médico de cuidados primários sobre o escopo e os benefícios dos cuidados quiropráticos. Por isso, é importante que pais e profissionais de saúde tenham informações úteis sobre como a quiropraxia pode beneficiar seus pacientes. Nos Estados Unidos, os quiropraxistas formam o terceiro maior grupo de profissionais de saúde com contato primário com o paciente, ficando atrás apenas de médicos e dentistas.[111] Segundo uma pesquisa de 1994, os quiropraxistas foram os profissionais alternativos mais frequentemente consultados por pacientes pediátricos.[112]

Embora a maioria dos adultos (85%) procure quiropraxistas por queixas musculoesqueléticas, crianças frequentemente os visitam por questões respiratórias, otorrinolaringológicas e até comportamentais. Mais importante ainda, um número crescente de crianças e pais busca esse atendimento com foco na prevenção. Em 1993, a Associação Americana de Quiropraxia relatou que 8% dos pacientes quiropráticos tinham menos de 16 anos, e o Conselho Nacional de Examinadores de Quiropraxia apontou que 10% tinham menos de 17 anos—o que representa cerca de 20 milhões de atendimentos pediátricos anuais.[112] O número de crianças em consultórios quiropráticos é significativo e vem crescendo desde então.

Quando algumas pessoas ouvem falar de quiropraxia para bebês, imaginam imediatamente um profissional manipulando o pescoço frágil do recém-nascido de forma brusca ou perigosa. Nada poderia estar mais distante da realidade! O atendimento quiroprático para bebês é suave e indolor, e os bebês geralmente parecem mais relaxados e tranquilos após as sessões. O quiropraxista normalmente inicia a consulta colhendo o histórico dos sintomas atuais, padrões de alimentação e comportamento geral do bebê, além de investigar como foi o parto—já que o desalinhamento pode começar ainda durante o nascimento. Em seguida, avalia a forma craniana, o tônus muscular e os movimentos articulares. Se uma vértebra estiver desalinhada, aplica-se uma leve pressão para incentivar o movimento ideal da coluna. Esse ajuste é completamente diferente dos realizados em adultos, onde se ouvem estalos ou "cliques". Nos bebês, utiliza-se apenas a ponta dos dedos, com uma pressão leve e constante—como se estivesse verificando o ponto de maturação de um abacate ou tomate. Após os ajustes, é comum que os bebês consigam virar o pescoço mais livremente para ambos os lados, facilitando a amamentação. Muitos também demonstram relaxamento, redução dos sintomas de cólica e até evacuações. Por que isso acontece? Os ossos da coluna vertebral envolvem e protegem a medula espinhal, composta por bilhões de fibras nervosas que percorrem todo o corpo. Esses nervos são os canais pelos quais o cérebro se comunica com o corpo. Embora muitas pessoas pensem nos nervos apenas em relação à dor, essa é apenas uma pequena parte de sua função. Eles também são responsáveis por funções vitais—como respiração e digestão. Quando uma vértebra está fora de alinhamento, pode pressionar um nervo e causar disfunções. Isso coloca o bebê em um estado de estresse, ativando o sistema nervoso simpático, ou de "luta ou fuga". Ao relaxar o sistema nervoso, os ajustes quiropráticos ajudam o corpo do bebê a funcionar como deveria, prevenindo problemas como má digestão, constipação, dificuldade no controle da cabeça, dificuldades para mamar (especialmente de um lado específico) e irritabilidade geral.

Como o pescoço de um bebê pode sair do alinhamento?

Assim como ocorre com adultos, o desalinhamento da coluna cervical em bebês raramente é causado por grandes traumas. Ele geralmente resulta de pequenos traumas repetitivos do dia a dia. Coisas comuns como dormir em cadeirinhas de carro ou carregadores de bebê, ou até a forma como os pais seguram seus filhos, podem provocar desalinhamentos nas vértebras. Na verdade, muitos dos marcos do desenvolvimento nos primeiros dois anos de vida podem levar à necessidade de checagens regulares. Isso inclui aprender a sentar, engatinhar, levantar-se com apoio e cair com frequência nos primeiros passos. Para os recém-nascidos, a posição intrauterina, partos difíceis ou prolongados, o uso de instrumentos como fórceps ou vácuo extrator e até cesáreas podem aplicar forças excessivas sobre o pescoço e a cabeça, gerando traumas em estruturas muito frágeis.

Com o aumento de pesquisas sobre a segurança e eficácia da quiropraxia no tratamento de sintomas pediátricos comuns como dificuldades na amamentação, cólicas, refluxo e infecções de ouvido, muitos pais estão recorrendo primeiro aos cuidados quiropráticos. Apesar do crescente número de estudos que mostram melhorias na amamentação com o uso da quiropraxia, ainda há poucos que investigam a causa raiz desses sintomas.[113] Uma das questões que deve ser considerada pelo quiropraxista é a possibilidade de a criança ter um frênulo lingual alterado.

Como encontrar um quiropraxista para bebês?

Nem todos os quiropraxistas atendem bebês ou crianças, então é importante verificar se o profissional está familiarizado e confortável com esse tipo de atendimento. Alguns quiropraxistas se especializam em atletas, enquanto outros têm foco em cuidados familiares. Em geral, profissionais que acompanham muitas gestantes também costumam atender recém-nascidos. Ligar para o consultório com antecedência e perguntar se eles tratam bebês regularmente pode ajudar bastante. Se a recepcionista responder com entusiasmo, dizendo algo como: "Ah, sim! Adoramos atender bebês!", isso é um bom sinal. Mas, se ela disser que precisa perguntar a alguém ou parecer incerta, é provável que aquele consultório não tenha experiência com bebês, e talvez não seja a melhor opção. Uma boa forma de encontrar recomendações é conversar com uma consultora de amamentação da sua confiança. Grupos de mães, tanto presenciais quanto em redes sociais como Facebook, também são fontes valiosas. Em comunidades específicas sobre língua presa, muitas mães relatam experiências com terapeutas corporais como quiropraxistas ou terapeutas craniossacrais, e podem indicar profissionais com experiência tanto no atendimento a bebês quanto em casos de frênulo lingual alterado.

Como o frênulo lingual pode afetar a amamentação, o torcicolo, o formato da cabeça e causar dores de cabeça?

Pode parecer estranho imaginar que uma pequena membrana sob a língua esteja ligada a questões no pescoço, ombros e cabeça, mas há uma conexão significativa. Os músculos e os tecidos conjuntivos — ou fáscias — estão profundamente interligados, indo da boca e mandíbula até a clavícula e o esterno. Embora existam várias camadas de fáscia cervical, a mais impactada por um frênulo lingual alterado costuma ser a camada de investimento da fáscia cervical, que se conecta à mandíbula, ao osso hióide, aos músculos esternocleidomastoideo e trapézio, entre outros. Estresses anormais nessas estruturas podem levar a assimetria corporal e sintomas comuns em bebês, crianças e adultos.

O torcicolo, também chamado de "pescoço torto", é uma condição musculoesquelética caracterizada pela dificuldade de girar o pescoço igualmente para ambos os lados devido ao encurtamento muscular ou da fáscia de um lado. Em bebês e crianças, pode causar dificuldades na amamentação, inclinação do queixo, assimetria nos ombros e postura alterada da cabeça. Em adultos, os sintomas mais comuns incluem dores no pescoço, cefaleias, postura projetada da cabeça para frente e tensão nos ombros. É comum que pacientes relatem desconforto no pescoço e ombros relacionado a disfunções orais. No entanto, nem todos os quiropraxistas estão treinados para investigar a presença de um frênulo lingual alterado como possível causa.

Uma observação rápida sobre a plagiocefalia. Esta condição descreve uma cabeça achatada ou com formato assimétrico. Afeta muitos bebês e refere-se a uma assimetria na forma do crânio (osso do crânio). Trata-se de uma condição em que uma ou mais suturas (ou articulações) no crânio do bebê se fundem precocemente ao se transformarem em osso. Embora possa ser causada por muitos fatores, geralmente resulta de uma combinação da posição do bebê no útero, nascimento prematuro, gravidez múltipla (gêmeos, trigêmeos, etc.), torcicolo, uso de cadeirinhas de carro e até mesmo do hábito de dormir de costas. A Academia Americana de Pediatria continua recomendando que os bebês durmam de costas para prevenir a síndrome da morte súbita infantil (SIDS); no entanto, o tempo de bruços (tummytime) e a rotação da cabeça são atividades fundamentais para ajudar os bebês a evitar o desenvolvimento de áreas achatadas na parte posterior da cabeça. As terapias quiroprática e craniossacral podem ser úteis no tratamento de crianças com plagiocefalia. Alguns casos moderados ou severos podem necessitar do uso de capacetes ou órteses cranianas para ajudar a remodelar o crânio.

Desequilíbrios musculares podem afetar pessoas de diferentes idades. Dores de cabeça originadas no pescoço são frequentemente causadas por disfunções cervicais, geralmente na porção superior da coluna cervical. Embora a causa exata de uma dor de cabeça possa não estar totalmente clara e envolver diversos fatores contribuintes, esse sintoma em particular está frequentemente associado a desequilíbrios musculares. Esses desequilíbrios são, muitas vezes, consequência de fibras tensionadas e sensíveis na região cervical, envolvendo muitos dos mesmos músculos afetados por questões de língua presa não tratada. Esse padrão de desequilíbrio muscular frequentemente gera disfunções articulares na base do crânio e na primeira vértebra (atlas). Um frênulo lingual alterado pode ser um fator contribuinte. A frenectomia do frênulo pode ajudar a reduzir a frequência ou a intensidade de dores de cabeça e enxaquecas.

Tanto em pacientes mais jovens quanto em adultos, a identificação e a frenectomia de um frênulo lingual alterado geralmente trazem uma melhora funcional quase imediata. Após a frenectomia da língua, o quiropraxista deve reavaliar o paciente e realizar novo ajuste, se necessário, para garantir o alinhamento adequado das vértebras. A terapia crânio-sacral também deve ser considerada como abordagem complementar para ajudar a reduzir as aderências fasciais. Do ponto de vista do profissional de quiropraxia, espera-se um aumento perceptível na amplitude de movimento e uma redução na tensão cervical, já que a frenectomia do frênulo favorece o relaxamento muscular e a frenectomia das aderências fasciais.

Se você perceber que você ou seu filho não estão mantendo os ajustes quiropráticos por muito tempo (precisam ir com frequência ao consultório e parecem estar sempre desalinhados no mesmo local), ou se queixam com frequência de dor no pescoço, tensão cervical ou sono de má qualidade, é importante considerar com atenção a possibilidade de que exista um frênulo lingual alterado. Se esses sinais vierem acompanhados de dificuldades na fala, na alimentação ou de um histórico de problemas com amamentação ou mamadeira na infância, é recomendado procurar um profissional treinado na avaliação de frênulo lingual.

CAPÍTULO 25

∞

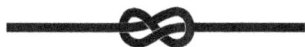

Terapia Manual, Neurodesenvolvimento, TummyTime!™

Michelle Emanuel, OTR/L, NBCR, CST, CIMI, RYT200

Trabalho Corporal e Terapia Manual

O termo *bodyworker* (terapeuta corporal) é uma expressão ampla usada para descrever qualquer profissional licenciado para realizar toques terapêuticos com as mãos, que trabalha com o corpo para promover mudanças terapêuticas. Outro termo utilizado para *bodywork* é terapia manual. Normalmente, o trabalho corporal ou terapia manual de tecidos moles é feito por meio de diferentes tipos e intensidades de palpação e toque com as mãos, ferramentas ou instrumentos, dependendo da especialidade do profissional. Um terapeuta corporal, ou alguém que realiza terapia manual, é inicialmente licenciado como terapeuta ocupacional, fisioterapeuta, quiropraxista, osteopata (tanto médicos quanto não médicos) ou massoterapeuta licenciado, entre outros. Além dessas credenciais, a maioria dos profissionais realiza muitas horas de treinamentos avançados e cursos de educação continuada para expandir sua experiência e técnicas de tratamento.

O trabalho corporal não é uma modalidade única. Existem muitos tipos de abordagens terapêuticas manuais, e a escolha costuma depender da localização geográfica e dos profissionais disponíveis na região. Alguns exemplos de modalidades/ferramentas de trabalho corporal incluem: terapia craniossacral (CST), frenectomia miofascial (MFR), acupressão, acupuntura, massagem, movimento terapêutico da pele em pediatria (TSMP), técnica sacro-occipital (SOT), terapia craniossacral fascial (CFT), entre outras. Há muitas semelhanças entre essas modalidades, e o mais importante é descobrir quais recursos e profissionais estão disponíveis na sua área, em vez de buscar uma modalidade específica. Uma das semelhanças mais relevantes é que o nível e a intensidade do toque e da palpação são sempre suaves, e o ritmo é sempre guiado pelas capacidades individuais do bebê. Embora certas técnicas, posições e formas de segurar pareçam semelhantes entre os bebês, é na resposta individual e no acompanhamento do tecido e do bebê que as mudanças terapêuticas ocorrem. A pergunta mais importante a se fazer ao avaliar um terapeuta corporal é: "Você tem experiência e treinamento para trabalhar com bebês?" De modo geral, qualquer modalidade de terapia manual nas mãos de alguém com experiência com bebês será benéfica, já que todas possuem eficácia e relevância. Além disso, todas exercem efeitos no sistema nervoso do bebê — algo benéfico para o corpo como um todo.

Outras semelhanças entre as técnicas de tecidos moles incluem o trabalho com a fáscia e o sistema tegumentar (pele), bem como o envolvimento do cérebro e do sistema nervoso. A fáscia, ou tecido conjuntivo, está presente por todo o corpo — conectando músculos aos ossos, ossos entre si, envolvendo grupos musculares e até células individuais. A fáscia é um tecido contínuo, que se estende do topo da cabeça até a ponta dos pés. Ela é composta por colágeno, elastina e substância fundamental (um tipo de fluido aquoso). Um frênulo lingual é composto de fáscia — e essa fáscia está conectada a todas as outras partes do corpo. Essa é uma das razões pelas quais a língua exerce um impacto tão significativo sobre a posição e os movimentos do corpo do bebê. Ao liberar um frênulo lingual, o profissional está liberando a fáscia, não o músculo. Os músculos movimentam o corpo, e a fáscia conecta o corpo; é a dança interconectada entre esses elementos que dita como os ossos crescem, o movimento ocorre e a alimentação e a amamentação acontecem com sucesso. Quando um bebê passa por uma frenectomia do frênulo lingual, é a fáscia/tecido conjuntivo que está sendo liberada — o que permite ao sistema nervoso orientar os músculos para movimentar a língua com maior amplitude e com um padrão de sucção mais eficiente e maduro.

Por que bebês precisam de trabalho corporal?

"Bebês não são perfeitos?" Essas são duas perguntas que frequentemente me fazem em meu consultório e no grupo de apoio para pais no Facebook que administro. Bebês com disfunção oral e frênulos orais alterados apresentam função lingual comprometida. Para um bebê, a boca é o principal órgão sensorial e perceptivo, e seu funcionamento — ou a falta dele — será refletido em outras partes do corpo. As habilidades de movimento e função mais eficazes de um bebê em desenvolvimento típico vêm da boca, mais especificamente da língua. Por isso, o bebê acaba recorrendo a compensações e movimentos adaptativos em vez de movimentos ideais para conseguir mamar e manter a função oral. Um exemplo das consequências estruturais de uma língua restrita é o palato alto e estreito.[64] Ter um palato alto é uma configuração menos que ideal para a respiração nasal e o desenvolvimento dos seios paranasais; ele favorece a hipersensibilidade da cavidade oral e contribui para dificuldades na amamentação, geralmente por perda da sucção ou incapacidade de gerar pressão negativa. Técnicas de trabalho corporal ajudam os tecidos moles do corpo a deslizarem e se moverem melhor em pontos tensos, alterados ou "pegajosos". Esses pontos atrapalham o movimento e o processamento sensório-motor, e se beneficiam das mudanças promovidas pela terapia manual suave e pelas técnicas de trabalho corporal.

Terapeutas corporais também auxiliam na identificação de frênulos orais alterados por meio de ferramentas validadas como o protocolo de Martinelli[36] e o HATLFF[34] (ambos já mencionados), em conjunto com avaliação clínica, sintomas e o contexto individual. Além disso, muitos desses profissionais têm cuidado de feridas em seu escopo de atuação, o que pode ser útil no manejo do pós-operatório após uma frenectomia de frênulo lingual. Independentemente da ferramenta utilizada na frenectomia (laser de CO_2, laser de diodo, tesoura, bisturi etc.), a ferida deve cicatrizar por segunda intenção — ou seja, em vez de se fechar da mesma forma como era antes da frenectomia, ela precisa se preencher com novo tecido e manter-se em formato de diamante, de modo que o novo frênulo seja mais flexível. Técnicas de trabalho corporal que promovem o deslizamento dos tecidos, associadas a movimentos ativos da língua e à prática intencional de TummyTime!, colaboram para um processo de cicatrização ideal.

Outra forma pela qual o trabalho corporal e a terapia manual de tecidos moles podem ser úteis é no alívio do desconforto, tanto antes quanto depois da frenectomia dos frênulos alterados. Além do contato pele a pele e da minimização de estímulos no ambiente doméstico, há diversas estratégias que ajudam a regular o sistema nervoso do bebê. Isso inclui o uso do toque, o posicionamento suave das mãos, movimentos de "desenrolamento", ritmo e movimentação. Todas essas abordagens contribuem para o alívio natural da dor por meio da liberação de hormônios do bem-estar.

E aos pais de bebês e crianças que estão passando pelo processo de habilitação após a frenectomia do frênulo: pode ser muito benéfico que vocês também recebam sessões de trabalho corporal. Embora contar com uma equipe completa torne tudo mais leve, ainda assim esse processo é desafiador. Não é fácil aprender toda essa terminologia nova, tomar decisões com base em informações desconhecidas, fazer os exercícios, aprender a cuidar da ferida — e ainda perceber que você não pode fazer isso no lugar do seu bebê. Mas você *pode* ser forte, calmo e confiante. Considere procurar alguém na sua região que atenda adultos e permita-se viver uma sessão de cuidado e acolhimento. Alguns profissionais de trabalho corporal atendem bebês, crianças e adultos, então talvez você não precise procurar muito longe.

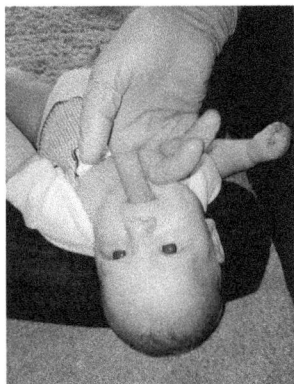

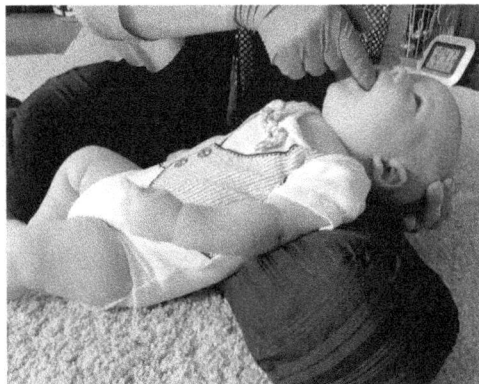

Quando você leva seu bebê a um terapeuta manual, espere encontrar um ambiente acolhedor e tranquilo, além de um profissional competente e compassivo. A maioria dos profissionais utiliza superfícies como macas de massagem, bolas, planos inclinados e o próprio chão para realizar o trabalho. Uma avaliação da cabeça aos pés será feita em sintonia com os ritmos naturais do seu bebê. Além de observar aspectos físicos, como áreas de tensão, pontos de rigidez e respostas de proteção, bem como a diminuição da mobilidade tecidual, o profissional também avaliará e tratará possíveis sinais de disfunção no sistema nervoso autônomo, a fim de otimizar as respostas do bebê ao tratamento. Isso pode incluir relaxar o sistema nervoso e os tecidos do bebê ou estimular mais energia e vitalidade, dependendo das necessidades únicas do seu filho. Movimentos passivos suaves, além de reflexos orais, primitivos e posturais, entre outros, são frequentemente utilizados para promover o alinhamento natural e o equilíbrio do corpo do bebê. Os terapeutas corporais costumam usar movimentos lentos e delicados para "convidar" os tecidos a retornarem ao alinhamento ideal e restaurarem a integridade dos tecidos moles. Isso tem um efeito positivo sobre o corpo como um todo. Às vezes, certas áreas do corpo funcionam como uma mangueira de jardim dobrada — e esses pontos precisam ser suavemente liberados para que o "fluxo" volte a acontecer.

A maioria dos bebês se beneficia de 2 a 6 sessões; no entanto, podem ser necessárias mais sessões dependendo de fatores como:

adesão às orientações para casa, nível de comprometimento funcional do bebê no início do tratamento e velocidade de progresso e mudanças observadas. Inicialmente, o bebê pode ser atendido de 1 a 2 vezes por semana, com espaçamento progressivo entre as sessões à medida que os avanços são consolidados.

O que devo esperar após uma sessão de terapia manual?

As respostas à terapia manual podem variar bastante. É comum que o bebê durma, evacue um pouco mais do que o habitual, apresente aumento nos movimentos, melhore a pega e as habilidades de amamentação, e até mesmo apresente mudanças físicas ou estruturais perceptíveis — como um achatamento craniano parecer menos acentuado ou uma expressão facial assimétrica se tornar mais equilibrada. Outras vezes, o bebê pode chorar brevemente ou ficar mais agitado, o que pode gerar uma leve desregulação do sistema nervoso. Na maioria das vezes, a resposta à terapia é positiva.

Se você não se sentir confortável ou tiver a sensação de que algo não está certo, converse com o terapeuta manual ou considere procurar outro profissional que possa se adequar melhor às necessidades do seu bebê e da sua família. Afinal, não se trata apenas das técnicas ou modalidades utilizadas, mas também da presença terapêutica do profissional e da forma como ele interage com o bebê e com a família — fatores que influenciam profundamente os resultados.

Desenvolvimento neuropsicomotor e TummyTime Terapêutico e Intencional!

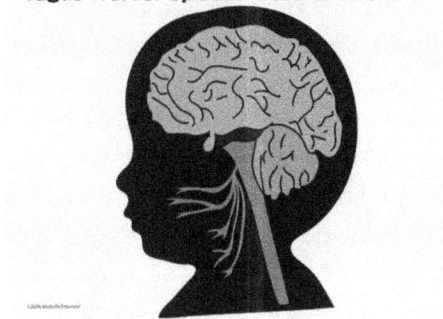

Vagus Nerve: Special Visceral Efferents

©2016 Michelle Emanuel

Os nervos cranianos são um conjunto de 12 nervos localizados no tronco encefálico primitivo. Esses nervos fornecem capacidades sensoriais e motoras aos músculos da expressão facial, à língua, laringe (caixa vocal), faringe (garganta), palato mole, músculos da cabeça e dos ombros, ouvido interno, mandíbula e articulações temporomandibulares associadas, além dos músculos e nervos sensoriais que controlam os olhos. Todas essas partes do corpo são de extrema importância para um bebê recém-nascido. Disfunção de nervos cranianos (DNC) é um termo utilizado para descrever déficits funcionais em bebês, com ênfase específica nos nervos cranianos. Não se trata de um diagnóstico, mas sim de uma forma que profissionais treinados utilizam para avaliar o estado funcional do bebê, orientar o momento adequado da frenectomia do frênulo e determinar o nível de necessidade terapêutica. Bebês com frênulos orais alterados (TOTs) podem ser categorizados como apresentando disfunção de nervos cranianos leve, moderada ou significativa. O nível de gravidade é determinado com base em sintomas como assimetrias, sintomas gastrointestinais (refluxo, gases, aerofagia, etc.), comprometimento das vias aéreas (respiração ruidosa, por exemplo), prosódia vocal (qualidade e ressonância da voz do bebê), expressividade facial, entre outros.

Um componente essencial do desenvolvimento infantil é o controle postural e o desenvolvimento motor. O bebê precisa praticar o enfrentamento da gravidade, movimentos ativos e passivos, movimentos reflexos e espontâneos — tudo isso enquanto precisa mamar de forma eficaz para ganhar peso, crescer, sentir-se conectado e seguro. Para os bebês, uma das posições importantes para o desenvolvimento postural e neuropsicomotor é a posição de bruços, ou "tummytime", um termo que deve ser familiar. O tummytime é o tempo que o bebê passa de barriga para baixo sobre uma superfície firme e plana, geralmente o chão. Todos os pediatras reconhecem e valorizam o tummytime como parte essencial do desenvolvimento do bebê.

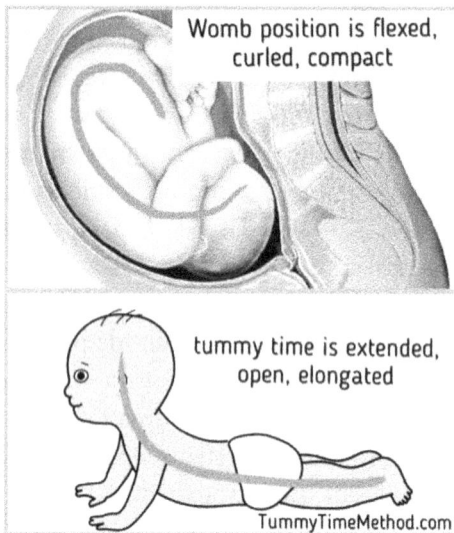

Os bebês se transformam desde o período indefeso de recém-nascido até começar a engatinhar, depois puxar-se para ficar em pé e, geralmente, começam a andar dentro do primeiro ano de vida extrauterina. O "breast crawl" — a habilidade inata do bebê de rastejar pelo corpo da mãe e se prender ao seio de forma independente entre 1 e 3 horas após o nascimento — é uma prova de como a posição prona (ou tummytime) prepara os bebês para sobreviver e prosperar. O breast crawl não é possível quando os bebês são colocados de costas, na posição supina, e eles não sobreviveriam ou se desenvolveriam adequadamente se permanecessem nessa posição logo após o nascimento. Os bebês, especialmente no período anterior ao engatinhar até os 3 anos de idade, apresentam um sistema nervoso em desenvolvimento acelerado. Já uma criança mais velha ou um adulto atingem uma fase relativamente estável, embora a neuroplasticidade e as mudanças sejam possíveis ao longo de toda a vida. Ao nascer, os bebês humanos necessitam de mais suporte e assistência para se posicionar e se mover do que qualquer outro mamífero. Eles dependem totalmente dos pais e cuidadores para serem colocados em qualquer posição. Por exemplo, se um bebê for colocado para dormir em um balanço com a cabeça virada para o lado preferido e maior pressão sobre um ponto já achatado, ele não conseguirá se reposicionar sozinho para evitar novos danos. O termo "quarto trimestre" foi atribuído às primeiras 12 semanas de vida extrauterina para destacar a contínua maturação e os processos neurodesenvolvimentais que os bebês humanos ainda precisam completar, além das 40 semanas de gestação típicas.

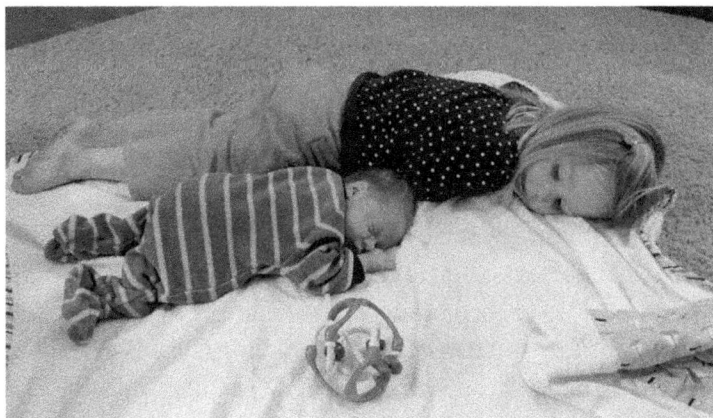

Os bebês dependem dos pais e cuidadores para serem colocados em diferentes posições e expostos a movimentos variados que desafiem e estimulem o sistema nervoso, favorecendo uma progressão neurodesenvolvimental ideal. O desenvolvimento dos bebês ocorre de maneira cefalocaudal, ou seja, da cabeça (cefálico) para o "rabo" (caudal): primeiro a cabeça, por último o tronco inferior. Enquanto bebês sem alterações orais funcionais ou restrições, que são frequentemente carregados no colo ou em slings (ambas formas de tummytime), recebem estímulo e aporte suficiente dessas atividades, os bebês com frênulos orais alterados precisam de experiências específicas, terapêuticas e intencionais de tummytime para abordar e corrigir adequadamente os déficits funcionais orais.

Em 1992, a Academia Americana de Pediatria (AAP) lançou duas recomendações importantes para os bebês. Chamadas de "Back to Sleep" (Deitado de costas para dormir) e "Tummy to Play" (Barriguinha para brincar), essas iniciativas destacaram a necessidade do tummytime intencional numa cultura que recomenda dormir de barriga para cima. Em 2011, a AAP reforçou novamente a importância do tummytime, afirmando especificamente que ele é necessário para prevenir a plagiocefalia, ou achatamento da cabeça do bebê. A incidência atual de plagiocefalia é de 46,6%, o que significa que cerca da metade dos bebês é afetada.[115] Outro achado clínico que se mantém consistente na minha prática nos últimos 10 anos é a ligação entre os frênulos orais alterados (TOTs) e o achatamento da cabeça (ou seja, plagiocefalia, braquicefalia, escafocefalia e outros padrões assimétricos de moldagem craniana). Mais uma vez, isso não foi formalmente estudado ou publicado, mas é o resultado de anos observando as mesmas restrições, padrões e dificuldades, somado ao conhecimento sobre o desenvolvimento oral ideal do bebê.

O tummytime é fundamental para o neurodesenvolvimento e para as habilidades alimentares orais do bebê, pois, quando ele está nessa posição, o corpo todo é envolvido em mudanças de peso e movimentos que sustentam a função da língua e da cavidade oral. No útero, os bebês ficam encolhidos ou em flexão anterior, com movimentos limitados de extensão corporal. Do nascimento até cerca de 9 meses, os bebês passam por uma fase de extensão — de alongar o corpo — e isso é melhor promovido na posição de barriga para baixo. O tummytime ajuda o bebê a aprender a se mover e controlar seus movimentos dentro do campo gravitacional. O primeiro grande objetivo e conquista do desenvolvimento de um bebê, além do vínculo/acolhimento e da amamentação, é o controle da cabeça. Um estudo sobre tummytime revelou diferenças significativas no controle da cabeça entre bebês que realizavam tummytime e os que não faziam.[116] Para que o bebê desenvolva controle da cabeça, a língua precisa funcionar de forma ideal — isso inclui amplitude de movimento, força e resistência. A língua presa limita todos esses três parâmetros e compromete a função oral, e muitas vezes a amamentação, embora alguns bebês com língua presa consigam mamar adequadamente, sem dor ou desconforto.

Então vamos colocar todos os bebês no tummytime, certo? Sim! No entanto, há alguns obstáculos e dificuldades específicas para bebês com frênulos orais alterados. Seu próprio bebê pode não gostar de tummytime ou talvez você já tenha ouvido que "bebês odeiam tummytime". Estou aqui para te assegurar que bebês não "odeiam" nada, mas eles sinalizam desconforto ou incômodo quando necessário. O interessante é que bebês com TOTs apresentam dificuldades específicas no tummytime, que vão desde restrições físicas até funcionais.

Aqui vai um exercício que ajuda a deixar isso mais claro: puxe sua língua para baixo, contra o assoalho da boca, como se tivesse uma língua presa, deite-se de bruços e tente levantar e virar a cabeça; tente empurrar o chão com os braços e alongar a parte frontal do pescoço e ombros. Essa é apenas uma pequena parte dos desafios únicos do tummytime enfrentados por bebês com TOTs. E nem mencionei ainda a desregulação do sistema nervoso, preferência de rotação de cabeça e torcicolo, achatamento craniano (plagiocefalia, braquicefalia, escafocefalia), questões gastrointestinais (como refluxo, gases e aerofagia) e comprometimento da via aérea.

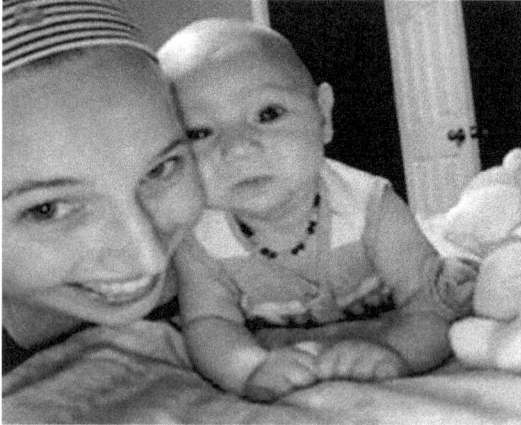

Após trabalhar com muitos bebês que enfrentavam dificuldades decorrentes de limitações físicas e funcionais, desenvolvi o Método TummyTime!™ (TTM), uma abordagem simples, porém extremamente eficaz, para ajudar bebês e pais a se conectarem e AMAREM o tempo de bruços. Além disso, o TTM foi criado especificamente com os seguintes objetivos:

> » Promover a regulação do sistema nervoso — ajudando o bebê a se acalmar, organizar e confortar
> » Reduzir o refluxo
> » Estimular a eliminação de gases e o arroto eficaz
> » Diminuir a preferência de rotação da cabeça ou torcicolo
> » Otimizar a função da língua e da mandíbula, eliminando compensações e promovendo novos movimentos funcionais
> » Estimular, utilizar e integrar reflexos orais, primitivos e posturais
> » Promover movimentos ativos e passivos de corpo inteiro

O TTM vai além de simplesmente colocar o bebê na posição de bruços (prona); trata-se de uma abordagem terapêutica que utiliza essa posição com intenção específica de acalmar o sistema nervoso e otimizar a função dos nervos cranianos, o que favorece o progresso e as habilidades orais e neurodesenvolvimentais. O TTM também ajuda a resolver desafios em outras áreas do desenvolvimento, como controle da cabeça, rotação para ambos os lados, e posturas corporais relaxadas na maior parte do tempo.

Embora muitas pessoas já compreendam a conexão entre tummytime e a língua presa a partir de discussões como esta, atualmente ainda não existem estudos publicados específicos sobre esse tema. No entanto, um estudo recente revelou que bebês que não conseguem se apoiar com os braços estendidos na posição de bruços aos 6 meses de idade apresentam atrasos no desenvolvimento em comparação com aqueles que conseguem se apoiar nos braços estendidos.[117]

Para conseguir sustentar-se com os braços, o bebê precisa de experiência prévia em tummytime. Frequentemente, bebês com língua presa passam pouquíssimo tempo nessa posição: ou se apoiam com muita força e ficam irritados, ou evitam se apoiar com os braços. Isso impacta diretamente o desenvolvimento, inclusive das habilidades funcionais orais. Além disso, muitos bebês com frênulos orais alterados mantêm o corpo em extensão ou arqueamento posterior, o que também pode resultar em atraso no controle de cabeça quando puxados para a posição sentada, ou uma postura fletida com a cabeça projetada para frente. Ambos os padrões — estendido ou fletido — refletem um desequilíbrio ou desorganização na integridade postural.

Na minha experiência profissional, o TTM é eficaz para reduzir padrões de compensação associados aos frênulos orais alterados. Também observo de forma consistente aumento da força, resistência e função das habilidades orais e posturais. Ter uma terapia confiável para ser feita em casa, diariamente com o bebê, contribui significativamente para mudanças terapêuticas e progresso contínuo. Fazer o TTM com seu bebê entre as sessões de consultoria em amamentação e terapia manual ajuda a manter e reforçar os exercícios e estímulos feitos durante o atendimento profissional. Seu bebê está com você em casa 7 dias por semana, 24 horas por dia, enquanto com um profissional de saúde ele passa apenas 1 ou 2 horas por semana. Portanto, vale muito a pena incluir o TTM na sua rotina; procure um profissional capacitado na sua região ou acesse meu canal no YouTube (procure por Michelle Emanuel).

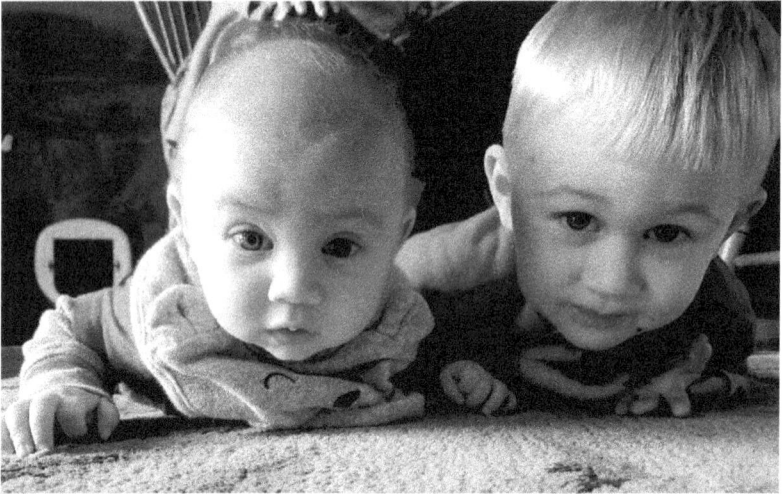

Em 2015, realizei um estudo informal no meu consultório, no qual avaliei 20 bebês utilizando um protocolo validado de avaliação de respostas posturais em gravidade, comumente utilizado por terapeutas ocupacionais e fisioterapeutas. Um dentista experiente e qualificado diagnosticou todos os 20 bebês com frênulo lingual posterior alterado, e todos eles haviam passado por frenectomia do frênulo antes da minha avaliação. Eu já esperava encontrar alguns atrasos posturais com base na minha experiência clínica; no entanto, fiquei surpresa ao constatar que 17 dos 20 bebês apresentaram pontuação equivalente a 2 desvios padrão abaixo da média. Isso significa que a grande maioria dos bebês com frênulo posterior apresentou respostas posturais atrasadas às atividades básicas de cuidado.

Essa descoberta me preocupou enquanto especialista em neurodesenvolvimento, pois me fez compreender de forma ainda mais profunda os desafios que esses bebês enfrentam. Também me chamou atenção o fato de que nenhum desses bebês havia sido encaminhado a mim por seus pediatras. Por não ter sido conduzido dentro dos rigorosos critérios de uma instituição científica ou médica, não posso fazer afirmações amplas a partir desse estudo. No entanto, posso afirmar que precisamos investigar mais profundamente a possível relação entre o frênulo lingual, a postura e as habilidades de desenvolvimento. Existe uma conexão clara entre a função da língua e o desenvolvimento postural e a integridade corporal. E aqui está a boa notícia: 15 dos 17 bebês com atraso postural passaram a pontuar dentro da faixa de normalidade em apenas 6 semanas ao utilizar o Protocolo Funcional de Movimento em 4 Partes (FMP), que inclui:

» Redução ou eliminação do uso de contêineres (assentos infantis, balanços, e outros equipamentos de contenção) e contenções como o charutinho e outras práticas restritivas;

» Implementação do Método TummyTime!™, promovendo movimentos ideais por meio de atividades específicas de desenvolvimento;

» Modificação de atividades do dia a dia que interferem negativamente na função oral, favorecendo padrões mais saudáveis;

» Garantia de posicionamento ideal durante o sono noturno e as sonecas diurnas, promovendo melhor função oral e postural.

Quanto tempo de Tummytime terapêutico e intencional os bebês com frênulos orais alterados precisam? Mais importante do que a quantidade de tempo em tummytime é a qualidade das experiências no chão e de bruços. Quando os bebês vivenciam repetidamente momentos prazerosos e conectados nessa posição, o conforto e a segurança fazem com que eles passem a gostar e até buscar o tummytime. Tummytime não precisa durar muito: comece com sessões curtas de cerca de 5 minutos, algumas vezes ao dia. Com base na minha experiência, os bebês se saem melhor e participam mais do tummytime quando ele é introduzido com frequência em períodos curtos. Deite-se no chão com seu bebê, cante músicas conhecidas, converse e interaja com ele. Essas experiências repetidas ao seu lado ajudam seu bebê a se adaptar e amadurecer no desenvolvimento neurofuncional.

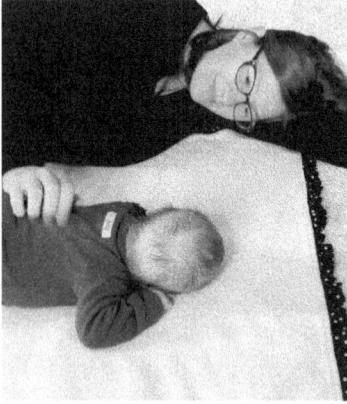

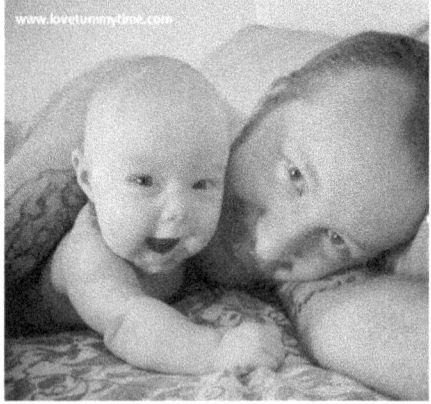

DICA TTM: Se estiver difícil realizar sessões frequentes e curtas de tummytime, simplesmente vire o bebê de bruços por um minuto após cada troca de fralda. Ao longo do dia, isso vai se acumulando — cada minutinho conta e faz diferença!

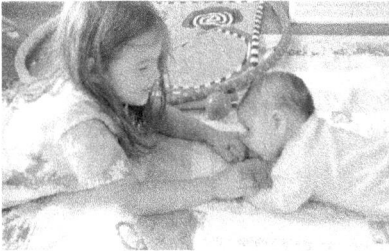

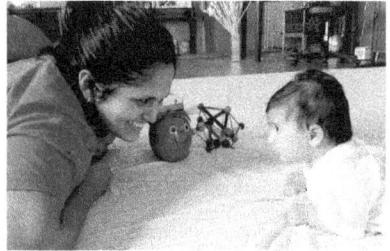

Quando o tummytime deve começar?

Os bebês se beneficiam do tummytime (tempo de bruços) desde o nascimento. Nas primeiras duas semanas de vida, ele geralmente ocorre no peito de um dos pais ou cuidadores. Após esse período, um cobertor no chão é o melhor lugar para interagir com o bebê durante o tummytime.

Mas e se você ainda não começou e seu bebê já está maior? Comece de onde você está hoje. Faça várias sessões curtas e divertidas de tummytime ao longo do dia.

É essencial que os profissionais terapêuticos colaborem e se comuniquem com consultores em amamentação e os profissionais que realizam a frenectomia dos frênulos orais. Isso não significa que eles precisem trabalhar na mesma clínica ou empresa, mas sim que atuem em equipe, troquem informações e façam encaminhamentos adequados para garantir um cuidado abrangente ao seu bebê e à sua família.

Quais são algumas posições alternativas para o tummytime?

» Almofada Boppy
» Sobre o colo
» Sobre o braço
» Em cima de uma bola de fisioterapia ou bola de praia
» Babywearing (carregando o bebê na frente ou nas costas)

O tummytime é seguro?

Sim! Você sempre estará presente durante as atividades de tummytime com seu bebê. Esse momento é o início da brincadeira entre vocês dois. Estar juntos no chão, brincando e interagindo de forma segura, fortalece o vínculo e promove o desenvolvimento.

Outras populações

Tummytime ou brincadeiras na posição de bruços não são apenas para bebês. Crianças pequenas, pré-escolares, escolares, adolescentes e adultos de todas as idades também se beneficiam desse tipo de atividade. Algumas pessoas participam de aulas de exercícios, yoga, pilates ou de movimentos funcionais e danças terapêuticas que enfatizam o movimento com o abdômen voltado para o chão. Independentemente da forma, todos precisamos de experiências de apoio, deslocamento de peso e movimentos rotacionais no corpo para manter a saúde e o bem-estar ao longo da vida.

CAPÍTULO 26

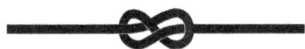

Adultos

Com frequência, adultos não percebem que têm língua presa até que algum evento envolvendo seu bebê ou criança os faça pensar sobre a própria boca. Esses adultos geralmente consultaram muitos profissionais de saúde, mas ninguém verificou a parte inferior da língua. Às vezes, um paciente adulto se apresenta para um exame e relata que teve a língua "cortada" quando era bebê. Se for o caso, pede-se que levantem a língua em direção ao palato, com a boca bem aberta, para ver o quanto a língua consegue se elevar. Muitas vezes, a língua mal consegue subir 3cm, quando na verdade deveria quase alcançar ou tocar o palato. Este é um teste de triagem rápida. A partir dele, podem ser feitas outras avaliações e perguntas para determinar se o paciente adulto apresenta sintomas que justifiquem a frenectomia do frênulo.

Uma busca no PubMed por termos como *"tongue-tie and adults," "tongue-tie and TMJ issues"* e *"tongue tie and migraines"* retorna poucos resultados. Apenas um artigo discute o tratamento do frênulo lingual alterado em adultos. Em 1993, Mukai relatou o tratamento de 38 pacientes adultos com anquiloglossia congênita, sendo que a maioria apresentava relação mandibular Classe III (mordida cruzada anterior), alinhamento dentário irregular ou palato ogival.[118] Os pacientes também relataram sintomas subjetivos como "rigidez nos ombros, sensação de frio nas extremidades, sensação de obstrução na garganta, insônia, fadiga, pele seca, irritabilidade e/ou ansiedade, e nervosismo." Todos esses sintomas melhoraram após a cirurgia. Além disso, sintomas objetivos como "ronco, cãibras musculares, dificuldade para tocar instrumentos de sopro e rouquidão" também melhoraram.[118] A articulação incorreta dos sons, no entanto, não melhorou, provavelmente porque seria necessário um acompanhamento com fonoaudiologia para reeducar os músculos e compensações adquiridas ao longo de décadas de atividade muscular limitada e hábitos inadequados. Embora os frênulos orais alterados tenham sido amplamente estudados na população infantil, ainda não foram estudados com profundidade em adultos, mas espera-se que isso mude nos próximos anos.

Os profissionais de saúde raramente são capacitados sobre os problemas que podem acompanhar os frênulos alterados em adultos, como tensão ou dor no pescoço, tensão ou dor nos ombros, dor na ATM (articulação temporomandibular), enxaquecas e outros tipos de dor de cabeça, além de distúrbios do sono. Questões digestivas e refluxo também podem persistir na vida adulta, principalmente se a mastigação for ineficaz. Em alguns casos, o refluxo é resultado da aerofagia(deglutição de ar com alimentos ou líquidos). O ar que entra no trato gastrointestinal precisa sair, seja pela boca, seja pelo reto. Muitas pessoas conseguem interromper o uso de medicamentos para refluxo logo após a frenectomia do frênulo lingual. O bruxismo (ranger ou apertar os dentes durante o sono) também costuma melhorar significativamente após a frenectomia do frênulo e o acompanhamento com terapia miofuncional. A postura do paciente pode apresentar melhora: antes do procedimento, ele pode manter a cabeça projetada para frente, enquanto depois, consegue mantê-la mais próxima da posição neutra.

Uma mulher de 37 anos procurou atendimento com um histórico de gagueira severa desde os 4 anos de idade. Ela já havia passado por diversos terapeutas, tentando encontrar alguém que a ajudasse com sua dificuldade debilitante de fala. Além disso, também sofria com dores no pescoço e nos ombros. Nunca havia considerado a possibilidade de ter um frênulo lingual alterado, mas, após seu bebê passar por uma frenectomia do frênulo, ela mesma foi avaliada com esse olhar. Ao abrir a boca o máximo que conseguia, sua língua elevava-se apenas até a metade. Ela apresentava um frênulo lingual posterior, pouco visível, e por isso jamais havia sido identificado. Após a avaliação da função da língua e da fala, foi-lhe oferecida a frenectomia. O procedimento durou cerca de um minuto, sem necessidade de sutura, sangramento ou sedação. Logo após, ela conseguiu recitar o Juramento à Bandeira com mínimo esforço e muito menos gagueira. Uma semana depois, na consulta de retorno, relatou que ainda enfrentava algumas dificuldades, mas estava tendo mais dias bons do que ruins, a dor no pescoço havia melhorado consideravelmente e, pela primeira vez, ela tinha esperança de falar normalmente. O marido e a mãe perceberam uma melhora imediata em sua fala.

Esse tipo de história não é um caso isolado. Relatos assim são comuns em diversos consultórios ao redor do país. Cada paciente traz uma trajetória única. Uma mãe — cujo bebê também tinha um frênulo alterado — contou que, aos 5 anos, foi a paciente mais jovem a ser tratada em uma grande clínica universitária de enxaqueca. Ela conviveu com enxaquecas e dor cervical por toda a vida. Seu frênulo era facilmente visível, estendendo-se quase até a ponta da língua. Após a frenectomia, sentiu um alívio imediato da tensão no pescoço e nos ombros. Finalmente conseguia virar a cabeça sem dor ao dirigir. A intensidade e frequência das enxaquecas também diminuíram. Melhoras significativas em atividades básicas do dia a dia são frequentemente observadas. Quando os profissionais fazem as perguntas certas, conseguem identificar sintomas relacionados e conectar os pontos. Mas, infelizmente, isso nem sempre acontece.

Por exemplo, uma pessoa com dor na articulação temporomandibular (ATM) pode procurar um dentista e receber uma placa de bruxismo para usar à noite, por se suspeitar que ela range os dentes. No entanto, o problema articular pode estar relacionado a um frênulo lingual alterado (ou outro fator) que esteja afetando o sono. A pessoa pode estar rangendo os dentes porque dorme mal e tem baixa oxigenação. Como resposta, o cérebro tenta despertá-la promovendo o bruxismo para abrir as vias aéreas. Embora essa não seja a causa de todo bruxismo, distúrbios do sono devem ser investigados em crianças e adultos que rangem os dentes à noite. A placa pode ajudar, ou um relaxante muscular pode ser prescrito, mas isso apenas mascara o problema. Outros tratamentos podem ser tentados, mas a origem do sintoma permanece. E, muitas vezes, ninguém avaliou a língua adequadamente. Pessoas com dor na ATM podem melhorar significativamente após a frenectomia do frênulo lingual.

Eu mesmo só fui tratado na vida adulta. Tive dificuldades para mamar quando bebê, problemas de fala na infância, e essas questões persistiram ao longo da vida. Precisei usar expansor palatino e aparelhos ortodônticos três vezes. Fiz cirurgia ortognática para corrigir uma mordida cruzada causada por um desenvolvimento deficiente da maxila, além de cirurgia articular para evitar danos futuros à ATM. Usava placa noturna por causa do bruxismo diário e fui medicada com relaxante muscular. Depois da cirurgia de mandíbula, passei a ter infecções sinusais recorrentes, precisando de diversos antibióticos e duas cirurgias de seios da face. Meus seios nasais eram pequenos devido à falta de expansão da cavidade nasal — que é sustentada pelo palato, cuja formação depende da posição adequada da língua. Foi só na faculdade de odontologia que um periodontista identificou meu frênulo alterado por causa da retração gengival. Ele fez uma frenectomia parcial com laser, cortando apenas uma pequena parte próxima ao dente, e não o tecido fibroso principal.

Anos depois, após o nascimento das minhas filhas e suas dificuldades na amamentação, uma consultora de amamentação reacendeu meu interesse pelo tema. Estudei tudo o que pude, fiz cursos, aprendi a realizar as liberações, e finalmente pedi para meu colega liberar o meu frênulo com nosso laser de CO_2. A sensação de mobilidade foi imediata. Falar e engolir se tornaram mais fáceis. Passei a falar mais rapidamente e com mais clareza, e não me cansava mais ao conversar ou ler em voz alta. A dor, os estalos e o travamento da ATM — que eram diários — desapareceram. A tensão no pescoço, da qual eu nem tinha consciência, também sumiu. Como gostaria que isso tivesse sido descoberto e tratado na infância. Ao longo da vida, fui vista por pelo menos quatro dentistas, dois fonoaudiólogos, três ortodontistas, dois cirurgiões bucomaxilofaciais e dois pediatras, e ninguém identificou o frênulo alterado.

Muitas pessoas compartilham histórias semelhantes. Se essa for a sua, não olhe para trás. Siga em frente. Não culpo os profissionais que passaram por mim — o problema está na falta sistêmica de formação adequada sobre os impactos do frênulo oral alterado em diversas especialidades. Este livro é um convite para que o meio acadêmico se junte a nós, clínicos que já tratam esses pacientes, para investigar essas questões com mais profundidade.

Parte 5: E Agora?

A o chegar até aqui, é possível que você tenha percebido que alguém próximo — ou até você mesmo — pode ter língua presa. Se você é um profissional de saúde, talvez já esteja pensando em vários pacientes que poderiam se beneficiar de uma avaliação ou até de uma frenectomia. Nesta próxima parte, vamos explorar os passos essenciais para selecionar profissionais qualificados, além de oferecer aos pais perguntas importantes que podem ajudá-los a identificar se o profissional está atualizado com os conceitos mais recentes e preparado para realizar o procedimento com segurança e eficácia, de acordo com a abordagem que utiliza. Em seguida, uma seção com conclusões e melhores práticas trará um resumo dos principais aprendizados, reforçando informações essenciais tanto para a condução clínica quanto para o entendimento dos pais. Dez estudos de caso adicionais — de recém-nascidos a adultos — serão apresentados para ilustrar a variedade de sintomas associados aos frênulos orais alterados e as melhorias alcançadas após o tratamento. Mais uma vez, reforçamos que as funções e sintomas relatados são mais importantes do que a aparência visual do frênulo. Por fim, concluiremos com sugestões de próximos passos para profissionais, uma lista de recursos úteis para pais, e as referências bibliográficas utilizadas na elaboração deste livro. No Apêndice, você encontrará modelos de documentos práticos que podem auxiliar os profissionais na coleta de histórico e nos cuidados pós-operatórios. Esses formulários também podem ser úteis para os pais, pois ajudam a identificar de forma precisa os tipos de dificuldades funcionais que podem estar presentes.

CAPÍTULO 27

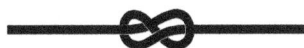

Escolhendo um Profissional Capacitado

xistem várias maneiras de encontrar um profissional com experiência em frênulos orais alterados. Se você tem um bebê com suspeita de língua presa, o ideal é conversar com sua consultora de amamentação, caso tenha uma. Muitas vezes, ela poderá orientá-lo para os profissionais adequados. No entanto, mesmo entre consultoras de amamentação, o conhecimento e a experiência sobre frênulo lingual alterado podem variar bastante. Se você suspeita que seu bebê tem língua presa, comunique essa preocupação à sua consultora. Caso ela minimize os sinais ou diga que não é algo relevante — mas você ainda tiver dúvidas — vale a pena buscar opiniões de outras mães ou grupos de apoio à amamentação. Com a popularização das redes sociais, especialmente o Facebook, é possível encontrar uma grande quantidade de informações online. Existem grupos específicos para pais de bebês com língua presa, crianças maiores e até mesmo adultos. Esses grupos podem ser ótimos recursos para compartilhar experiências, aprender mais sobre o tema e obter recomendações de profissionais como cirurgiões especializados em frenectomia, consultoras de amamentação, terapeutas corporais, entre outros. No entanto, também é importante usar esses grupos com discernimento, pois podem gerar preocupações desnecessárias. Busque identificar tendências e recomendações consistentes sobre profissionais e evite conclusões precipitadas baseadas em relatos isolados. Os grupos estaduais sobre frênulo lingual alterado (como o "Grupo de Apoio para Frênulo de Língua e Lábio do Alabama", com cerca de 1.100 membros na data desta redação) são particularmente úteis para obter informações locais sobre profissionais recomendados e disponíveis em sua região. O maior grupo — com mais de 65.000 membros — é o "Grupo de Apoio a Bebês com Língua Presa", e também pode ser uma fonte valiosa. Contudo, é importante lembrar que esses grupos são conduzidos por pais e voluntários e não substituem orientação médica qualificada. Relatos de experiências negativas com procedimentos de frenectomia — embora incomuns — podem gerar medo em outros pais e, infelizmente, levar à desistência do tratamento. Por isso, sempre que houver suspeita de frênulo lingual alterado, o ideal é procurar uma avaliação presencial com um profissional experiente em TOTs (frênulos orais alterados) o quanto antes, mesmo que isso envolva deslocamento para outra cidade ou estado. E lembre-se: não é possível diagnosticar um frênulo lingual ou labial com precisão apenas por fotografias — é necessária uma avaliação clínica completa.

Leitores que não estão nos Estados Unidos também têm acesso a uma variedade de recursos, dependendo de sua localização. Um exemplo é o grupo do Facebook "Infant Tongue-Tie, UK, Ireland, and Europe", que reúne cerca de 4.000 membros. Afinal, a língua presa não é uma condição limitada a um país ou região específica — a conscientização sobre o tema tem crescido em muitas partes do mundo. A internet tem aproximado pessoas como nunca antes, criando, em grande parte, uma comunidade solidária, onde mães se conectam, trocam experiências e compartilham orientações valiosas. Um dos propósitos deste livro é justamente incentivar profissionais da saúde a se atualizarem e incluírem a avaliação do frênulo lingual alterado em seus exames de rotina para recém-nascidos e bebês. Hoje em dia, antes de comprar qualquer produto, é comum consultar avaliações online. Seja para escolher uma televisão, um carro ou até mesmo um restaurante, as pessoas recorrem a sites como Amazon, Google, Facebook ou Yelp para ouvir a opinião de outros usuários. Com a frenectomia, esse cuidado também pode ser útil. Pesquisar avaliações sobre os profissionais pode ajudar, desde que se observe um padrão consistente de opiniões, em vez de se basear em apenas um ou dois relatos isolados. Profissionais que realizam esse procedimento com frequência geralmente têm muitas avaliações positivas no Google ou no Facebook, e costumam ser mencionados em grupos de apoio sobre língua presa nas redes sociais.

Contar apenas com uma indicação vinda do hospital ou pediatra pode não ser a melhor abordagem. Muitos pediatras, por hábito, encaminham crianças para otorrinolaringologistas quando se trata de questões como amígdalas, adenóides ou ouvidos, sem considerar que dentistas ou odontopediatras também estão capacitados para realizar a frenectomia. Por isso, ao receber uma indicação, pergunte ao pediatra para onde está sendo encaminhado, verifique as avaliações online e busque a opinião de consultoras de amamentação e outras mães da sua região. A experiência e o interesse dos profissionais variam, e nem todos têm familiaridade ou preparo adequado para tratar frênulos orais alterados.

Para adultos com suspeita de língua presa, a melhor maneira de encontrar um profissional experiente é através dos grupos específicos do Facebook ou de listas de referência com profissionais indicados para atendimento em adultos. Essas listas costumam circular entre grupos no Facebook e são uma excelente fonte para iniciar sua busca.

A Lista de Profissionais Recomendados

Eu poderia ter começado falando sobre essa lista, mas acredito que ela esteja incompleta e acabe deixando de fora profissionais qualificados que também realizam o procedimento. Ainda assim, é um recurso útil e representa um passo na direção certa — fico feliz que alguém tenha se dedicado a reunir essas informações e ajudar os pais a encontrarem um ponto de partida para o cuidado de seus bebês ou filhos mais velhos. Essa lista é frequentemente mencionada em grupos no Facebook como "lista de profissionais recomendados" ("preferred provider list"), mas não deve ser confundida com uma organização de prestadores preferenciais (PPO), como aquelas fornecidas por operadoras de plano de saúde. A inclusão nessa lista depende do envio, por parte do profissional, de uma explicação detalhada sobre sua abordagem em relação à amamentação, como realiza a frenectomia, sua definição de frênulo lingual posterior, quais exercícios de alongamento recomenda geralmente no pós-operatório, entre outros fatores que ajudam a identificar se esse profissional está atualizado com as informações mais recentes sobre língua presa. A lista pode ser acessada em: http://www.tt-lt-support-network.com/ e inclui profissionais da maioria dos estados dos EUA e até de alguns outros países. Alguns estados, como a Califórnia, têm cerca de 25 profissionais listados, enquanto outros, como o Alabama (meu estado), apresentam apenas um — mesmo havendo outros bons profissionais atuando na região. Ou seja, é um bom ponto de partida, mas está longe de ser o único recurso disponível.

Perguntas para fazer ao profissional antes da frenectomia em bebês

Ao levar seu bebê para uma avaliação ou procedimento de frenectomia, aqui estão algumas perguntas importantes que você pode fazer ao profissional. A primeira delas deve ser sobre a experiência dele no tratamento de casos de língua presa, especialmente relacionados à queixa do seu bebê — seja amamentação, alimentação, fala ou outro aspecto funcional. Pergunte também sobre cursos de educação continuada recentes que ele tenha feito, presencialmente ou online, especificamente sobre frênulo lingual alterado. As pesquisas e abordagens sobre esse tema estão em constante evolução, então o ideal é que o profissional tenha se atualizado nos últimos anos. A maioria das graduações não oferece formação completa sobre o tema, por isso buscar capacitação extra é essencial. Se você for um profissional de saúde, consulte a seção de Recursos ao final do livro para sugestões de cursos recomendados.

Outra pergunta importante: o profissional conhece e trata frênulo lingual posterior? Ele sabe identificar e diferenciar esse tipo de alteração? Se ao perguntar sobre os cuidados pós-operatórios, o profissional disser que os alongamentos ou exercícios não são necessários, ou se não tiver um protocolo estruturado para o manejo da cicatrização, isso pode ser um sinal de alerta. A nova aderência do frênulo (reatamento) é comum quando não há um plano adequado de cuidados pós-frenectomia, podendo levar à volta dos sintomas e até à necessidade de uma nova cirurgia. Também pergunte qual método é utilizado na realização da frenectomia. Se for feito com laser, o profissional deve saber qual tipo de laser será usado e garantir todos os protocolos de segurança necessários: óculos de proteção específicos para o tipo de laser devem ser usados pelo bebê, pelos profissionais presentes e por qualquer observador, a sala deve estar sinalizada com aviso de "Laser em uso", e a porta fechada durante o procedimento. Esses são apenas alguns exemplos dos cuidados básicos exigidos para garantir segurança durante o uso de laser. Por fim, pergunte sobre o acompanhamento: quem faz parte da equipe interdisciplinar? Há um consultor de amamentação, terapeuta miofuncional, fonoaudiólogo ou terapeuta corporal com quem eles trabalham regularmente? O tratamento completo dos frênulos orais alterados exige um olhar multidisciplinar. Ter uma equipe bem alinhada é fundamental para o sucesso a longo prazo da intervenção.

Se você tem uma consulta com um dentista e possui plano odontológico, certifique-se de que seu bebê está incluído no plano. Para isso, entre em contato com o setor de Recursos Humanos da sua empresa ou diretamente com a operadora do plano. Normalmente, os pais têm até 30 dias após o nascimento para incluir o bebê no plano de saúde ou odontológico. Após esse prazo, será necessário esperar o próximo período de inscrição (open enrollment) para fazer a inclusão. Quanto mais cedo o procedimento for realizado, melhor costuma ser a recuperação do bebê. Alguns planos odontológicos cobrem apenas uma frenectomia por vez (superior ou inferior) e, muitas vezes, não cobrem o procedimento, alegando que é um caso médico ou desnecessário. No entanto, se o seu filho apresenta sintomas e alterações funcionais causadas por língua presa, não deixe que a falta de cobertura pelo plano o impeça de buscar o cuidado necessário. Muitos procedimentos benéficos são negados por planos de saúde por diversos motivos, e às vezes essas negativas podem ser revertidas com documentação adequada de necessidade médica. Alguns pais são forçados a escolher fazer apenas um dos procedimentos quando o bebê precisa de dois (lábio e língua), ou então fazem os dois e pagam uma parte do valor particular. Sempre que possível, é preferível fazer os dois procedimentos na mesma consulta, para evitar múltiplas visitas cirúrgicas. No entanto, se a questão financeira for um impeditivo, normalmente o frênulo lingual alterado deve ser tratado primeiro. O lábio pode ser reavaliado na consulta de retorno após uma semana e, se necessário, a frenectomia labial pode ser feita nesse momento. Essa ordem é recomendada porque, geralmente, a língua é a principal causa dos sintomas e também porque a cicatrização da frenectomia lingual leva cerca de uma semana a mais do que a do lábio. Assim, evita-se prolongar o período de alongamentos e cuidados pós-operatórios.

Dependendo do estado e da operadora de plano, alguns dentistas podem enviar o pedido de reembolso ao plano de saúde médico, ou fornecer uma carta para que os pais possam solicitar o reembolso por conta própria. A maioria dos dentistas consegue fornecer os códigos odontológicos e médicos apropriados para você apresentar ao plano. No entanto, cada plano é diferente, e a cobertura pode variar muito. Se tiver dúvidas sobre valores ou cobertura, o ideal é entrar em contato com o consultório do profissional antes da consulta para confirmar o que está incluído, qual o valor estimado e o que será cobrado no dia da avaliação. E caso você esteja preocupado com a possibilidade de língua presa, a consulta não obriga a realização do procedimento no mesmo dia — o mais importante é ouvir a opinião do profissional após uma avaliação adequada. Muitos profissionais realizam a frenectomia no mesmo dia da consulta, mas isso não é obrigatório.

Profissionais para Crianças ou Adultos com Língua Presa

A maioria das recomendações de profissionais e das perguntas que os pais devem fazer está voltada para bebês e mães com dificuldades na amamentação. No entanto, pode ser mais difícil encontrar profissionais que realizam o procedimento de frenectomia dos frênulos orais alterados em crianças pequenas, pois, nessa fase, elas costumam não colaborar durante o atendimento odontológico. O procedimento em si é rápido — dura cerca de 20 segundos —, mas a criança precisa ficar imóvel nesse tempo. Quando possível, pode ser melhor adiar a frenectomia até que a criança esteja mais cooperativa, o que geralmente ocorre por volta dos quatro anos de idade. Assim, evita-se a necessidade de sedação ou anestesia geral, além dos exercícios de alongamento que são exigidos no pós-operatório. Crianças pequenas podem ter dificuldade para entender o motivo dos exercícios ou do procedimento, e realizar a frenectomia quando a criança está um pouco mais velha pode tornar todo o processo mais tranquilo para a família. No entanto, se a criança apresenta sinais como engasgos ao comer, atraso na fala, sono de má qualidade ou outros sintomas importantes nessa fase, e houver um diagnóstico de língua presa (frênulo lingual alterado), os benefícios da frenectomia podem superar os riscos. A decisão sobre a necessidade da intervenção deve ser tomada caso a caso, em qualquer faixa etária. Em crianças pequenas, a frenectomia do frênulo lingual deve ser feita sem sedação ou, no máximo, com uma sedação oral leve, como o midazolam (Versed, semelhante ao Valium). O procedimento deve ser realizado apenas por profissionais treinados em sedação pediátrica segura e com experiência na frenectomia de frênulos nessa faixa etária. A maioria das crianças pequenas e em idade pré-escolar que atendemos são encaminhadas devido a dificuldades significativas de fala e alimentação, e raramente precisam ser sedadas. Aplica-se um gel anestésico potente, e a criança geralmente chora durante o procedimento (cerca de 10 segundos), mas logo se acalma ao ganhar um balão ou um pequeno prêmio. O estresse é comparável ao de uma vacinação de rotina. Em muitos casos, os pais relatam que, no mesmo dia, a criança já age como se nada tivesse acontecido. O desconforto após a frenectomia costuma ser leve a moderado por alguns dias, e pode ser controlado com ibuprofeno, paracetamol e até com algumas colheradas de sorvete.

Muitos dentistas clínicos gerais, cirurgiões orais, odontopediatras e otorrinolaringologistas realizam o procedimento em crianças em idade escolar e adolescentes. Jovens adultos e adultos mais velhos podem ter mais dificuldade em encontrar profissionais que realizem a frenectomia, já que a maioria dos pediatras e odontopediatras atende apenas crianças. Nestes casos, cirurgiões orais, dentistas clínicos gerais ou otorrinos costumam ser boas opções — mas é importante consultar fontes atualizadas, como listas de profissionais recomendados e perguntas essenciais a serem feitas, para garantir que o profissional esteja atualizado com as técnicas e pesquisas mais recentes. O uso do laser é a abordagem preferida para crianças maiores e adultos, pois permite ótima visualização durante o procedimento, garantindo uma frenectomia completa, com menos dor e cicatrização mais rápida.

Em crianças maiores, às vezes opto por colocar pontos, dependendo da probabilidade de o paciente seguir corretamente os exercícios pós-operatórios e os alongamentos da área. Se houver dificuldade em realizar os alongamentos para evitar a nova aderência do frênulo, os pontos (suturas) podem ser uma boa alternativa. No entanto, é importante lembrar que as suturas podem limitar mais a mobilidade e a função do que uma frenectomia deixada aberta e acompanhada de exercícios pós-operatórios e terapia miofuncional. Além disso, é essencial saber que apenas possuir um aparelho de laser não garante que o profissional saiba realizar adequadamente a frenectomia do frênulo lingual. Faça perguntas parecidas com as que são recomendadas para os bebês, como: "Com que frequência você realiza liberações de língua presa?" e "Qual é o protocolo de cuidados pós-operatórios com os alongamentos?". Pergunte também quais exercícios ou qual acompanhamento em terapia miofuncional é indicado, e quem compõe a equipe que cuida do paciente. Assim como ocorre com os bebês, existem alguns grupos no Facebook dedicados a crianças e adultos com língua presa — como "Tongue-Tied Kids" e "Tongue-Tied Adults Support Group" — que oferecem listas de profissionais recomendados para cada faixa etária.

CAPÍTULO 28

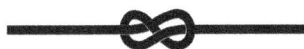

Conclusões e Melhores Práticas

F azer uma afirmação do tipo "É assim que deve ser feito" e dizer que qualquer outro caminho está errado pode soar muito ousado. Portanto, para deixar claro: essa não é a intenção desta seção. O que apresentamos aqui são nossas ideias sobre as melhores práticas e a nossa opinião sobre o que parece funcionar melhor para bebês, adultos e todas as faixas etárias entre esses dois extremos. Outros métodos também podem ser eficazes e, às vezes, até preferidos por profissionais acostumados a utilizá-los. Outra forma de encarar esta seção é como um resumo dos principais aprendizados que gostaríamos de compartilhar com nossos leitores.

Bebês são um grupo vulnerável de pequenos seres humanos que precisam da nossa ajuda. Felizmente, já existem estudos publicados que apoiam a necessidade de intervenção nesses casos, embora ainda seja necessário mais pesquisa e maior divulgação dos estudos atuais. O cuidado com bebês deve sempre envolver uma abordagem em equipe. Desde o primeiro dia de vida, o obstetra, o pediatra, a equipe de enfermagem e o consultor em amamentação devem trabalhar juntos para realizar uma avaliação preliminar da presença de língua presa no bebê. No Brasil, existe uma lei que torna obrigatória a inspeção do frênulo, semelhante à triagem neonatal que fazemos para doenças genéticas. Talvez nosso país também precise de uma legislação parecida. Em alguns hospitais (e clínicas) dos Estados Unidos, há políticas que proíbem os profissionais de mencionar a presença de língua presa aos pais, sob pena de demissão. Essas regras são inaceitáveis tanto do ponto de vista científico quanto ético, e deveriam ser abolidas. Línguas presas existem e podem causar sérios prejuízos a bebês, crianças e adultos.

Se um bebê for avaliado ainda no hospital e apresentar um frênulo lingual visivelmente restritivo (até a ponta da língua), é fundamental que os pais sejam informados da condição. O procedimento não deve ser realizado antes que os pais estejam cientes (isso infelizmente acontece!) e recebam as orientações necessárias sobre os possíveis impactos futuros. O ideal é que a frenectomia — seja uma frenotomia ou frenectomia — seja realizada por um profissional capacitado e com treinamento específico nesse tipo de procedimento. Embora a técnica em si não seja complexa, se o profissional não tiver a formação adequada, o risco de causar mais prejuízos do que benefícios é real — não apenas físicos (embora também possam ocorrer), mas principalmente emocionais. Se os pais acreditam que o bebê foi tratado, mas a frenectomia foi incompleta, podem não buscar ajuda posteriormente, mesmo diante de dificuldades na amamentação. Esse atraso no tratamento pode ser tão prejudicial para a saúde do bebê e da mãe quanto a ausência total de diagnóstico. Afinal, como a avaliação e o procedimento devem ser realizados?

A primeira pessoa a perceber que uma criança está enfrentando dificuldades deve orientar os pais a procurar um terapeuta para tentar uma intervenção não cirúrgica inicialmente. No caso dos bebês, essa pessoa costuma ser o consultor em amamentação, que atuará como o "capitão do time" e fará os encaminhamentos necessários para o cuidado adequado. Esse consultor em amamentação deve estar atualizado sobre língua presa, frênulo labial alterado e seus impactos funcionais. Se houver suspeita de um frênulo oral alterado, ele deve encaminhar o bebê a um profissional especializado. A frenectomia da língua deve ser realizada por um profissional experiente e com conhecimento específico em língua presa, seja no hospital ou em uma clínica da comunidade.

Nem precisaria dizer, mas vale reforçar: os cuidados com a higiene e o controle de infecção — como o uso de luvas, máscara e a lavagem correta das mãos — são essenciais. No entanto, alguns vídeos populares no YouTube sobre frenectomia de língua presa mostram profissionais que acreditam que o procedimento é tão simples que pode ser feito sem luvas, sem fonte de luz adequada, sem o posicionamento correto do bebê ou sem envolvê-lo (swaddling) para limitar os movimentos. A lógica parece ser: "entra, faz o corte, sai e parte para o próximo paciente." Mas se essa não é a maneira correta de realizar o procedimento, quais seriam então as melhores práticas? O primeiro passo é realizar uma anamnese completa: histórico do parto, possíveis complicações, status da vitamina K e quaisquer procedimentos realizados ainda no hospital. Em seguida, é importante discutir os sintomas do bebê, como dificuldade na pega, gases em excesso, refluxo ou golfadas, frustração ao mamar no peito ou na mamadeira, ruídos como estalos durante a sucção e outros sinais que podem ser observados no questionário de avaliação (localizado no Apêndice). Também devem ser avaliados os sintomas maternos: dor durante a amamentação, fissuras ou sangramentos nos mamilos, mastite, ductos obstruídos, ingurgitamento, drenagem ineficiente do leite e se um seio dói mais que o outro. A combinação de todos esses fatores ajuda a formar um quadro clínico funcional dos possíveis impactos da língua presa. Se o bebê não apresenta nenhum sintoma e a mãe também não sente desconforto, então, do ponto de vista funcional, não há necessidade de tratamento, mesmo que haja uma alteração anatômica. Quantos itens marcados no questionário indicam que há língua presa? Se a resposta fosse um número maior do que a raiz quadrada de 42 multiplicada por 8 fatorial, e a lua estivesse no ponto mais distante da Terra... então seria língua presa. Brincadeira! Não existe nenhum "número mágico" nem fórmula exata. Estamos lidando com pessoas reais, com problemas reais, e o diagnóstico depende da combinação do quadro clínico funcional com os achados anatômicos da avaliação física. Ou seja, é necessário unir arte e ciência. Na prática, é difícil aplicar sistemas puramente numéricos. E se a dor da mãe é 10 em uma escala de 0 a 10, mas o protocolo baseado apenas na aparência ou função indica "não" ou "talvez"? Em situações assim, se a frenectomia de um frênulo lingual posterior resolve a

LÍNGUA PRESA

dor imediatamente, essa mãe ficará eternamente grata por não ter sido ignorada só porque seu bebê marcou 12 pontos ao invés de 15 (exemplo hipotético, sem relação com nenhum protocolo específico).

Exame

Para o exame clínico, o bebê deve estar posicionado em uma mesa de exame, em uma pranchinha de colo (posição joelho com joelho) ou em uma cadeira odontológica. O primeiro passo é verificar a tensão ou flexibilidade dos lábios, observando a possível presença de um frênulo labial superior alterado ou frênulos bucais alterados, especialmente na região interna das bochechas superiores. Em seguida, eleve o lábio superior. Se a papila esbranquiçar (ficar branca), se o bebê demonstrar desconforto ao levantar o lábio, se houver uma dobra visível na parte externa do lábio ou se o lábio não se everter (virar para fora) normalmente, isso pode indicar a presença de um frênulo labial alterado. Ao avaliar a região sob a língua, a presença de uma membrana que seja restritiva, tensa, espessa ou muito curta pode indicar língua presa, especialmente quando associada a sintomas funcionais característicos. Passe o dedo de um lado para o outro na parte inferior da língua para sentir se há rigidez submucosa — isso pode indicar um frênulo lingual posterior alterado. Para avaliar melhor, eleve a língua com os dois dedos indicadores empurrando levemente para trás: se houver um frênulo alterado, ele se tornará visível ao ser tracionado.

Tratamento

O tratamento deve ser realizado no consultório ou no hospital, sem sedação e sem anestesia geral. Quase não há circunstâncias que justifiquem o uso de sedação ou anestesia geral em bebês com menos de 12 meses para esse procedimento, já que existem profissionais capacitados e experientes que conseguem realizá-lo com segurança e eficácia sem sedação em ambiente ambulatorial. Se forem utilizadas tesouras, é necessário fazer vários cortes para liberar toda a restrição, e não apenas a parte superficial do frênulo (conhecida como "vela"). Os cortes devem ser feitos com iluminação adequada, permitindo a visualização precisa da área. Além disso, é essencial garantir controle de infecção adequado (uso de luvas) e a contenção correta do bebê — seja com o uso de um pano, manta ou com o auxílio de assistentes segurando a cabeça e o corpo do bebê. Se for utilizado laser, todos os protocolos de segurança devem ser seguidos rigorosamente, incluindo o uso de óculos de proteção para o bebê. Após o procedimento, o bebê deve ser colocado no seio o mais rápido possível, em um ambiente tranquilo e privado para a amamentação. O profissional deve fornecer orientações claras de pós-operatório, incluindo os exercícios de cuidado com a ferida e os alongamentos funcionais a serem realizados. Esses exercícios devem ser feitos por pelo menos duas semanas, com frequência mínima de 3 a 4 vezes ao dia. O maior risco após o procedimento é que a ferida forme uma nova aderência do frênulo e precise ser tratada novamente. Ensinar os pais a realizar os alongamentos ainda no consultório, com luvas fornecidas pela equipe e demonstração prática do movimento, pode ajudar a reduzir essa complicação. Um retorno ao profissional após 1 semana deve ser agendado para garantir que a cicatrização esteja evoluindo adequadamente e que não haja nova aderência. Os pais também devem ser orientados a retornar ao consultório caso os sintomas reapareçam. O consultor em amamentação deve ser visto idealmente em até 24 horas após o procedimento, com retornos agendados conforme a necessidade. Outros profissionais de suporte, como terapeutas corporais, quiropratas ou terapeutas craniossacrais, podem ser recomendados pelo próprio profissional que realizou o procedimento ou pelo consultor em amamentação, de acordo com cada caso.

Crianças em Idade Pré-Escolar e Primeira Infância

As recomendações feitas para os bebês também se aplicam muito bem a essa faixa etária. O ponto de partida deve ser uma avaliação da fala ou da alimentação com um especialista, como um fonoaudiólogo ou um terapeuta ocupacional. Após a avaliação, se a terapia não apresentar os resultados esperados ou se for identificada uma restrição, o próximo passo é o encaminhamento para um profissional experiente na frenectomia de frênulos orais alterados, que esteja atualizado com os conhecimentos mais recentes e possua formação específica. Esse profissional deve fornecer um questionário para os pais, que ajude a identificar quais são os sintomas primários, secundários e terciários que podem estar afetando a criança devido à presença da língua presa (veja o Apêndice).

Após o questionário, deve-se realizar um exame clínico completo. A capacidade da criança de projetar a língua para fora não é um critério confiável para determinar a presença de língua presa, especialmente em crianças pequenas. Coloque a criança em uma cadeira odontológica ou em uma mesa de exame, posicione-se atrás da cabeça dela e utilize uma boa iluminação para examinar a boca aberta. Se não for possível examinar adequadamente a cavidade oral, é necessário encaminhar para um profissional com os recursos apropriados — geralmente um odontopediatra, pois esses profissionais possuem ferramentas específicas, como abridores de boca e blocos de mordida, que facilitam o exame em crianças que resistem em abrir a boca. Esse é o trabalho que realizam diariamente. A criança deve conseguir elevar a língua até o palato (ou você deve ser capaz de levantar a língua e verificar se ela realmente consegue subir ou não). A criança também deve ser capaz de mover a língua para limpar todos os dentes. A projeção da língua para fora deve alcançar pelo menos até a metade do queixo — embora algumas crianças consigam fazer esse movimento e ainda assim apresentem restrições funcionais significativas.

Tratamento

É compreensível que, nessa faixa etária, surja a tentação de realizar o procedimento sob anestesia geral ou sedação. Em casos em que a criança já está programada para outro procedimento — como uma amigdalectomia —, pode fazer sentido aproveitar a oportunidade e realizar a frenectomia do frênulo no mesmo momento. No entanto, quando se trata apenas da frenectomia, é melhor para a criança, para os pais e até para o sistema de saúde que o procedimento seja feito em consultório. Com o uso do laser de CO_2, a frenectomia completa e segura da língua leva cerca de 10 segundos. Já a frenectomia de um frênulo labial costuma durar entre 15 a 20 segundos. É obrigatório o uso de óculos de proteção para laser, e é essencial contar com assistência suficiente para evitar movimentos inesperados durante o procedimento. O ideal é que os pais não sejam responsáveis por conter a criança, a menos que não haja outra alternativa. Em alguns casos, os pais que desejam participar podem segurar as mãos da criança mais nova, mas, frequentemente, eles ficam em outra sala ou sentados em uma cadeira no mesmo ambiente, sem participar ativamente da contenção. Os pais devem receber instruções claras de pós-operatório, incluindo os exercícios de alongamento e os protocolos de cuidados com a cicatrização. O acompanhamento com um terapeuta miofuncional, tanto antes quanto depois da frenectomia, é extremamente útil para reeducar a musculatura da língua e garantir que a função oral da criança seja restaurada de forma adequada.

Crianças em Idade Escolar e Adolescentes

Assim como acontece com os toddlers, crianças em idade escolar e adolescentes devem primeiro tentar terapia para questões de fala ou alimentação. Se a terapia não apresentar progresso ou se houver suspeita de um frênulo oral alterado, o próximo passo é encaminhar para um profissional experiente e atualizado no manejo de língua presa. Após o preenchimento de um questionário e a realização de um exame clínico, o achado mais comum nessa faixa etária costuma ser o frênulo lingual posterior alterado. As línguas presas clássicas, visíveis até a ponta da língua, geralmente são identificadas ao nascimento ou na primeira infância. No entanto, essas membranas até a ponta também podem ser encontradas em adolescentes. Nessa faixa etária, o procedimento costuma ser feito em consultório, e na maioria dos casos, apenas anestesia local(tópica e infiltrativa) é suficiente.

Alguns adolescentes ou crianças mais velhas com ansiedade intensa podem precisar de um ansiolítico oral. O óxido nitroso (o famoso "gás do riso") costuma funcionar bem para casos de ansiedade leve a moderada, mas há situações em que pode ser necessário algo mais forte. É fundamental que a frenectomia seja completa, e o acompanhamento com terapia miofuncional antes e depois da frenectomia é a melhor forma de garantir o recondicionamento adequado da musculatura da língua. Normalmente, a ferida é deixada aberta para cicatrização por segunda intenção. No entanto, se a criança ou adolescente não for capaz de seguir o protocolo de alongamentos e exercícios, pode-se considerar o uso de pontos absorvíveis (como o fio de catgut crômico) para fechar a ferida. Se nenhum exercício for realizado, uma ferida fechada com suturas tende a cicatrizar melhor do que uma deixada aberta. No entanto, se for possível seguir o protocolo de exercícios corretamente, deixar a ferida aberta ainda é a melhor opção para promover uma cicatrização funcional e evitar nova aderência do frênulo.

Adultos

Muitos adultos enfrentaram, durante toda a vida, dificuldades com alimentação, deglutição, fala, tensão no pescoço, dores nos ombros, postura com a cabeça projetada para frente, palato estreito e dores de cabeça. A maioria não faz ideia de que tem língua presa até que seu filho receba esse diagnóstico — e o profissional mencione que isso pode ser genético. Frequentemente, um dos pais (ou ambos) percebe que também apresenta os sintomas e solicita a frenectomia do frênulo.

Em adultos, o quadro costuma ser mais complexo do que em crianças, pois há anos de compensações e consequências clínicas decorrentes do funcionamento anormal da musculatura oral. O manejo ideal para adultos deve ser feito por um dentista clínico geral, cirurgião bucomaxilofacial ou otorrinolaringologista, profissionais que conhecem profundamente a anatomia da cavidade oral e estão mais preparados para lidar com questões clínicas complexas do que um odontopediatra ou pediatra. A terapia miofuncional deve começar antes da frenectomia e continuar após o procedimento, seguindo um plano individualizado e supervisionado por um terapeuta capacitado. Se a ferida em formato de diamante for deixada aberta para cicatrização por segunda intenção, é fundamental orientar o paciente a realizar os alongamentos, principalmente ao acordar, para manter a região aberta e evitar a nova aderência do frênulo e o retorno dos sintomas. Normalmente, a frenectomia envolve apenas a mucosa e o tecido conjuntivo (fáscia), como nos bebês e crianças, com o objetivo de aliviar a tensão. No entanto, alguns cirurgiões defendem uma frenectomia mais profunda, chegando a remover partes do músculo genioglosso. Quando há corte muscular, a dor pós-operatória pode subir de 3/10 para 9/10 ou mais. Isso pode dificultar a deglutição, causar dores intensas e até danos neurológicos, como neuralgia ou parestesia (dormência) da língua, além de aumentar significativamente o risco de complicações cirúrgicas. Não se deve realizar uma frenectomia profunda a menos que seja realmente necessário e que o profissional tenha habilidade suficiente para lidar com possíveis complicações envolvendo nervos ou vasos sanguíneos. Para a maioria das pessoas, uma frenectomia mais superficial da mucosa e fáscia é suficiente para aliviar os sintomas e promover uma melhora funcional significativa.

Essas melhores práticas certamente evoluirão com o tempo, à medida que novas pesquisas forem publicadas. No entanto, elas representam um ponto de partida para buscarmos um consenso dentro dessa disciplina relativamente nova, que trata de uma condição congênita com uma história milenar. Mais importante ainda: a capacidade de prevenir e tratar as limitações funcionais causadas por forças orais anormais tem o potencial de melhorar a qualidade de vida de muitas pessoas.

CAPÍTULO 29

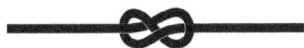

Estudos de Caso

Os estudos de caso a seguir apresentam algumas histórias de nossos pacientes com a língua presa.

Caso 1

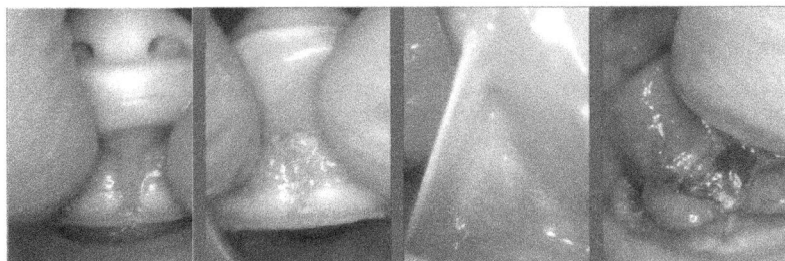

Antes e imediatamente após a frenectomia do frênulo labial e do frênulo lingual.

Um bebê do sexo masculino, nascido com 3,130 kg, chegou ao nosso consultório com 3 semanas de vida, pesando apenas 3,325 kg. A mãe havia perguntado ao pediatra se o bebê poderia ter língua presa, mas o pediatra afirmou que não havia nenhum problema. Após a sugestão de uma amiga, a mãe decidiu buscar uma avaliação conosco. Ela relatou que sentia uma dor de 9 em 10 toda vez que amamentava. Começou a utilizar um bico de silicone, o que reduziu um pouco a dor, mas ela continuava muito desconfortável. O bebê apresentava uma pega ruim, adormecia e escorregava do peito durante a mamada, além de fazer

291

barulhos de estalo tanto ao mamar no peito quanto na mamadeira. A mãe relatou que o bebê tinha refluxo e frequentemente regurgitava grandes volumes de leite. Ele foi submetido a um ultrassom para investigar estenose de piloro, mas o exame não apresentou alterações. O bebê também mordia o mamilo, não conseguia manter a chupeta na boca e acordava congestionado e respirando com dificuldade. Todos esses fatores faziam com que a mãe sentisse que alimentar seu bebê era um trabalho em tempo integral. Enquanto isso, ela desenvolveu mamilos achatados, com vincos e em formato de batom, além de dor intensa ao amamentar sem o uso do bico de silicone. Seu médico havia dito que era normal sentir dor nos mamilos durante a amamentação.

5. Has your infant experienced any of the following?
- ✓ Poor latch
- ✓ Falls asleep while attempting to nurse
- ✓ Slides off the nipple when attempting to latch
- ___ Colic symptoms
- ✓ Reflux symptoms
- ✓ Clicking noises when nursing or taking bottle
- ___ Spits up often — throws it all up
- ___ Gassy / Fussy often
- ___ Poor weight gain (Good wt. gain)
- ___ Gumming or chewing your nipple when nursing
- ✓ Unable to hold a pacifier in his or her mouth
- ___ Short sleeping requiring feedings every 1-2hrs
- ___ Snoring, heavy breathing or any sleep apnea
- ✓ Feels like a full time job just to feed baby
- ✓ Waking up congested

Other: Currently using nipple shield

6. Is your infant taking any medications? ___ Reflux ___ Thrush Name of medication: N/A

7. Has your infant had a prior surgery to correct the tongue or lip tie? If yes, when and where?
No

7. Do you have any of the following signs or symptoms?
- ___ Creased, flattened or blanched nipples
- ___ Blistered or cut nipples
- ___ Bleeding nipples
- ___ Severe pain when your infant attempts to latch / nipple
- ✓ Mild pain when your infant latches
- ___ Poor or incomplete breast drainage
- ___ Infected nipples or breasts
- ___ Plugged ducts or mastitis
- ___ Nipple thrush
- ___ None of the above

Infelizmente, essa história se repete todos os dias em consultórios ao redor do país — e do mundo — que cuidam de bebês e mães com dificuldades na amamentação. Muitas vezes, os problemas são causados por casos de língua presa não diagnosticados e por profissionais mal informados ou desinformados. Essa história pode ser a mesma de muitas mães que estão lendo este livro — e, provavelmente, também é familiar para muitos dos profissionais leitores. Com frequência, esses bebês recebem medicação para refluxo, como Zantac®, e, como não estão ganhando peso, acabam sendo alimentados com fórmulas artificiais. No caso relatado, a mãe afirmou que ninguém a informou de que o bebê apresentava ganho de peso abaixo do esperado. Esse bebê passou por uma frenectomia lingual e labial, e foi colocado no seio imediatamente após o procedimento. A mãe relatou que a mamada foi mais confortável, com uma pega mais profunda. Os barulhos de estalo haviam desaparecido. A única explicação para essa melhora imediata foi a frenectomia dos frênulos orais alterados. O bebê retornou para revisão duas semanas depois. Estava pesando 4,250 kg, o que representa um ganho de 900 gramas em apenas duas semanas — comparado a apenas 200 gramas nos primeiros 21 dias de vida! A mãe nos contou que não precisava mais usar o bico de silicone, e que sua produção de leite havia dobrado! Muitas vezes, as mães acham que têm "problemas com a produção de leite", quando na verdade trata-se de uma questão de oferta e demanda. Se o bebê não consegue retirar o leite de forma eficiente, o corpo não recebe o estímulo necessário e, por isso, não aumenta a produção.

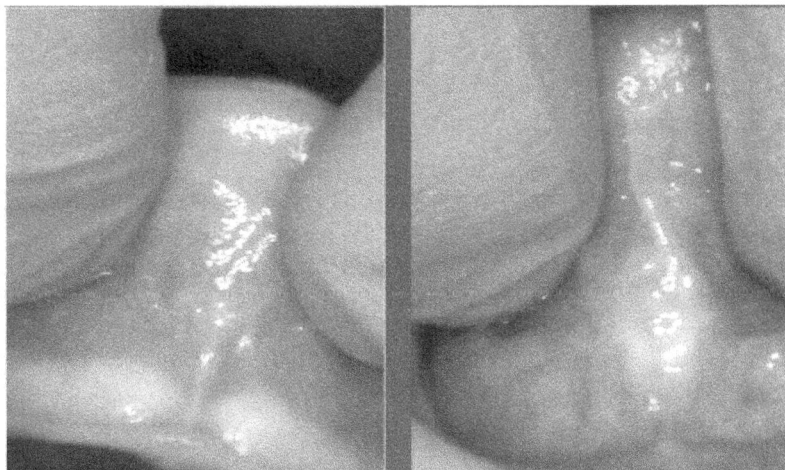

Cicatrização após frenectomia labial e lingual, duas semanas após o procedimento.

Esses resultados — aumento do ganho de peso, menos dor, maior produção de leite e redução do refluxo — são observados com frequência em consultórios onde a frenectomia lingual é realizada com competência. O procedimento é feito sem anestesia geral ou sedação, apresenta baixo ou nenhum risco, e oferece grandes benefícios para mães e bebês.

Caso 2

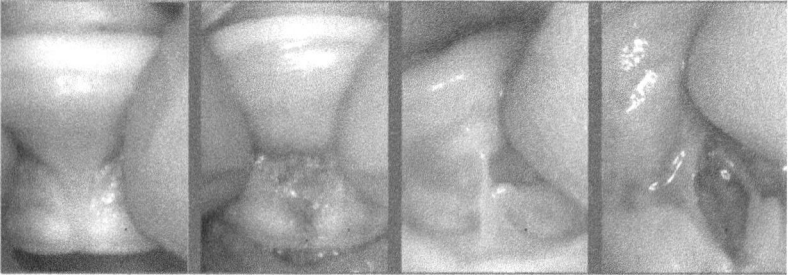

Antes e imediatamente após a **frenectomia labial e lingual**.

Esse bebê do sexo masculino teve somente o "pique" ainda no hospital, procedimento realizado por um pediatra. No entanto, em vez de liberar corretamente o frênulo, o médico cortou o corpo da língua acima do frênulo. Como era de se esperar, a amamentação não melhorou após essa frenotomia mal executada. O bebê chegou até nós com 6 semanas de vida, mamando o tempo todo. Estava sempre irritado, nunca parecia satisfeito ou saciado, levava cerca de uma hora inteira para se alimentar, e causava dor intensa à mãe, que só conseguia amamentar com o uso de um bico de silicone. Imediatamente após a frenectomia, a dor da mãe reduziu significativamente, ela conseguiu parar de usar o bico de silicone, e o bebê passou a ficar menos irritado, com menos gases e passou a se alimentar em um ritmo mais adequado. Muitas vezes, mesmo após um pique no frênulo, os problemas de amamentação não se resolvem, e a mãe continua relatando dor e dificuldade na alimentação. Como já mencionamos anteriormente, a frenectomia precisa ser profunda o suficiente (frequentemente com vários cortes menores em vez de um único corte superficial), e é fundamental a realização de exercícios e alongamentos pós-operatórios para evitar a nova aderência do frênulo.

Caso 3

Um bebê do sexo masculino, com quase três semanas de vida, nasceu com 2,895 kg e foi avaliado com 3,005 kg. Ele apresentava histórico de laringomalácia, baixo ganho de peso e dificuldade para mamar. Vomitava a maior parte do leite após cada mamada, alimentava-se de forma ineficiente e, por isso, gastava muita energia para mamar, regurgitando quase tudo o que havia ingerido. Era um bebê com muito gás e que engolia bastante ar durante cada mamada. Estava constantemente irritado — tanto pela fome quanto pelo desconforto abdominal. Já havia sido avaliado por um otorrinolaringologista (ENT) devido à laringomalácia, e tanto ele quanto o pediatra e outros profissionais acreditavam que a dificuldade de ganho de peso era causada apenas por essa condição. A mãe havia desenvolvido mamilos achatados, com vincos, bolhas e sangramentos, além de relatar dor de 6 em 10 durante a amamentação. A consultora internacional em amamentação (IBCLC) encaminhou o bebê para uma avaliação funcional, na qual foi identificado um frênulo lingual posterior e restritivo, além de um frênulo labial tipo Kotlow classe 3, estendendo-se até a crista alveolar. Apenas esses dois "fiozinhos" estavam causando grandes dificuldades para esse bebê

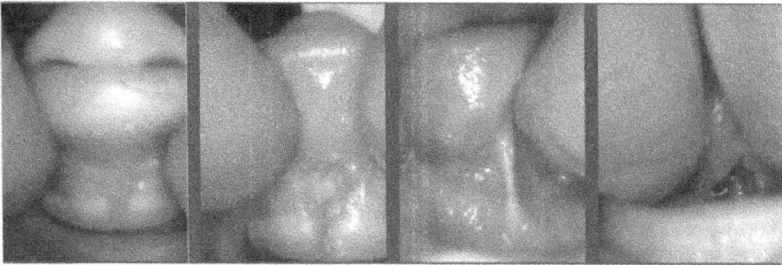

Antes e imediatamente após a frenectomia do frênulo labial e lingual.

Os frênulos do lábio superior e da parte posterior da língua foram vaporizados com laser de CO_2, formando uma ferida em formato de diamante em cada região. A mãe percebeu imediatamente uma pega diferente, mais profunda e muito menos dolorosa. O bebê parou de regurgitar o leite, e a mãe ficou emocionada com a melhora.

Uma semana depois, ela levou o bebê ao otorrinolaringologista (ENT) para reavaliar a laringomalácia, já que o médico havia sugerido cirurgia caso o bebê não estivesse ganhando peso. Nessa consulta, uma semana após a frenectomia, o bebê estava com 3,240 kg, ou seja, um ganho de 255 gramas em apenas uma semana. Ele praticamente não havia ganhado peso nas primeiras três semanas de vida, mas agora estava ganhando acima da média — simplesmente por ter realizado a frenectomia do frênulo posterior e do frênulo labial. Nenhuma dessas restrições havia sido identificada nas avaliações anteriores feitas por outros profissionais. Uma semana após a consulta com o otorrino — ou seja, duas semanas após a frenectomia — o bebê pesava 3,570 kg, um aumento de 355 gramas naquela semana e 610 gramas em duas semanas. A mãe relatou que, antes do procedimento, o bebê conseguia mamar apenas 60 ml por vez, e regurgitava quase tudo. Duas semanas após a frenectomia, ele conseguia mamar 120 ml por vez e não regurgitava mais. Ele evitou uma cirurgia invasiva com anestesia geral simplesmente porque passou a ganhar peso normalmente após um procedimento de 15 segundos realizado em consultório.

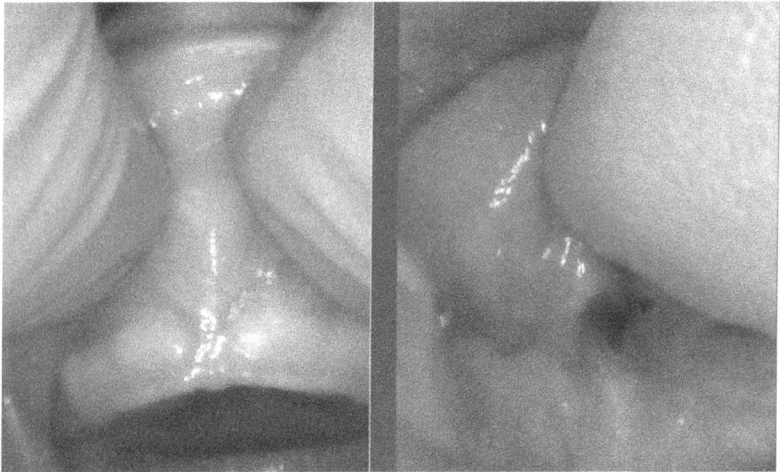

Acompanhamento de 2 semanas após a frenectomia labial e lingual.

Um ano depois, essa criança retornou ao nosso consultório para uma limpeza dental. A mãe relatou que ele havia atingido uma curva de crescimento normal, que a laringomalácia havia se resolvido, e que ele havia mamado bem durante todo o primeiro ano de vida. Na avaliação realizada nesta visita, observou-se mobilidade normal da língua e do lábio, e a mãe expressou profunda gratidão pelos avanços do filho.

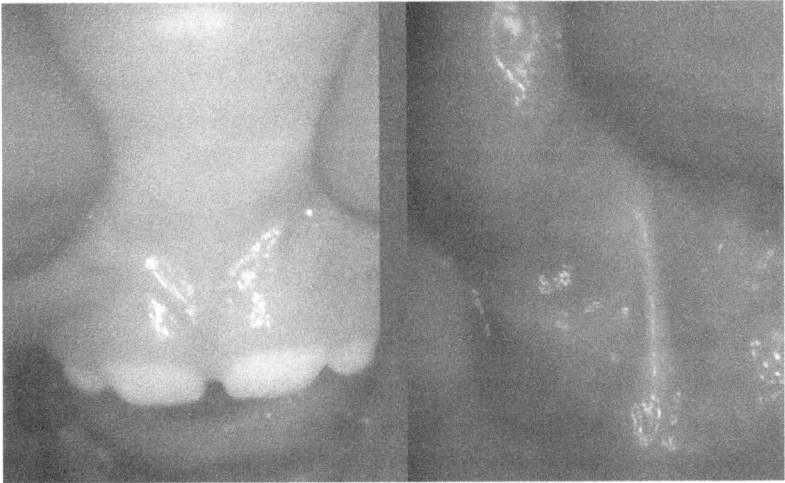

Acompanhamento de 1 ano após frenectomia labial e lingual.
Percebe-se que os frênulos ainda estão presentes, porém
estão menos restritivos e com menor tensão.

Caso 4

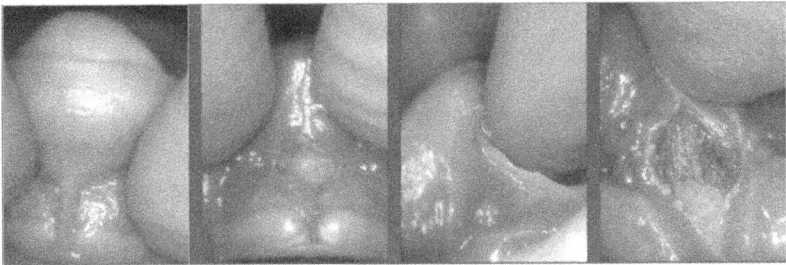

Antes e imediatamente após a frenectomia labial e lingual.

Esse bebê do sexo masculino, com três semanas de vida, nasceu pesando 3,460 kg e, no momento da consulta, estava com 3,315 kg. Ele já havia recebido um pique no hospital local no 3º dia de vida, após apresentar dificuldades na amamentação e ser diagnosticado com língua presa. No entanto, a mãe não notou nenhuma melhora na amamentação após o procedimento. Na avaliação, foi observado que o pique havia feito apenas um corte superficial de 1 mm no frênulo, e ainda restava uma grande quantidade de tecido restritivo. É muito comum vermos bebês que precisam de uma frenectomia mais completa após um primeiro tratamento insuficiente. Nesse caso, a mãe estava fazendo amamentação tripla (mamar no peito, oferecer leite ordenhado e complementar com fórmula), mas, apesar de todo o esforço, o bebê ainda não havia recuperado o peso de nascimento com 3 semanas de vida. Ele fazia barulhos de estalo ao mamar, e a mãe sentia dor significativa a cada mamada. Após a frenectomia completa, conseguimos formar a ferida em formato de diamante tanto no lábio quanto na língua. A mãe relatou ausência total de dor ao amamentar, e o bebê mamou por menos tempo e ingeriu 270 ml (9 oz) na mamada pesada realizada logo após o procedimento em nosso consultório. A mãe notou uma melhora imediata e impressionante na transferência de leite.

Caso 5

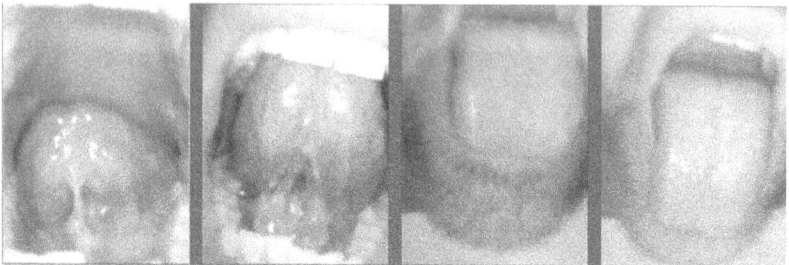

Antes e imediatamente após a elevação e protrusão da língua.

Esse homem de 36 anos tinha histórico de língua presa desde o nascimento e havia recebido um pique ainda no hospital. Como já vimos, pique superficial não resolve quando a frenectomia não é completa. Muitas pessoas acreditam que a criança vai "crescer e sair do problema" ou que o frênulo "vai esticar com o tempo". Este caso mostra claramente que isso não acontece. Se há restrição na infância, e o frênulo é apenas parcialmente cortado, ele continuará restritivo até ser corretamente liberado por meio de uma frenectomia adequada. Esse paciente relatava dificuldade para falar rapidamente e cansaço ao falar, o que o levava a usar frases curtas. Ele também tinha o hábito de murmurar ou falar com a voz baixa. Imediatamente após a frenectomia, ele relatou que falar se tornou mais fácil, não se cansava mais ao falar e sua mobilidade lingual havia melhorado significativamente. Ele também apresentava uma mordida cruzada (má oclusão), com os incisivos inferiores inclinados para dentro, como ilustrado na imagem. Com esse grau de restrição, é impossível escovar os dentes corretamente, o que também pode contribuir para outras questões orais.

Caso 6

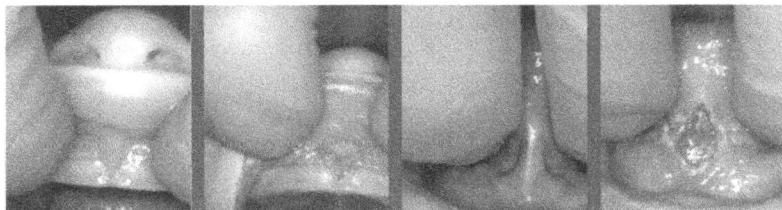

Antes e imediatamente após a frenectomia do frênulo labial e lingual.

Um bebê do sexo masculino, com quatro dias de vida, foi avaliado apresentando pega superficial, refluxo, cólicas, roncos, respiração ruidosa, sono agitado (acordando a cada 1 a 2 horas), escorregando do mamilo ao tentar mamar e fazendo barulhos de estalo ou sucção excessiva durante a amamentação. A mãe apresentava mamilos achatados, com vincos, sangramentos e bolhas, dor intensa ao amamentar, ductos obstruídos com infecção e mastite de início recente. Ao questionar o pediatra sobre a possibilidade de língua presa, ouviu que "não havia nada de errado" e que "não havia língua presa".

A mãe, que é fonoaudióloga, decidiu encaminhar o próprio bebê para avaliação especializada. Durante a consulta, foi identificado um frênulo labial superior tenso e um frênulo lingual posterior (ou submucoso) restritivo. Imediatamente após a frenectomia, ainda no consultório, a mãe observou melhora nos sintomas do bebê. Embora ela não conseguisse amamentar devido à dor intensa causada pela mastite, o bebê apresentou uma pega mais profunda na mamadeira, não fez barulhos de estalo, não demonstrou irritação durante a alimentação, não regurgitou, e tomou os 120 ml (4 oz) em apenas 10 minutos. Antes do procedimento, as mamadas duravam cerca de 60 minutos.

Caso 7

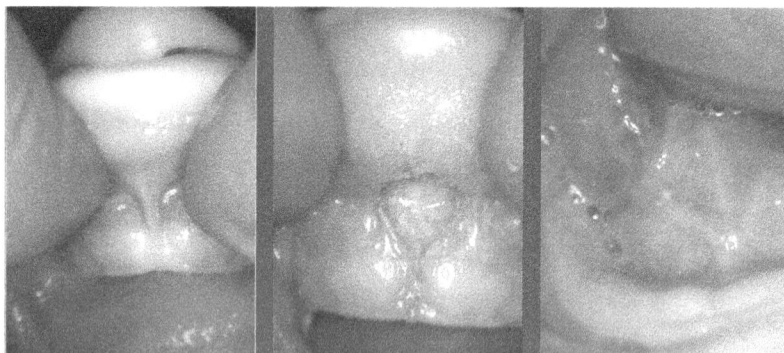

Antes e imediatamente após a frenectomia do frênulo do lábio, língua normal.

Essa bebê apresentava apenas um frênulo labial alterado, sem língua presa. Durante a avaliação, não foi identificado nenhum "degrau" ao passar o dedo sob a língua, e ela apresentava boa elevação lingual e nenhuma dificuldade em curvar a língua em formato de concha. O lábio superior era alterado, esbranquiçado ao ser levantado e causava dor à bebê quando manipulado. Durante a amamentação, o lábio se curvava para dentro, dificultando a pega. Essa restrição no frênulo labial fazia com que a bebê tivesse regurgitação frequente, excesso de gases e ficasse irritada. A mãe relatava uma pega superficial, dor intensa ao amamentar, distorção no formato do mamilo após a mamada e a necessidade de usar um bico de silicone para conseguir amamentar.

Imediatamente após a frenectomia labial, os sintomas desapareceram. A bebê passou a ter uma pega mais eficaz e a mãe conseguiu amamentar com conforto, sem necessidade do bico de silicone. Nos 7 dias seguintes, a bebê ganhou 480 gramas (17 oz). O esperado seria um ganho de aproximadamente 200 gramas (7 oz). Abaixo está a ficha de acompanhamento da consulta de retorno, realizada uma semana após o procedimento. Nem todo frênulo baixo é um frênulo labial alterado, mas se houver restrição funcional acompanhada de sintomas na mãe e no bebê, o ideal é que um profissional capacitado em alterações de frênulos orais faça a avaliação. Um procedimento simples de 15 segundos, com risco praticamente inexistente, foi capaz de salvar essa relação de amamentação, aliviar a dor da mãe e melhorar significativamente o bem-estar da bebê.

Birth weight _6lb 13oz_ Weight at initial visit _0 13 Lb oz_ Weight today _7lb 7oz_

Did you continue to stretch the surgical sites well each day? ___✓___ yes _____ no

Did you have follow up with your lactation consultant? ___✓___ yes _____ no _____ N/A

1. Have you noticed any difference in your baby's latch? Any improvement in other symptoms like gassiness, fussiness, reflux, choking, milk dribbling out, spitting up, sleeping better, holding a pacifier better, no clicking noise, etc.?

   yes, latching better, gassiness, fussiness, spitting up all improved

2. Have you noticed any differences for you? If baby is not breastfeeding please write N/A. (more comfortable, less pain, increased supply, normal nipple shape, no nipple shield needed etc.)

3. Anything else you have noticed since the surgery?

   no

4. Additional comments concerning your experience at our office or with the surgery?

   great experience, would recommend highly

Dr. Notes: didn't even need tongue gained one pound since

Thank you, Noticed difference right off bat, procedure

301

Caso 8

Uma menina de 3 anos e 4 meses apresentava dificuldades na fala, na alimentação e no sono. Quando bebê, teve dificuldades para mamar no peito, e sua mãe precisou interromper a amamentação e recorrer à fórmula. No entanto, mesmo com fórmula, a alimentação continuava difícil: era necessário usar espessante e um bico especial para conseguir alimentá-la. Aos 6 meses, ela realizou um exame de deglutição com contraste (videofluoroscopia), e apresentou dificuldades para engolir durante os dois primeiros anos de vida. Na época da consulta, com 3 anos de idade, a criança ainda engasgava com os alimentos, tinha dificuldade para terminar as refeições, passava o dia beliscando comida, apresentava dificuldade para se alimentar sozinha, cuspia os alimentos e comia muito devagar. A mãe descrevia que alimentar a filha era uma "luta diária". Na fala, a menina tinha dificuldade para falar rápido e, por vezes, gaguejava. O sono também era um problema constante: ela se mexia muito durante a noite, acordava cansada, dormia com a boca aberta, roncava e, em alguns momentos, chegava a engasgar ou prender a respiração enquanto dormia. Durante o dia, mantinha a respiração oral e apresentava constipação intestinal, provavelmente devido à mastigação ineficiente e, consequentemente, à digestão prejudicada.

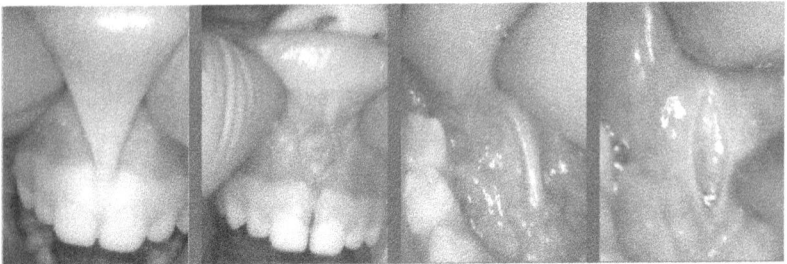

Antes e imediatamente após a frenectomia do frênulo labial e lingual.

Durante a avaliação, essa menina apresentava um frênulo labial que limitava a mobilidade do lábio superior e causava esbranquiçamento dos tecidos ao ser levantado, embora seus dentes estivessem juntos, sem diastema (espaço entre eles). Além disso, foi identificado um frênulo lingual posterior restritivo, que não era visível à primeira vista, mas pôde ser observado ao elevar a língua com dois dedos. Esse frênulo era tenso e comprometia tanto a mobilidade quanto a função da língua. A frenectomia foi realizada sem intercorrências, sem necessidade de sedação, óxido nitroso ou anestesia geral. A frenectomia do frênulo labial com laser levou cerca de 15 segundos, e a do frênulo lingual cerca de 10 segundos. O único anestésico utilizado foi um gel tópico com lidocaína, prilocaína e tetracaína. A criança chorou por cerca de um minuto e depois se acalmou rapidamente. Naquela mesma noite, a mãe notou melhora na fala, e a paciente passou a comer e engolir com mais facilidade. Também dormiu de forma mais profunda e tranquila. No retorno de 1 semana, a mãe relatou que a filha estava falando com mais clareza, parecia mais confiante ao se alimentar sozinha e não engasgava mais com os alimentos, algo que antes ocorria diariamente. Ela passou a comer ovos e hambúrguer, alimentos que antes não conseguia tolerar. O sono também melhorou significativamente, com menos movimentos noturnos, menos roncos e redução da respiração bucal. A mãe observou que, nas primeiras semanas, a menina babava mais que o normal, mas esse sintoma desapareceu por volta da terceira semana. Mãe e filha seguiram com os alongamentos pós-operatórios e com os exercícios de terapia miofuncional por 3 semanas.

Esse caso ilustra a importância de avaliar bebês com dificuldades de deglutição e refluxo que necessitam de espessante na mamadeira para investigar a presença de frênulos orais alterados, especialmente frênulo lingual posterior e frênulo labial restritivo. Corrigir essas alterações logo no início é muito mais fácil e acessível do que deixar que essas crianças cresçam com dificuldades persistentes na fala, alimentação e qualidade do sono. A frenectomia labial ou lingual trata a causa do problema, ao invés de apenas aliviar os sintomas. Nesta faixa etária (1 a 4 anos), o benefício mais consistente e rápido observado após a frenectomia é a melhora na qualidade do sono, o que leva a melhor humor e mais energia. A alimentação também costuma melhorar rapidamente, embora a terapia seja essencial para resolver completamente as dificuldades de deglutição. A fala frequentemente melhora já na primeira semana, mas os maiores ganhos vêm com o tempo e com acompanhamento terapêutico contínuo.

Caso 9

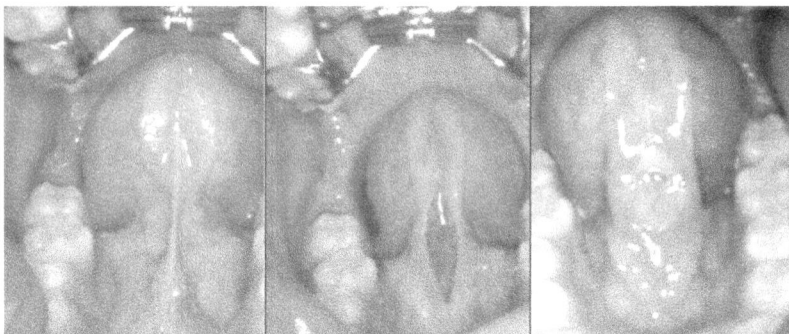

Antes da frenectomia, após a frenectomia e no acompanhamento de uma semana.

Esse menino de 12 anos e 7 meses era paciente odontológico e havia sido diagnosticado com TDAH, ansiedade e alguns atrasos no desenvolvimento, embora fosse muito inteligente e perspicaz. Ele não apresentava grandes dificuldades na fala, mas já estava em terapia há 4 anos. Tinha histórico de refluxo desde bebê — e ainda sofria com refluxo mesmo após 12 anos. Suas adenoides e amígdalas foram removidas na infância. Queixava-se de dor no pescoço e nos ombros diariamente, era um respirador oral, tinha prisão de ventre frequente, e costumava estalar os dedos e outras articulações o tempo todo. Era muito seletivo com texturas, como carnes, vegetais cozidos, purê de batatas e leite. Cuspia o alimento e, se a textura não estivesse adequada, chegava a vomitar imediatamente. Apresentava diversas alterações no sono, incluindo dormir em posições estranhas, ranger os dentes, respirar pela boca à noite e roncar. Também apresentava apinhamento dentário severo e já havia recebido um expansor palatino.

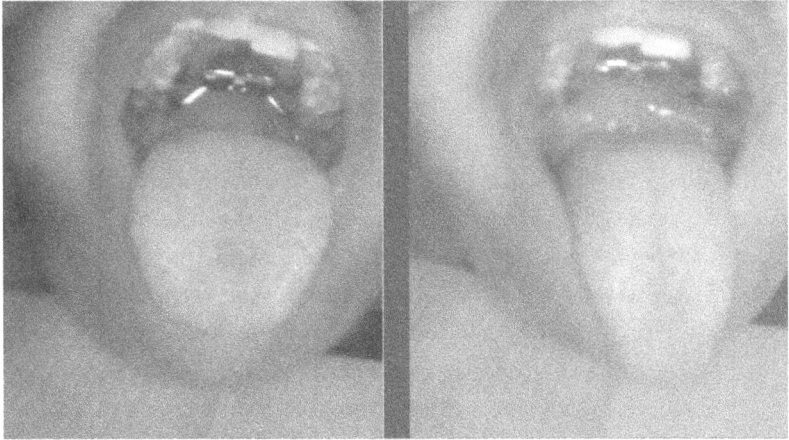

Protrusão da língua antes e depois da frenectomia.
Antes do procedimento, a protrusão da língua estava dentro da faixa
considerada normal, mas a elevação limitada, combinada com o histórico clínico
sintomático, fez com que ele fosse considerado candidato à frenectomia.

Na avaliação, foi identificado um frênulo lingual alterado (posterior) que, à primeira vista, parecia completamente normal. No entanto, considerando o histórico de sintomas, uma investigação mais detalhada foi indicada. Durante o exame digital, a porção submucosa do frênulo apresentou-se mais tensa e restritiva do que o esperado. Ele conseguia projetar a língua até a metade do queixo, o que está dentro da faixa considerada normal, mas os múltiplos sintomas clínicos sugeriram que essa restrição funcional estava afetando sua qualidade de vida. A mãe foi informada de que a frenectomia poderia ajudar, especialmente com as aversões alimentares relacionadas à textura, embora não houvesse garantia de melhora completa. Ela optou por seguir com o tratamento, que foi realizado sem intercorrências em consultório, utilizando laser de CO_2, óxido nitroso e lidocaína.

No retorno pós-operatório, a mãe relatou que o procedimento foi muito benéfico para a alimentação e o sono do filho. Após a frenectomia, ela observou que ele adormecia com mais facilidade, permanecia dormindo durante a noite e acordava mais disposto. Antes do procedimento, ele costumava acordar ao menos uma vez por noite para comer alguma coisa. A alimentação melhorou de forma impressionante: ele deixou de ter aversão a texturas e a vegetais, chegando até a pedir vegetais em um sanduíche — algo que nunca havia feito antes. Parou de beliscar o dia todo, passou a terminar as refeições, não estocava mais comida nas bochechas e se mostrava mais tranquilo ao comer, o que indicava uma deglutição mais eficiente. Além disso, ele deixou de estalar com frequência os dedos, o pescoço e outras articulações, e parou de reclamar de dores nos ombros. Ele mesmo comentou que era "mais fácil mexer o pescoço". Também não teve mais dores de cabeça, que antes eram frequentes durante a semana. Com a melhora da mastigação — e, consequentemente, da digestão —, houve alívio dos sintomas de constipação intestinal. A qualidade de vida desse menino foi profundamente transformada com a frenectomia de um frênulo aparentemente normal, mas que, funcionalmente, estava restritivo demais para o seu caso específico.

Caso 10

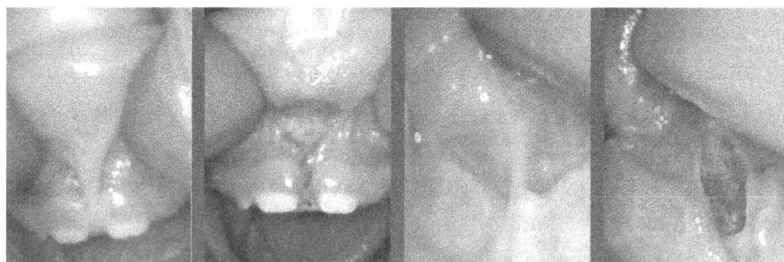

Antes e imediatamente após a frenectomia do frênulo labial e do frênulo lingual.

Esse menino de 10 meses de idade foi encaminhado por uma fonoaudióloga para avaliação de frênulo lingual e labial alterado. Ele e a mãe enfrentaram muitas dificuldades com a amamentação, mas, apesar dos esforços, tiveram que interromper o aleitamento materno com 1 mês de vida, devido à pega ineficaz, cólicas, refluxo e excesso de gases. A mãe realizava amamentação tripla (amamentava no peito, ordenhava o leite e oferecia na mamadeira), e mesmo assim, ele apresentava dificuldade para ganhar peso. Durante a mamada, o lábio superior virava para dentro, e cada alimentação levava cerca de uma hora. Ele foi diagnosticado com refluxo e medicado com ranitidina (Zantac®), mas com pouca ou nenhuma melhora. Tinha infecções de ouvido recorrentes e precisou colocar drenos auditivos (tubos de ventilação). Infelizmente, essas dificuldades não melhoraram com a introdução da mamadeira. Ele continuava tendo dificuldades para se alimentar até mesmo com o bico artificial. A mãe era a única pessoa que conseguia alimentá-lo, e quando ele ia para a creche, tomava apenas 30 a 60 ml (1 a 2 oz) durante todo o dia, por estar frustrado e não conseguir pegar bem a mamadeira. Ele também tinha sono agitado, acordando de 3 a 4 vezes por noite, todas as noites, durante 10 meses. Seus pais estavam exaustos e emocionalmente sobrecarregados. Na avaliação, foi diagnosticado com um frênulo labial tipo Kotlow classe 4 e um frênulo lingual posterior submucoso tipo Kotlow classe 1. Embora o frênulo da língua não fosse visível externamente, ele restringia a elevação da língua e comprometia a mobilidade funcional.

Após um procedimento rápido — 15 segundos para o lábio e 10 segundos para a língua — ele foi rapidamente confortado e tomou a mamadeira com mais rapidez e sem frustração. Na primeira noite após o procedimento, ele dormiu a noite inteira, sem acordar nenhuma vez. Continuou dormindo bem nas noites seguintes, o que foi transformador para seus pais.

A função e os sintomas são mais importantes do que a aparência.

Começou a tomar toda a mamadeira na creche, quando antes só conseguia ingerir um quarto do volume. Também passou a engolir melhor os alimentos sólidos, demonstrou maior produção de sons (balbucios) e, logo após o retorno de uma semana, falou uma nova palavra: "papa" ("dada").

Esses não são os "melhores" casos, mas são histórias que se repetem todos os dias em muitos consultórios ao redor do mundo. Cada uma delas poderia ser transformada em um estudo de caso, destacando o impacto que a remoção de um pequeno frênulo pode ter na vida de uma criança — ou até mesmo de um adulto.

CAPÍTULO 30

———∞———

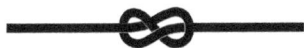

Próximos Passos para Profissionais

Se você deseja se aprofundar mais no tema dos frênulos orais alterados, existem diversos recursos disponíveis. Nos próximos capítulos, você encontrará sites, cursos online e várias referências, incluindo artigos científicos. Há uma quantidade considerável de publicações sobre amamentação, um número menor sobre fala, menos ainda sobre alimentação, e quase nenhuma sobre adultos com outras condições associadas à língua presa. Essa é uma área em plena expansão para pesquisa, ideal para qualquer profissional que deseje contribuir com o avanço do conhecimento coletivo sobre o tema.

Este livro é uma tentativa humilde de compilar as informações mais atualizadas e refletir os pensamentos mais recentes sobre esse campo. No entanto, reconhecemos que muitas das ideias aqui apresentadas poderão, com o tempo, se mostrar incompletas — afinal, o cuidado baseado em evidências é um modelo em constante evolução. É assim que a ciência avança. Como disse Charles Sidney Burwell, ex-reitor da Harvard Medical School: "Metade do que vamos ensinar a vocês está errado, e metade está certo. O problema é que não sabemos qual é qual." Agora que compreendemos os diversos prejuízos funcionais que um frênulo alterado pode causar, torna-se evidente que crianças e adultos com dificuldades na fala, alimentação ou sono merecem ser avaliados por profissionais capacitados nas áreas abordadas neste livro. As línguas presas e os frênulos labiais alterados afetam profundamente a qualidade de vida das famílias, especialmente durante as fases críticas do desenvolvimento infantil. Tanto os pais quanto os filhos sofrem com as disfunções causadas por essas alterações orais. A frenectomia pode aliviar muito mais tensões do que a maioria das pessoas imagina fazerem parte do conjunto de sintomas associados aos frênulos orais alterados.

Para quem deseja se aprofundar ainda mais nos desafios enfrentados por esses pacientes e suas famílias, indicamos alguns cursos e recursos complementares. Isso não representa um endosso total de tudo o que está presente nos sites ou cursos indicados, mas são bons pontos de partida. Agradecemos por ter nos acompanhado nesta jornada. Somos gratos pela oportunidade de dar voz a pacientes e famílias que, por tantos anos, esperaram que suas histórias fossem ouvidas. Vamos juntos continuar buscando mais pesquisa, educação e conhecimento nesta área em crescimento — e inspirar outros pacientes, pais e profissionais a aprenderem mais sobre como podemos ajudar quem convive com frênulos orais alterados.

Recursos

Tongue-Tied Academy, o curso online completo do Dr. Baxter, ajuda profissionais a identificar e tratar frênulos labiais e linguais com segurança e confiança. Acesse: www.TongueTie.com/Professionals

No site do Alabama Tongue-Tie Center, você pode explorar nossa biblioteca de vídeos, baixar todos os formulários para pacientes e acessar a lista de materiais utilizados em nosso consultório. Visite: www.TongueTie.com/

Para pedidos em grande quantidade do livro *Tongue-Tied* (25 ou mais exemplares), acesse: www.TongueTiedBook.com

O livro *Tongue-Tied* também está disponível em versão audiobook na Audible e na Amazon.

Outros Recursos Selecionados para Profissionais

Airway Circle é um clube de estudos online para profissionais da saúde que desejam aprender mais sobre respiração, língua presa, sono e terapia miofuncional. Oferece uma comunidade segura e colaborativa com aulas, pesquisas e eventos ao vivo com especialistas da área. Acesse: www.airwaycircle.com (Use o código promocional: *TONGUETIED* para 50% de desconto na assinatura anual)

TOTS (Tethered Oral Tissues Specialty) Training Course, por *Autumn R. Henning, MS, CCC-SLP, COM*: curso especializado para profissionais que desejam se aprofundar no manejo clínico dos frênulos orais alterados. http://www.chrysalisfeeding.com

IBCLC Master Class: Oral Rehabilitation of the Breastfeeding Dyad Course: curso voltado à reabilitação oral da díade mãe-bebê no contexto da amamentação. https://iparentllc.wixsite.com/ibclcmasterclass

Cranial Nerve Dysfunction and Oral Restrictions in the Precrawling Infant, por *Michelle Emanuel, OTR/L*: curso multidisciplinar que aborda disfunções neurológicas e frênulos orais em bebês antes do início do engatinhar. http://www.TummyTimeMethod.com

O The Breathe Institute oferece diversos cursos baseados em evidências, incluindo o The Breathe Course, com *Dr. Soroush Zaghi* (foco em adultos) http://www.TheBreatheInstitute.com

GOLD Online Learning oferece quase 30 cursos sobre língua presa, com palestrantes de diversas áreas — para pediatras, consultores em amamentação, dentistas e outros profissionais da saúde. https://www.goldlearning.com

Tongue-Tie—From Confusion to Clarity, por *Carmen Fernando*: disponível em eBook e versão impressa, trata das questões de alimentação e fala relacionadas à língua presa, além de histórico e avaliação clínica. https://tonguetie.net/the-book/

Dr. Larry Kotlow, um dos pioneiros no estudo da língua presa, disponibiliza folhetos informativos e artigos científicos em seu site. Seu livro mais recente, SOS 4 TOTS, é um guia prático sobre bebês com frênulos orais alterados e os desafios enfrentados pelas mães. http://www.kiddsteeth.com

Ankyloglossia Bodyworkers: diretório de profissionais que integram a equipe multidisciplinar voltada ao tratamento manual de pacientes com frênulos orais alterados. O site também oferece materiais para pais e estudos relevantes. www.AnkyloglossiaBodyworkers.com

O blog do Dr. Bobby Ghaheri e sua página no Facebook são atualizados frequentemente com conteúdos úteis sobre língua presa e cuidados integrados. http://www.drghaheri.com/blog/

O site TalkTools oferece cursos, ferramentas e técnicas de Oral Placement Therapy (OPT) para terapeutas, pais e pacientes. As abordagens combinam estímulos táteis à terapia de alimentação e fala, promovendo maior consciência e controle motor. www.Talktools.com

Organizações Profissionais Relacionadas à Língua Presa

ICAP (International Consortium of Oral Ankylofrenula Professionals) – Consórcio internacional voltado à pesquisa e colaboração entre profissionais que atuam com anquiloglossia. http://www. icapprofessionals.com

ALSC (American Laser Study Club) – Organização que oferece formação e discussão científica sobre o uso de laser na odontologia, incluindo frenectomias. http://www.americanlaserstudyclub.org

IATP (International Affiliation of Tongue-Tie Professionals) – Associação internacional de profissionais especializados em frênulos orais alterados. https://tonguetieprofessionals.org

Recursos em Terapia Miofuncional

Airway Circle www.airwaycircle.com

IAOM (International Association of Orofacial Myology) http://iaom.com

AOMT (Academy of Orofacial Myofunctional Therapy) https://aomtinfo.org

313

AAMS (Applied Academy of Myofunctional Sciences)
https://aamsinfo.org

The Coulson Institute
https://coulsoninstitute.com

The Graduate School of Behavioral Health Sciences
https://www.bp.edu

Recursos para Pais

O site do Dr. Baxter (www.TongueTie.com) e seu blog (www.TongueTieAL.com/Blog) são fontes atualizadas de informação tanto para pais quanto para profissionais que desejam aprender mais sobre língua presa.

O blog e a página no Facebook do Dr. Bobby Ghaheri também são excelentes recursos com conteúdos educativos e embasados. Blog: http://www.drghaheri.com/blog/ Facebook: https://www.facebook.com/DrGhaheriMD/

Grupos no Facebook

Estes grupos oferecem suporte emocional, troca de experiências e informações valiosas para pais:

Tongue Tie Babies Support Group
Tongue Tie Lip Tie Baby Support Group
Tongue Tie Kids
Tongue Tied Adults Support Group
Grupos locais por estado ou região (ex.: grupos específicos para cada estado dos EUA)

Lista de Profissionais Recomendados

Find Laser Doctors: https://doctors.lightscalpel.com/

Airway Circle Directory – Uma lista internacional de profissionais de saúde integrados nas áreas de língua presa, respiração, sono, amamentação e terapia miofuncional. Ideal para encontrar especialistas capacitados em sua região.

www.airwaycircle.com/directory
Outros Sites Úteis

www.AnkyloglossiaBodyworkers.com – Fonte de informações, estudos e lista de profissionais especializados em terapias corporais para bebês com TOTs (frênulos orais alterados).

www.TummyTimeMethod.com – Plataforma voltada à educação sobre o tempo de bruços (tummytime), com orientações e lista de profissionais capacitados.

www.Pathways.org – Site gratuito com informações sobre desenvolvimento infantil, voltado tanto para pais quanto profissionais da saúde.

References

1. Marasco L. Carta ao editor sobre N. Sethi, et al., benefícios da frenulotomia em bebês com anquiloglossia, IJPO (2013), http://dx.doi.org/10.1016/j.ijporl.2013.02.005. Int J Pediatr Otorhinolaryngol 2014;78(3):572.

2. Hong SJ, Cha BG, Kim YS, Lee SK, Chi JG. Crescimento da língua durante o desenvolvimento pré-natal em fetos e embriões coreanos. J Pathol Transl Med 2015;49(6):497–510.

3. Pompéia LE, Ilinsky RS, Ortolani CLF, Faltin K Júnior. Anquiloglossia e sua influência no crescimento e desenvolvimento do sistema estomatognático. Rev Paul Pediatr 2017;35(2):216–21.

4. Obladen M. Muito barulho por nada: dois milênios de controvérsia sobre a língua presa. Neonatology 2010;97(2):83–9.

5. Fernando C. Língua presa - da confusão à clareza: um guia para o diagnóstico e tratamento da anquiloglossia. Tandem Publications; 1998.

6. Ip S, Chung M, Raman G, Chew P, Magula N, DeVine D, et al. Amamentação e resultados de saúde materna e infantil em países desenvolvidos. Evid Rep Technol Assess 2007;(153):1–186.

7. Stuebe A. Os riscos de não amamentar para mães e bebês. Rev Obstet Gynecol 2009;2(4):222–31.

8. Kramer MS, Kakuma R. Duração ideal da amamentação exclusiva. Cochrane Database Syst Rev 2012;(8):CD003517.

9. Messner AH, Lalakea ML. Anquiloglossia: controvérsias no manejo. Int J Pediatr Otorhinolaryngol 2000;54(2-3):123–31.

10. Buryk M, Bloom D, Shope T. Eficácia da liberação neonatal de anquiloglossia: um ensaio randomizado. Pediatrics 2011;128(2):280–8.

11. Berry J, Griffiths M, Westcott C. Um ensaio randomizado, controlado e duplo-cego sobre a divisão da língua presa e seu efeito imediato na amamentação. Breastfeed Med 2012;7(3):189–93.

12. Geddes DT, Langton DB, Gollow I, Jacobs LA, Hartmann PE, Simmer K. Frenulotomia para bebês amamentados com anquiloglossia: efeito na remoção de leite e no mecanismo de sucção visualizado por ultrassom. Pediatrics 2008;122(1):e188–94.

13. O'Callahan C, Macary S, Clemente S. Os efeitos da frenotomia em consultório para anquiloglossia anterior e posterior na amamentação. Int J Pediatr Otorhinolaryngol 2013;77(5):827–32.

14. Ghaheri BA, Cole M, Fausel SC, Chuop M, Mace JC. Melhoria da amamentação após a liberação de línguaSauce, S., & Tada, S. (2018). Breastfeeding and speech outcomes in children with ankyloglossia: A systematic review. International Journal of Pediatric Otorhinolaryngology, 82, 835-840. doi:10.1016/j.ijporl.2015.10.015

15. Ghaheri BA, Cole M, Mace JC. Revisão da frenotomia lingual melhora os resultados de amamentação relatados pelos pacientes: Um estudo de coorte prospectivo. J Hum Lact 2018;890334418775624.

16. Hogan M, Westcott C, Griffiths M. Ensaio randomizado e controlado da divisão da língua presa em bebês com problemas de alimentação. J Paediatr Child Health [Internet] 2005;Disponível em: http://onlinelibrary.wiley.com/doi/10.1111/j.1440-1754.2005.00604.x/full

17. Kotlow LA. Diagnóstico oral de apegos anormais do frênulo em neonatos e bebês: avaliação e tratamento do frênulo maxilar e lingual usando o laser Erbium:YAG. J Pediatric Dent Care 2004;10(3):11–4.

18. Kotlow L. Diagnóstico e tratamento da anquiloglossia e frênulo maxilar preso em bebês usando lasers Er:YAG e 1064 de diodo. Eur Arch Paediatr Dent 2011;12(2):106–12.

19. Kotlow LA. Anquiloglossia (língua presa): um dilema diagnóstico e de tratamento. Quintessence Int 1999;30(4):259–62.

20. Emond A, Ingram J, Johnson D, Blair P, Whitelaw A, Copeland M, et al. Ensaio controlado randomizado de frenotomia precoce em bebês amamentados

com língua presa leve a moderada. Arch Dis Child Fetal Neonatal Ed 2014;99(3):F189–95.

21. Smith GCS, Pell JP. Uso de paraquedas para prevenir morte e trauma grave relacionados ao desafio gravitacional: revisão sistemática de ensaios controlados randomizados. BMJ 2003;327(7429):1459–61.

22. Osband YB, Altman RL, Patrick PA, Edwards KS. Educação e serviços de suporte à amamentação oferecidos a residentes de pediatria nos EUA. Acad Pediatr 2011;11(1):75–9.

23. Siegel SA. Refluxo induzido por aerofagia em bebês amamentados com anquiloglossia e frênulo labial maxilar encurtado (língua e lábio presos). International Journal of Clinical Pediatrics 2016;5(1):6–8.

24. Coryllos E, Genna CW, Salloum AC, Outros. Língua presa congênita e seu impacto na amamentação. Breastfeeding: Best for Mother and Baby 2004;1–6.

25. de Castro Martinelli RL, Marchesan IQ, Gusmão RJ, de Castro Rodrigues A, Berretin-Felix G. Características histológicas do frênulo lingual alterado humano. International Journal of Pediatrics and Child Health 2014;2:5–9.

26. Pransky SM, Lago D, Hong P. Dificuldades de amamentação e anomalias da cavidade oral: A influência da anquiloglossia posterior e laços labiais superiores. Int J Pediatr Otorhinolaryngol 2015;79(10):1714–7.

27. Kotlow LA. Diagnóstico e compreensão do frênulo labial maxilar (labial superior, o frênulo labial maxilar) em relação à amamentação. J Hum Lact 2013;29(4):458–64.

28. Flinck A, Paludan A, Matsson L, Holm AK, Axelsson I. Achados orais em um grupo de crianças suecas recém-nascidas. Int J Paediatr Dent 1994;4(2):67–73.

29. Ghaheri B. Frênulo labial vs. Frênulo normal [Internet]. Postagem no blog do Facebook do Dr. Bobby Ghaheri MD 2017 [citado em 29 de maio de 2018];Disponível em: https://www.facebook.com/DrGhaheriMD/photos/a.4 51553228339392.1073741829.329432813884768/807144299446948/?type=3

30. Santa Maria C, Aby J, Truong MT, Thakur Y, Rea S, Messner A. O frênulo labial superior em recém-nascidos: O que é normal? Glob Pediatr Health 2017;4:2333794X17718896.

31. Centros de Controle e Prevenção de Doenças. Relatório de Amamentação, 2016. CDC; 2016.

32. Seção sobre Amamentação. Amamentação e o uso de leite humano. Pediatrics 2012;129(3):e827–41.

33. Odom EC, Li R, Scanlon KS, Perrine CG, Grummer-Strawn L. Razões para a cessação da amamentação antes do desejado. Pediatrics 2013;131(3):e726–32.

34. Hazelbaker AK. A ferramenta de avaliação da função do frênulo lingual (ATLFF): Uso em uma prática de consultoria de lactação. 1993;

35. Srinivasan A, Dobrich C, Mitnick H, Feldman P. Anquiloglossia em bebês amamentados: o efeito da frenotomia na dor mamilar materna e no engate. Breastfeed Med 2006;1(4):216–24.

36. Martinelli RL de C, Marchesan IQ, Berretin-Felix G. Protocolo de frênulo lingual com escores para bebês. Int J Orofacial Myology 2012;38:104–12.

37. Lopes de Castro Martinelli R, Queiroz Marchesan I, Berretin-Felix G. Protocolo de avaliação do frênulo lingual para bebês: relação entre aspectos anatômicos e funcionais. Revista CEFAC [Internet] 2013;15(3). Disponível em: http://www.redalyc.org/html/1693/169327929012/

38. Martinelli RL de C, Marchesan IQ, Lauris JR, Honório HM, Gusmão RJ, Berretin-Felix G. Validade e confiabilidade da triagem: "teste da linguinha." Rev CEFAC 2016;18(6):1323–31.

39. FDA. Revisão da FDA resulta em novos avisos sobre o uso de anestésicos gerais e medicamentos de sedação em crianças pequenas e mulheres grávidas [Internet]. Comunicações de Segurança de Medicamentos da FDA 2016 [citado em 29 de maio de 2018];Disponível em: https://www.fda.gov/downloads/Drugs/DrugSafety/UCM533197.pdf

40. Reddy SV. Efeito de anestésicos gerais no cérebro em desenvolvimento. J Anaesthesiol Clin Pharmacol [Internet] 2012;Disponível em: https://www.ncbi.nlm.nih.gov/pmc/articles/PMC3275974/

41. Rhoades DR, McFarland KF, Finch WH, Johnson AO. Fala e interrupções durante visitas a consultórios de atenção primária. Fam Med 2001;33(7):528–32.

42. Romanos GE, Belikov AV, Skrypnik AV, Feldchtein FI, Smirnov MZ, Altshuler GB. Descoberta de implantes dentários usando uma nova tecnologia termo-opticamente alimentada (TOP) com resfriamento de tecido por ar. Lasers Surg Med 2015;47(5):411–20.

43. Georgios E. Romanos D. Cirurgia de tecidos moles com laser de diodo: Avanços voltados para cortes consistentes e melhores resultados clínicos. Compend Contin Educ Dent [Internet] 2013 [citado em 18 de junho de 2018];Disponível em: https://cced.cdeworld. com/courses/20875-Diode_Laser_Soft-Tissue_Surgery:Advancements_Aimed_at_Consistent_Cutting-Improved_Clinical_Outcomes

44. Shavit I, Peri-Front Y, Rosen-Walther A, Grunau RE, Neuman G, Nachmani O, et al. Um ensaio randomizado para avaliar o efeito de dois anestésicos tópicos na resposta à dor durante a frenotomia em bebês jovens. Pain Med 2017;18(2):356–62.

45. Ovental A, Marom R, Botzer E, Batscha N, Dollberg S. O uso de benzocaína tópica antes da frenotomia lingual não reduziu o choro e deve ser desencorajado. Acta Paediatr 2014;103(7):780–2.

46. Shah PS, Herbozo C, Aliwalas LL, Shah VS. Amamentação ou leite materno para dor em procedimentos em neonatos. Cochrane Database Syst Rev 2012;12:CD004950.

47. Simonse E, Mulder PGH, van Beek RHT. Efeito analgésico do leite materno versus sacarose para analgesia durante punção de calcanhar em bebês prematuros tardios. Pediatrics 2012;129(4):657–63.

48. So T-Y, Farrington E. Metemoglobinemia induzida por benzocaína tópica na população pediátrica. J Pediatr Health Care 2008;22(6):335–9; quiz 340–1.

49. Haytac MC, Ozcelik O. Avaliação das percepções dos pacientes após operações de frenectomia: uma comparação das técnicas de laser de dióxido de carbono e bisturi. J Periodontol 2006;77(11):1815–9.

50. Woolridge MW. A "anatomia" da sucção infantil. Midwifery 1986;2(4):164–71.

51. Elad D, Kozlovsky P, Blum O, Laine AF, Po MJ, Botzer E, et al. Biomecânica da extração de leite durante a amamentação. Proc Natl Acad Sci U S A 2014;111(14):5230–5.

52. Chu MW, Bloom DC. Anquiloglossia posterior: relato de caso. Int J Pediatr Otorhinolaryngol 2009;73(6):881–3.

53. Kotlow LA. A influência do frênulo maxilar no desenvolvimento e padrão de cárie dentária nos dentes anteriores em bebês amamentados: prevenção, diagnóstico e tratamento. J Hum Lact 2010;26(3):304–8.

54. Hearnsberger D. Comer-Beber-Ser Nutrido: Desenvolvimento e Distúrbios na Alimentação Pediátrica [Internet]. Disponível em: https://www.eatdrinkbenourished.com/

55. Hazelbaker A. Recursos de Educação em Lactação - Alison Hazelbaker: Conferência Online em Vídeo [Internet]. [citado em 29 de junho de 2018];Disponível em: https://www.lactationtraining.com/our-courses/online-conferences/alison-hazelbaker-conference

56. Gatto K. Compreendendo o Complexo Orofacial: A Evolução da Disfunção. Outskirts Press; 2016.

57. Bahr D. Ninguém Nunca Me Disse (ou à Minha Mãe) Isso!: Tudo, desde Mamadeiras e Respiração até o Desenvolvimento Saudável da Fala. 1ª edição. Sensory World; 2010.

58. Potock M. Comunicação Pessoal. 2018.

59. Henning A. Treinamento Especializado em Tecidos Orais Presos. 2017.

60. Silva MC, Costa MLVCM da, Nemr K, Marchesan IQ. Alteração do frênulo lingual e interferência na mastigação. Rev CEFAC 2009;11:363–9.

61. Baxter R, Hughes L. Melhoria na fala e alimentação em crianças após a liberação da língua presa posterior: Uma série de casos. International Journal of Clinical Pediatrics [Internet] 2018 [citado em 28 de junho de 2018];0(0). Disponível em: http://www.theijcp.org/index.php/ijcp/article/view/295/254

62. articulação | Definição de articulação em inglês pelos Dicionários Oxford [Internet]. Oxford Dictionaries | English [citado em 29 de junho de 2018];Disponível em: https://en.oxforddictionaries.com/definition/articulation

63. Definição de Articulação [Internet]. Dicionário Merriam-Webster [citado em 29 de junho de 2018];Disponível em: https://www.merriam-webster.com/dictionary/articulation

64. Yoon AJ, Zaghi S, Ha S, Law CS, Guilleminault C, Liu SY. Anquiloglossia como fator de risco para hipoplasia maxilar e alongamento do palato mole: Um estudo funcional-morfológico. Orthod Craniofac Res 2017;20(4):237–44.

65. Messner AH, Lalakea ML. O efeito da anquiloglossia na fala em crianças. Otolaryngol Head Neck Surg 2002;127(6):539–45.

66. Ito Y, Shimizu T, Nakamura T. Eficácia da divisão da língua presa para transtorno de fala em crianças. Pediatrics [Internet] 2015;Disponível em: http://onlinelibrary.wiley.com/doi/10.1111/ped.12474/full

67. Walls A, Pierce M, Wang H, Steehler A, Steehler M, Harley EH Jr. Percepção dos pais sobre fala e mobilidade da língua em crianças de três anos após frenotomia neonatal. Int J Pediatr Otorhinolaryngol 2014;78(1):128–31.

68. Dollberg S, Manor Y, Makai E, Botzer E. Avaliação da inteligibilidade da fala em crianças com língua presa. Acta Pædiatrica [Internet] 2011;Disponível em: http://onlinelibrary.wiley.com/doi/10.1111/j.1651-2227.2011.02265.x/full

69. Webb AN, Hao W, Hong P. O efeito da divisão da língua presa na amamentação e articulação da fala: uma revisão sistemática. Int J Pediatr Otorhinolaryngol 2013;77(5):635–46.

70. Chinnadurai S, Francis DO, Epstein RA, Morad A, Kohanim S, McPheeters M. Tratamento da anquiloglossia por razões outras que não a amamentação: uma revisão sistemática. Pediatrics 2015;135(6):e1467–74.

71. Lalakea ML, Messner AH. Anquiloglossia: a perspectiva de adolescentes e adultos. Otolaryngol Head Neck Surg 2003;128(5):746–52.

72. Lalakea ML, Messner AH. Anquiloglossia: isso importa? Pediatr Clin North Am 2003;50(2):381–97.

73. Mattar SEM, Anselmo-Lima WT, Valera FCP, Matsumoto MAN. Características esqueléticas e oclusais em crianças pré-escolares que respiram pela boca. J Clin Pediatr Dent 2004;28(4):315–8.

74.   Harari D, Redlich M, Miri S, Hamud T, Gross M. O efeito da respiração oral versus respiração nasal no desenvolvimento dentofacial e craniofacial em pacientes ortodônticos. Laryngoscope 2010;120(10):2089–93.

75.   Yoon A, Zaghi S, Weitzman R, Ha S, Law CS, Guilleminault C, et al. Para uma definição funcional de anquiloglossia: validando escalas atuais de comprimento do frênulo lingual e mobilidade da língua em 1052 indivíduos. Sleep Breath 2017;21(3):767–75.

76.   Palmer B. A importância da amamentação em relação à saúde total [Internet]. Brian Palmer, DDS For Better Health 2002 [citado em 29 de maio de 2018];Disponível em: http://www.brianpalmerdds.com/pdf/section_A.pdf

77.   Lin S. Dieta Dental: A Surpreendente Conexão Entre Seus Dentes, Alimentos Reais e Saúde Natural Transformadora. Hay House, Incorporated; 2019.

78.   Moss ML, Salentijn L. O papel primário das matrizes funcionais no crescimento facial. Am J Orthod 1969;55(6):566–77.

79.   Trabalon M, Schaal B. É preciso uma boca para comer e um nariz para respirar: respiração oral anormal afeta a competência oral e a adaptação sistêmica de neonatos. Int J Pediatr 2012;2012:207605.

80.   Eltzschig HK, Carmeliet P. Hipóxia e inflamação. N Engl J Med 2011;364(7):656–65.

81.   Izuhara Y, Matsumoto H, Nagasaki T, Kanemitsu Y, Murase K, Ito I, et al. Respiração oral, outro fator de risco para asma: o Estudo Nagahama. Allergy 2016;71(7):1031–6.

82.   Yamaguchi H, Tada S, Nakanishi Y, Kawaminami S, Shin T, Tabata R, et al. Associação entre respiração oral e dermatite atópica em crianças japonesas de 2 a 6 anos: Um estudo transversal baseado na população. PLoS One 2015;10(4):e0125916.

83.   Hang WM, Gelb M. Filosofia TMJ Centrada na Via Aérea/Ortodontia Centrada na Via Aérea inaugura o mundo pós-retração da ortodontia. Cranio 2017;35(2):68–78.

84.   Huang YS, Quo S, Berkowski JA, Guilleminault C. Frênulo lingual curto e apneia obstrutiva do sono em crianças. Int J Pediatr Res [Internet] 2015;1(003).

Disponível em: http://orofacialintegrity.com/wp-content/uploads/2015/05/
short-ling-frenum-and-sleep-apnea.pdf

85. Palmer B. Otite média: Uma perspectiva anatômica [Internet]. Brian Palmer, DDS For Better Health 2001 [citado em 29 de maio de 2018];Disponível em: http://www.brianpalmerdds.com/pdf/Otitis_media.pdf

86. Sexton S, Natale R. Riscos e benefícios das chupetas. Am Fam Physician 2009;79(8):681–5.

87. CDC - Dados e Estatísticas - Sono e Transtornos do Sono [Internet]. 2017 [citado em 26 de junho de 2018];Disponível em: https://www.cdc.gov/sleep/data_statistics.html

88. Kostrzewa-Janicka J, Jurkowski P, Zycinska K, Przybyłowska D, Mierzwińska-Nastalska E. Transtornos respiratórios relacionados ao sono e bruxismo. Adv Exp Med Biol 2015;873:9–14.

89. Jokubauskas L, Baltrušaitytė A. Relação entre a síndrome da apneia obstrutiva do sono e o bruxismo do sono: uma revisão sistemática. J Oral Rehabil 2017;44(2):144–53.

90. Chervin RD, Dillon JE, Bassetti C, Ganoczy DA, Pituch KJ. Sintomas de transtornos do sono, desatenção e hiperatividade em crianças. Sleep 1997;20(12):1185–92.

91. Wu J, Gu M, Chen S, Chen W, Ni K, Xu H, et al. Fatores relacionados à síndrome da apneia-hipopneia obstrutiva do sono pediátrica em crianças com transtorno de déficit de atenção e hiperatividade em diferentes faixas etárias. Medicine 2017;96(42):e8281.

92. Philby MF, Macey PM, Ma RA, Kumar R, Gozal D, Kheirandish-Gozal L. Volumes regionais reduzidos de massa cinzenta em apneia obstrutiva do sono pediátrica. Sci Rep 2017;7:44566.

93. Macey PM, Kheirandish-Gozal L, Prasad JP, Ma RA, Kumar R, Philby MF, et al. Espessura cortical cerebral regional alterada em apneia obstrutiva do sono pediátrica. Front Neurol 2018;9:4.

94. McNamara JA Jr, Lione R, Franchi L, Angelieri F, Cevidanes LHS, Darendeliler MA, et al. O papel da expansão maxilar rápida na promoção da saúde oral e geral. Prog Orthod 2015;16:33.

95. Guilleminault C, Monteyrol P-J, Huynh NT, Pirelli P, Quo S, Li K. Adenotonsilectomia e distração maxilar rápida em crianças pré-púberes, um estudo piloto. Sleep Breath 2011;15(2):173-7.

96. Lehmann KJ, Nelson R, MacLellan D, Anderson P, Romao RLP. O papel da adenotonsilectomia no tratamento da enurese noturna primária em crianças: Uma revisão sistemática. J Pediatr Urol 2018;14(1):53.e1–53.e8.

97. Saúde oral na América: um relatório do Cirurgião Geral. J Calif Dent Assoc 2000;28(9):685–95.

98. Bishara SE. Manejo de diastemas em ortodontia. Am J Orthod 1972;61(1):55–63.

99. Khoury MJ, Cordero JF, Mulinare J, Opitz JM. Associações de defeitos de linha média selecionados: Um estudo populacional. Pediatrics 1989;84(2):266–72.

100. Hirsch S, Sanchez H, Albala C, de la Maza MP, Barrera G, Leiva L, et al. Câncer de cólon no Chile antes e depois do início do programa de fortificação de farinha com ácido fólico. Eur J Gastroenterol Hepatol 2009;21(4):436–9.

101. Troen AM, Mitchell B, Sorensen B, Wener MH, Johnston A, Wood B, et al. Ácido fólico não metabolizado no plasma está associado à redução da citotoxicidade das células natural killer em mulheres pós-menopáusicas. J Nutr 2006;136(1):189–94.

102. Mills JL. Fortificação de alimentos com ácido fólico — Quanto é suficiente? N Engl J Med 2000;342(19):1442–5.

103. Brandalize APC, Bandinelli E, dos Santos PA, Roisenberg I, Schüler-Faccini L. Avaliação dos polimorfismos C677T e A1298C do gene MTHFR como fatores de risco maternos para síndrome de Down e defeitos cardíacos congênitos. Am J Med Genet A 2009;149A(10):2080–7.

104. Imbard A, Benoist J-F, Blom HJ. Defeitos do tubo neural, ácido fólico e metilação. Int J Environ Res Public Health 2013;10(9):4352–89.

105. CDC. Dados e Estatísticas | Transtorno do Espectro Autista (TEA) | NCBDDD | CDC [Internet]. Centros de Controle e Prevenção de Doenças 2018 [citado em 25 de junho de 2018];Disponível em: https://www.cdc.gov/ncbddd/autism/data.html

106. Rogers AP. Exercícios para o desenvolvimento dos músculos da face, com o objetivo de aumentar sua atividade funcional. Dental Cosmos LX 1918;59(857):e76.

107. Bonuck K, Freeman K, Chervin RD, Xu L. Respiração desordenada do sono em uma coorte baseada na população: resultados comportamentais aos 4 e 7 anos. Pediatrics 2012;129(4):e857–65.

108. Camacho M, Certal V, Abdullatif J, Zaghi S, Ruoff CM, Capasso R, et al. Terapia miofuncional para tratar apneia obstrutiva do sono: Uma revisão sistemática e meta-análise. Sleep 2015;38(5):669–75.

109. Mindell JA, Owens JA. Um Guia Clínico para o Sono Pediátrico: Diagnóstico e Manejo de Problemas de Sono. Lippincott Williams & Wilkins; 2015.

110. Proffit WR, Fields HW Jr, Sarver DM. Ortodontia Contemporânea. Elsevier Health Sciences; 2006.

111. Cuidados quiropráticos para crianças: Controvérsias e questões. Paediatr Child Health 2002;7(2):85–104.

112. Lee AC, Li DH, Kemper KJ. Cuidados quiropráticos para crianças. Arch Pediatr Adolesc Med 2000;154(4):401–7.

113. Fry LM. Quiropraxia e disfunção de amamentação: Uma revisão da literatura. Journal of Clinical Chiropractic Pediatrics 2014;14(2):1151–5.

114. Page P. Cefaleias cervicogênicas: uma abordagem clínica baseada em evidências. Int J Sports Phys Ther 2011;6(3):254–66.

115. Mawji A, Vollman AR, Hatfield J, McNeil DA, Sauvé R. A incidência de plagiocefalia posicional: um estudo de coorte. Pediatrics 2013;132(2):298–304.

116. Pérez-Machado JL, Rodríguez-Fuentes G. [Relação entre a posição prona e a conquista do controle da cabeça aos 3 meses]. An Pediatr 2013;79(4):241–7.

117. Senju A, Shimono M, Tsuji M, Suga R, Shibata E, Fujino Y, et al. Incapacidade dos bebês de se erguer na posição prona e desenvolvimento subsequente. Pediatr Int [Internet] 2018;Disponível em: http://dx.doi.org/10.1111/ped.13632

118. Mukai S, Mukai C, Asaoka K. Anquiloglossia congênita com desvio da epiglote e laringe: sintomas e função respiratória em adultos. Ann Otol Rhinol Laryngol 1993;102(8 Pt 1):620–4.

Apêndice

A seguir estão os formulários que utilizamos para avaliação diagnóstica, exame clínico, orientações pós-operatórias e consultas de acompanhamento. Eles foram desenvolvidos para auxiliar profissionais no cuidado de bebês e crianças com frênulos orais alterados.

Questionário para Bebês
(Adaptado do Dr. Larry Kotlow, DDS)

Nome do bebê _____ Data de nascimento _____ Data de hoje _____

_____Masculino _____Feminino Peso ao nascer _____ Peso atual _____ Local de nascimento_____

_____Parto vaginal _____Parto cesárea Alguma complicação no parto? _____

Você está amamentando ou tirando leite com bomba? ___Sim ___Não Se não, há quanto tempo você parou de amamentar? _____

1. Os bebês geralmente recebem vitamina K ao nascer. Seu filho recebeu a injeção de vitamina K? _Sim _Não
2. Seu bebê foi prematuro? ___ Sim ___ Não Se sim, quantas semanas? _____
3. Seu filho tem alguma doença cardíaca ___ Sim ___ Não ou doenças hemorrágicas conhecidas? __Sim _Não
4. Alguma outra condição médica? _____
4. Seu filho já passou por alguma cirurgia? ___ Sim ____ Não Qual tipo? _____
5. Seu bebê apresentou alguma das seguintes situações? Marque/circule/explique conforme necessário.

___ Pega superficial no peito ou na mamadeira
___ Adormece no meio de uma mamada
___ Desliza ou sai do mamilo
___ Engasgos, engasgos ou tosse ao comer
___ Ganho de peso lento ou pobre
___ Soluços frequentes
___ Muitos soluços *no útero*
___ Mastigar ou mastigar o mamilo
___ A chupeta cai facilmente ou não fica no lugar
___ Ronco, respiração ruidosa ou respiração pela boca
___ Dormir pouco e acordar frequentemente
___ O bebê se mexe muito durante o sono/sono agitado
___ O bebê parece estar sempre com fome e não satisfeito
___Atraso no engatinhar ou andar

___ Os lábios se curvam para baixo ao amamentar ou tomar mamadeira
___ Ruídos de clique ou estalo ao comer
___ Bolhas ou calos nos lábios
___ Sintomas de cólica / O bebê chora muito
___ Sintomas de refluxo
___ Cospe com frequência? Quantidade / Frequência_____
___ Gasoso (bufa muito) / Frequentemente agitado
___ O leite vaza da boca durante a amamentação/mamadeira
___ O nariz parece congestionado com frequência
___ O bebê fica frustrado com o peito ou mamadeira
___ Constipação ou fezes irregulares
Quanto tempo demora para o bebê comer? _____
Com que frequência o bebê come? _____
Algo mais?

6. Seu filho está tomando algum medicamento? ___ Refluxo ____Candidíase Nome do medicamento: _____

7. Alguma cirurgia anterior para corrigir o freio da língua ou do lábio? (quando/onde) _____

8. Como você está mental/emocionalmente? _____

9. Você apresenta algum dos seguintes sinais ou sintomas atualmente ou no passado? Por favor, marque/circule/elabore.

___ Mamilos enrugados, achatados ou pálidos
___ Mamilos em formato de batom
___ Mamilos com bolhas ou cortes
Dor em uma escala de 0 a 10 na primeira pega ___
Dor (0-10) durante a amamentação _____
___ Sentimentos de desesperança/depressão

___ Drenagem mamária deficiente ou incompleta
___ Diminuição da produção de leite
___ Ductos obstruídos / ingurgitamento / mastite
___ Candidíase mamilar
___ Usando um protetor de mamilo
___ O bebê prefere um lado ao outro ___ (D/E)

Prestador de cuidados primários _____
Quiroprático/Fisioterapeuta/CST_____
Consultora de lactação _____
Assinatura do Médico _____

Outro terapeuta/provedor_____

Quem nos indicou para você? _____
A que distância você mora? _____

Alabama Tongue-Tie Center Infant Assessment

Patient name :   Date:

(To Be Completed by Doctor)

Lip-Tie :   1   2   3   4
Presentation: Thin / Thick   Fibrous /Fleshy   Corded / Triangular

Lip evaluation:
- Callus or blisters present on upper lip?   Y / N   Blisters on all lips? Y / N
- Upper lip curls up and out (flanges)?   Y / N
- Upper lip stretches and rolls to the tip of the nose? Y / N
- Gums blanch when raising lip? Y / N
- Muscle tone: tight / flexible

Buccal Ties: None   Speed bump in cheek   R / L   Limiting movement   R / L

Tongue evaluation:
Classification of Tongue-Tie: 1- submucosal   2- sl. visible   3-almost to tip   4- to the tip
Anterior Tongue-Tie
- *Frenum Width*: None - slight- <1mm - moderate 2-5mm - severe > 5mm
  1. Barrier to finger sweep: small speed bump / moderate bump / fence
  2. Blanches gum when tongue retracts Y / N
  3. Sore or blister on tip of tongue Y / N
- Shape of Tongue: Notched / forked / cupped / heart-shaped / folds down / square /
       blades / rounded / blunted
Posterior Tongue-Tie:
    Finger Sweep - speed bump, moderate bump, fence, tenting, Eiffel tower, cord
    Appearance
  1. None
  2. Short < 5mm. / Medium 5-10 mm. /long > 10 mm.
  3. Lingual fiber: Thin/ Thick
  4. Fiber Inserts: anterior 1/3, middle 1/3 , posterior 1/3
  5. Deep /Hidden (seen with retraction / *Submucosal*)
- Finger suction: None - weak - strong -// clamp or bite - disorganized
- Retains pacifier? Y / N
- Tongue cycle: continuous progressive wave - short burst with prolonged rest -
  humping push - pistons in and out – tremors - disorganized
- Tongue : posterior elevation -   anterior point   - sides curl – blades - cups
- Palate: Flat - Normal - High Arched - Bubble Palate
- Cleft : soft tissue/ boney

331

Formulário Pós-Operatório de Frenectomia para Bebês
(Adaptado do Dr. Greg Notestine, DDS)

INSTRUÇÕES PÓS-OPERATÓRIAS PARA LIBERAÇÃO DA LÍNGUA PRESA AO FREIO INFANTIL

Seu objetivo é que a área cicatrize e proporcione a maior mobilidade possível. Você deve fazer os alongamentos com o bebê deitado em um trocador, cama ou sofá, de costas para você, como durante o exame. Há um vídeo em nosso site, www.TongueTieAL.com. Entre em contato com o médico em até 7 a 10 dias, presencialmente ou virtualmente. **Comece a fazer os alongamentos cerca de 24 HORAS APÓS o procedimento** . Luvas (de preferência) ou mãos limpas com unhas aparadas devem ser usadas para os alongamentos.

1. Se o lábio ou as bochechas também estiverem liberados, primeiro coloque os dedos na dobra dos lábios e puxe o lábio ou a bochecha para cima e para fora o máximo possível, de modo que você possa ver o(s) losango(s) branco(s) aberto(s). **Empurre a(s) área(s) diretamente para dentro da dobra do tecido, com delicadeza, mas firmeza. SEGURE por 5 a 10 segundos para alongá-lo.** Algum sangramento é normal, mas se você notar um sangramento preocupante, ligue para nós ou, se for intenso, vá ao pronto-socorro.

2. Para a língua, use o polegar não dominante **para pressionar a gengiva inferior** e manter a boca aberta. Com o **dedo indicador dominante, empurre PARA BAIXO o assoalho da boca** , logo atrás da gengiva, e empurre lenta e firmemente a crosta para tensionar. **SEGURE por 5 a 10 segundos.** Pode sangrar um pouco no primeiro ou segundo dia, ou se reabrir. **A maior parte do estiramento ocorre, na verdade, na ASSOALHO da boca.**

3. O objetivo principal é abrir e ver o "diamante" no lábio e, principalmente, na língua. Se notar que ele está ficando tenso, estique/empurre um pouco mais para abri-lo novamente.

4. Repita isso **3 vezes ao dia durante 4 semanas.**

5. Se não puder acompanhar pessoalmente , faça um " **alongamento mais profundo** " e pressione com o dobro da força, **uma vez a cada 7 dias**, para garantir que o nódulo não volte a crescer. Há um vídeo em nosso site ou canal do YouTube. Você notará algum sangramento se o nódulo reabrir ou se esticar, o que significa que estava crescendo um pouco e agora está reaberto. Mantenha a pressão com uma gaze ou papel-toalha por 4 a 5 minutos e o nódulo irá parar. Os sintomas devem melhorar após o alongamento. **Em seguida, certifique-se de fazer alongamentos mais firmes daqui para frente, pois o nódulo estava se reconectando.**

6. Brinque na boca do seu filho algumas vezes ao dia (em outros horários) com os dedos limpos para reduzir o risco de causar aversão oral. Faça cócegas nos lábios, nas gengivas ou deixe seu filho chupar seu dedo.

7. A área liberada formará uma crosta úmida após o primeiro dia. Ela ficará branca e macia. Pode mudar de cor para amarela ou até verde. **Isso não é uma infecção** , mas apenas uma crosta na boca. A área branca/amarela diminuirá de tamanho a cada dia, mas A CICATRIZAÇÃO AINDA ESTÁ ACONTECENDO! Portanto, mesmo que a crosta branca não esteja tão visível, você deve continuar a alargar, ou a cirurgia poderá precisar ser repetida. Se tiver alguma dúvida, entre em contato com nosso consultório.

O acompanhamento com um consultor em lactação é fundamental durante a amamentação. Bebês que tomam mamadeira se beneficiarão de uma consulta com um terapeuta de alimentação. Um terapeuta corporal (quiroprático, fisioterapeuta, etc.) também é muito útil, e bebês com peso elevado podem não apresentar tantas mudanças. Você deve esperar uma mamada melhor por dia (duas mamadas melhores no segundo dia, etc.). Às vezes, há uma diferença imediata na amamentação, e às vezes leva de alguns dias a semanas. Contato pele a pele, banhos mornos e música suave podem ser muito benéficos para acalmar o bebê.

Para dor, administre TYLENOL INFANTIL ou GENEXA (orgânico) (160 mg/5 mL) a partir de AGORA e pelos próximos 2 a 3 dias a cada 4 a 6 horas. Para bebês de 2,7 kg, administre 1,25 mL, 3,1 kg, 1,5 mL, 3,6 kg, 1,7 mL, 4,2 kg, 1,9 mL, 4,5 kg, 2,1 mL e 5,0 kg, 2,3 mL. Bebês de 5,4 a 6,3 kg, 2,5 mL, 6,8 a 8,7 kg, 3 mL. De 8 a 10,5 kg, 3,75 mL, e de 11,9 kg, 5 mL. Se o seu filho tiver 6 meses de idade e pesar entre 5,4 e 8 kg, você pode administrar Motrin (ibuprofeno) INFANT na dose de 1,25 mL ou 1,875 mL se pesar mais de 8 kg. Se o seu bebê se recusar a mamar ou parecer estar com dor, verifique se a dose de Tylenol está correta e encontre uma forma alternativa de administrar leite ao bebê (mamadeira, seringa, copo).

O lábio do seu filho pode inchar levemente por alguns dias, e as áreas liberadas ficarão doloridas por alguns dias. Em uma semana, a aparência estará bem melhor, e em 2 a 3 semanas, a aparência estará bem melhor e quase normal. Em caso de dúvidas, ligue para 205-419-4333 ou, para assuntos urgentes fora do horário comercial, entre em contato com o celular do Dr. Baxter pelo telefone #### ou com o celular do Dr. Trego pelo telefone #####. Em caso de emergência, ligue para o 911.

Questionário de Língua Presa para Crianças

Nome do Paciente_____Aniversário _____Idade____ Data de Hoje   _____

Questões médicas: _____   Tomada de medicamentos: _____

Alergias:_____Corte anterior da língua/lábio? (quando/onde)_____

Seu filho passou por algum dos seguintes problemas? Verifique ou explique conforme necessário.

Discurso
___ Frustração com a comunicação
___ Difícil de entender pelos pais
___ Difícil de entender para pessoas de fora
___ %Porcentagem de vezes que você entende seu filho___ Dificuldade
para falar rápido
___ Dificuldade em pronunciar as palavras/procurar palavras
___ Problemas com sons (quais?)_____
___ Atraso na fala (quando?)_____
___ Gagueira
___ A fala é mais difícil de entender em frases longas
___ Fonoaudiologia (quanto tempo)_____
___Resmungando ou falando baixinho
___ "BabyTalks" ou usa voz de bebê

Alimentação
___ Frustração ao comer
___ Dificuldade de transição para alimentos sólidos
___ Come mais devagar/não termina as refeições
___ Apetite pequeno/peso problemático
___ Pastagens na comida ao longo do dia
___ Embalandocomidaincheekslikeachipmunk
___ Comedor exigente/com texturas (quais?)_____
___ Engasgando ou se engasgando com comida
___Spitsoutfood
___ Não vou experimentar novos alimentos
___ ConstipaçãoRefluxo
___ (medicado ou não)
___ Afeta a dinâmica familiar (não pode comer fora, etc.)

Problemas de amamentação ou alimentação com mamadeira em bebês
___ Amamentação dolorosa ou pega superficial
___ Ganho de peso ruim
___ Refluxo ou cuspir
___Gasoso(tootedalot)comobebê
___ Leite vazando da boca / comedor bagunceiro
___ Pobre oferta de leite
___ Protetor de mamilo necessário para amamentação
___ Ruído de clique ou estalo ao comer
___ Criedalot/colicasbaby
___ Outro:
___

Problemas de sono
___Dorme em posições estranhas (de baixo para cima)
___ Dorme inquieto/chuta/se move muito
___ Acorda facilmente ou frequentemente
___ Molha a cama
___ Acorda cansado e não revigorado
___ Ranger os dentes enquanto dorme
___ Dorme com a boca aberta
___ Ronca durante o sono (com que frequência)_____
___ Suspira por ar ou para de respirar (apneia do sono)
___Terrores noturnos (acordando gritando)

Outras questões relacionadas
___ Tensão ou dor no pescoço ou ombro
___ TMJPain, clicando ou estalando
___ Dores de cabeça ou enxaquecas
___ Reflexo de forte gagre
___Chupada prolongada no dedo/uso de chupeta
___ Boca aberta/respiração pela boca durante o dia
___ Amígdalas soradenóides removidas anteriormente
___ Eartubespreviously /lotsofearinfections
___ Hiperatividade/Desatenção
___Atraso na caminhada ou no engatinhar (agora ou mais cedo)

Problemas com gravata labial
___ Lutas mais difíceis para escovar os dentes superiores
___Os dentes de cima não aparecem quando sorrimos
___Espaço entre dois dentes da frente
___ Cáries nos dentes da frente
___ Problema em comer de uma colher/virar a colher
___ Problemas com sons B. P. Mor W
___Dificuldade em respirar pelo nariz
Algum outro problema ou preocupação?

Provedor de cuidados primários   _____Quiroprático/Fisioterapeuta/CST_____

Terapeuta da fala/alimentação _____   OutroTerapeuta/Provedor_____

Quem nos indicou?   _____   Quão longe você mora?   _____

Assinatura do Médico_____

Instruções Pós-Operatórias para Crianças
(Adaptado do Dr. Greg Notestine, DDS)

INSTRUÇÕES PÓS-OPERATÓRIAS PARA LIBERAÇÃO DE FRICÇÃO DA LÍNGUA E DO LÁBIO LIBERAÇÃO DA LÍNGUA PRESA

Seu objetivo é curar e reformar a área o máximo possível para dar o máximo de mobilidade.

1. **INICIANDO 24 HORAS DEPOIS:** Com um dedo limpo ou enluvado, empurre PARA BAIXO atrás dos dentes no assoalho da boca e deslize/empurre para dentro e para cima da língua (no diamante), levantando a língua na parte superior do diamante no meio da língua. Seu objetivo é ver todo o diamante se abrir e alongar. **MANTENHA o ESTICAMENTO por 5 a 10 segundos.** Pode sangrar um pouco quando for esticado ou reaberto. Isso não é uma preocupação. Tente fazer disso uma brincadeira, se possível, e mantenha-o lúdico, ou suborno também pode funcionar. Alongamentos podem não ser agradáveis, mas são cruciais para alcançar os melhores resultados para seu filho. Se houvesse uma maneira melhor, certamente faríamos isso, pois também detestamos alongamentos!
2. Repita isso **2 vezes ao dia durante 4 semanas. Alongamentos de qualidade são essenciais.**
3. Incentive a criança (a partir de 4 anos) a movimentar a língua o máximo possível, esticando-a para fora e segurando por 10 segundos, para a esquerda, para a direita, abrindo bem, levantando, pintando o teto, fazendo estalos e limpando os dentes. Faça esses exercícios com a maior frequência possível, mas tente 3 vezes ao dia ou conforme orientação do seu terapeuta.

LIBERAÇÃO DE LABIAL/BUCAL

O objetivo é que o lábio cicatrize e consiga se levantar o mais alto possível.

1. **INICIANDO 24 HORAS DEPOIS:** Puxe o lábio o mais alto possível, alto o suficiente para pressionar contra o nariz. Você quer ver todo o diamante branco se abrir. **EM SEGUIDA** , pressione lenta e firmemente sobre a ferida, **TODA** a dobra do tecido, e **SEGURE por 5 a 10 segundos** para manter o diamante aberto. Pode sangrar um pouco quando isso for feito, mas não se preocupe. Tente fazer disso uma brincadeira e mantenha-a divertida, ou suborno também pode funcionar.
2. Repita **2 vezes ao dia durante 4 semanas. A chave é uma pressão lenta e firme.**

A área liberada formará uma crosta úmida após o primeiro dia. Ela ficará branca ou amarelada e macia porque está úmida **(não infectada)**. É contra essa área que você pressionará. A cicatrização ocorrerá sob a crosta, como um arranhão em qualquer outra parte do corpo. A área branca diminuirá a cada dia, mas a cicatrização ainda está acontecendo! Portanto, mesmo que a crosta branca cicatrize, você DEVE continuar o alongamento, ou o novo frênulo não será tão longo quanto possível, e a cirurgia poderá precisar ser repetida.

A criança pode comer qualquer alimento que tolerar. O alívio da dor é necessário nos primeiros dias. Administre Motrin (ibuprofeno) ou Tylenol conforme as instruções da embalagem, com base no peso. Se o freio labial for liberado, o lábio da criança pode inchar levemente naquela noite ou no dia seguinte. É normal e diminuirá após um ou dois dias. A ferida ficará dolorida por alguns dias, em uma semana parecerá muito melhor e em duas semanas parecerá quase normal. Uma leve febre é normal no primeiro dia. Eles devem comer e dormir normalmente. Se você estiver preocupado que ele esteja se juntando novamente, volte para uma consulta ou envie uma foto por e-mail. O tratamento com um terapeuta miofuncional e terapeuta corporal (quiroprático, cst) é recomendado para reabilitação completa.

Caso tenha alguma dúvida, ligue para 205-419-4333 ou para o celular do Dr. Baxter no número ########.

INSTRUÇÕES PÓS OPERATÓRIAS PARA FRENECTOMIA

Frenectomia lingual

Seu objetivo é resolver e reposicionar o frênulo lingual o mais posterior possível.

1. Com o dedo limpo ou enluvado, levante a língua na parte superior do diamante no meio da língua. Seu objetivo é ver todo o diamante se abrir e aumentar. Pode sangrar um pouco quando esticado ou reaberto. Isso não é uma preocupação. Comece a fazer na manhã seguinte da cirurgia. Tente fazer disso uma brincadeira e manter o mais divertido possível.

2. Repita 3 vezes durante o dia, em horários variados e durante 4 semanas.

3. Estimule a criança a movimentar a língua o máximo possível como por exemplo: colocando a língua para fora e manter por 10 segundos, para a esquerda, para a direita, abrir a boca e levantar, fazer cliques e limpar o lado dos dentes que fica para a bochecha. Faça os exercícios o máximo de frequência possível, porém tente fazer, no mínimo, 4 vezes ao dia.

Questionário de Acompanhamento para Crianças

Nome do paciente   Data de Nascimento

Data: Dias desde o procedimento

Seu filho experimentou melhoras ou mudanças em algum dos seguintes problemas?
Instruções: Marque quaisquer problemas anteriores que tenham melhorado.

Fala

Mais fácil de se comunicar
Mais fácil de ser entendido (a) pelos pais
Mais fácil de se fazer entender por quem é estranho
Entende mais palavras que filho (a) diz
Mais fácil de falar rápido
Mais fácil de pronunciar as palavras (sem procurar palavras)
Mais fácil com sons (quais)?
Novas palavras?
Menos gagueira?
Fala mais fácil de entender em frases longas
Menos resmungando ou falando baixinho
Menos "fala de bebê"

Alimentação

Menos frustração ao comer
Mais fácil de comer alimentos sólidos
Come mais rápido
Termina melhor as refeições
Menos consumo de comida ao longo do dia
Deposita menos comida nos cantos da boca
Menos exigência com texturas
Menos engasgos
Cospe menos comida
Outro

Problemas do sono

Dorme menos em posições estranhas
Menos chutes e movimentos à noite
Molha menos a cama
Acorda menos cansado e mais revigorado
Range menos os dentes enquanto dorme
Dorme menos com boca aberta
Ronca menos durante o sono
Tem menos falta de ar ou parada respiratória durante o sono

Outros problemas

Menos dor ou tensão no pescoço ou nos ombros
Menos dor, cliques ou estalos na ATM
Menos dor de cabeça ou enxaquecas
Menor reflexo de vômito
Fica menos de boca aberta ou respira menos pela boca durante o dia
Menos refluxo
Melhor capacidade de atenção
Menos problemas de hiperatividade
Menos constipação intestinal

Quanta melhora observou após a frenectomia? Marque com um círculo.

Fala

Melhora significativa/ Melhoria moderada/ Melhoria ligeira/ Sem alteração

Alimentação

Melhora significativa/ Melhoria moderada/ Melhoria ligeira/ Sem alteração

Sono

Melhora significativa/ Melhoria moderada/ Melhoria ligeira/ Sem alteração

Sobre os Autores

Richard Baxter, DMD, MS

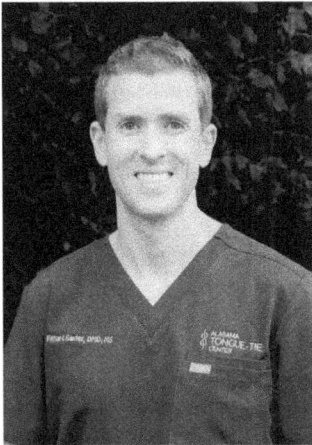

Dr. Richard Baxter é odontopediatra e cirurgião a laser, ambos com certificação por conselho. Ele vive em Birmingham, Alabama, com sua esposa Tara e suas três filhas: Hannah, Noelle e Molly. É fundador e proprietário da Shelby Pediatric Dentistry e do Alabama Tongue-Tie Center, onde utiliza o laser de CO_2 para tratar frênulos orais alterados que afetam a amamentação, fala, saúde bucal, sono e alimentação. Ele mesmo teve língua presa e suas três filhas foram tratadas ainda no nascimento para língua e frênulo labial presos, o que torna esse assunto profundamente pessoal para ele. No tempo livre, Dr. Baxter gosta de estar com a família, ler e praticar atividades ao ar livre. Ele também participa de diversas missões odontológicas internacionais e atualmente está envolvido em vários projetos de pesquisa e educação voltados ao tema dos frênulos orais alterados.

Megan Musso, MA, CCC-SLP

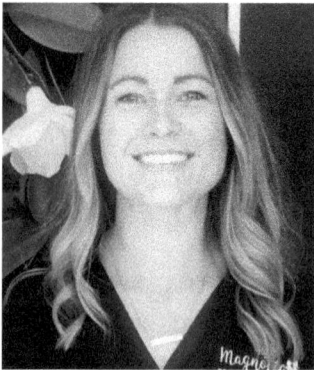

Megan Musso é uma Patologista da Fala licenciada e certificada, além de fundadora e proprietária da Magnolia Pediatric Therapy em Lake Charles, Louisiana. Ela se formou com bacharelado e mestrado na Louisiana State University e, desde então, tem seguido sua paixão pela alimentação pediátrica e intervenção precoce. As experiências de Megan ao trabalhar com a população pediátrica incluem o tratamento de distúrbios alimentares em bebês e crianças com frênulos alterados, bebês clinicamente frágeis, adolescentes com necessidades especiais e crianças em desenvolvimento normal com aversão oral ou seletividade alimentar. Em seu tempo livre, Megan gosta de tomar um bom café, viajar com seu marido e treinar atletismo na Barbe High School.

Lauren Hughes, MS, CCC-SLP

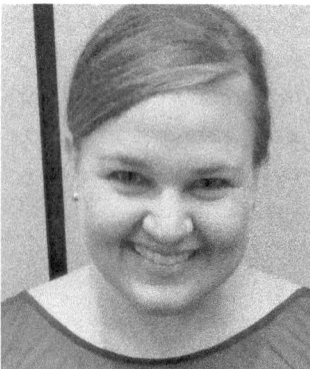

Lauren Hughes é uma Patologista da Fala certificada e proprietária da Expressions Pediatric Therapy em Birmingham, AL. Ela obteve seu mestrado na University of Southern Mississippi e buscou treinamento para aprimorar sua compreensão de distúrbios alimentares, motor oral, fala e linguagem, a fim de oferecer os melhores serviços de qualidade para seus clientes. No seu tempo livre, Lauren gosta de ler, passar tempo com amigos, assistir a um bom filme e viajar para novos lugares.

Lisa Lahey, RN, IBCLC, COMS

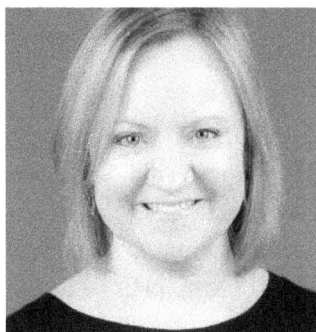

Lisa trabalha na área de saúde materno-infantil como enfermeira registrada e consultora em alimentação há 22 anos, inicialmente no ambiente hospitalar de Trabalho de Parto, pós-parto, UTI Neonatal e berçário. Como IBCLC por 19 anos, Lisa tem um interesse especial em frênulos alterados e terapia miofuncional, e fez muitos treinamentos e cursos além de seu diploma de enfermagem para fornecer expertise aos seus pacientes. Atualmente, Lisa oferece consultas em amamentação e modalidades holísticas para questões complexas de amamentação em sua clínica particular, Advanced Breastfeeding Care. Lisa também trabalha em um consultório de ortopedia funcional em Indianapolis, IN, fornecendo avaliação miofuncional e terapia para bebês, crianças e adultos. Lisa ministra um curso de Mestrado em IBCLC com outros colegas sobre avaliação de frênulos e reabilitação oral. Ela gosta de viajar com seu marido e seus 5 filhos para Parques Nacionais para desconectar e apreciar a natureza.

Paula Fabbie, RDH, BS, COM

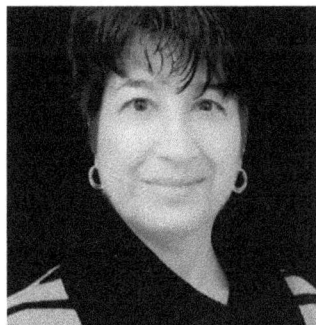

Paula Fabbie, RDH, BS, COM (terapeuta miofuncional orofacial certificada pela IAOM) faz consultas, palestras e escreve artigos sobre distúrbios miofuncionais orofaciais (DMOs) e como eles impactam a saúde geral e o sono. Paula oferece uma perspectiva única sobre princípios comprovados de postura oral em repouso combinados com ciência baseada em evidências para ajudar seus pacientes a alcançar metas miofuncionais e respiração funcional. Ela opera a Paula Fabbie, LLC, onde fornece serviços miofuncionais.

Marty Lovvorn, DC

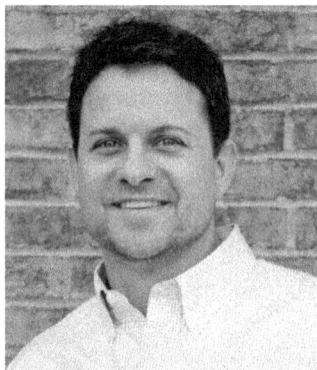

Dr. Marty Lovvorn é o fundador e principal médico Gonstead da Precision Chiropractic of Alabama. Dr. Lovvorn é formado pela Auburn University (B.S.) e pela Life University (D.C). Ele dedica sua atenção à especialização na renomada Técnica Gonstead e concentra-se no desenvolvimento pediátrico, cuidados na gravidez e pré-natal, recuperação de lesões atléticas e saúde adulta. Ele é apaixonado por causar um impacto duradouro por meio da educação e aplicação de cuidados quiropráticos baseados em princípios. Dr. Lovvorn, sua esposa e dois filhos vivem em Birmingham, AL, onde desfrutam de atividades recreativas ao ar livre e momentos em família.

Michelle Emanuel, OTR/L, NBCR, CST, CIMI, RYT200

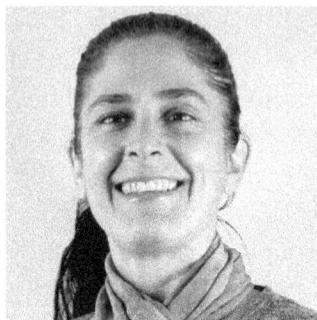

Michelle é uma terapeuta ocupacional neonatal/pediátrica, reflexologista certificada pelo conselho nacional, terapeuta crânio-sacral certificada, instrutora certificada de massagem para bebês e professora de yoga registrada especializada em bebês antes de engatinhar. Por 17 anos, ela trabalhou no Cincinnati Children 's Hospital Medical Center, tanto em ambientes hospitalares/UTIN quanto em ambientes ambulatoriais. Durante esse período, Michelle desenvolveu o Método TummyTime!™ (TTM) para ajudar pais e bebês a superar desafios e curtir esse tempo de bruços. Ela também educa, certifica e orienta profissionais para se tornarem certificados no TTM. Nos últimos anos, Michelle tem atuado em tempo integral em sua prática privada, avaliando e tratando bebês com disfunção do nervo craniano (DNC), frênulos alterados (TOTs) e preocupações orais motoras/desenvolvimentais de bebês antes de engatinhar. Ela também viaja extensivamente ensinando seu currículo, colabora e ensina com outros profissionais de TOTs, e faz parte do corpo docente da Academy of Orofacial Myofunctional Therapy. Michelle mora em Cincinnati com seus três filhos, um filho na faculdade e duas filhas, ambas no ensino médio.

Renata Nehme, RDH, BSDH, COM®

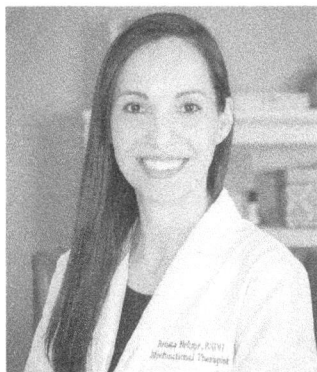

Renata é especialista em Terapia Miofuncional Orofacial, com formação em Higiene Dentária pela Armstrong Atlantic State University e bacharelado pela Georgia Highlands University. É fundadora da Airway Circle, uma comunidade multidisciplinar voltada à educação em saúde das vias aéreas, e da Myo Moves, clínica que oferece terapia miofuncional online para pacientes em mais de 30 países, com mais de 800 atendimentos realizados. Renata é certificada pela International Association of Orofacial Myology (IAOM), atua com foco em respiração, sono, desenvolvimento orofacial e distúrbios miofuncionais, e é palestrante internacional. É também apresentadora do podcast *Beauty of Breathing*, onde entrevista especialistas e compartilha conteúdos sobre saúde integrativa. É mãe da Zoe e do Benny — ambos nasceram com língua presa e frênulo labial alterado.

Aprendizado Online.
Tratamento Transformador.

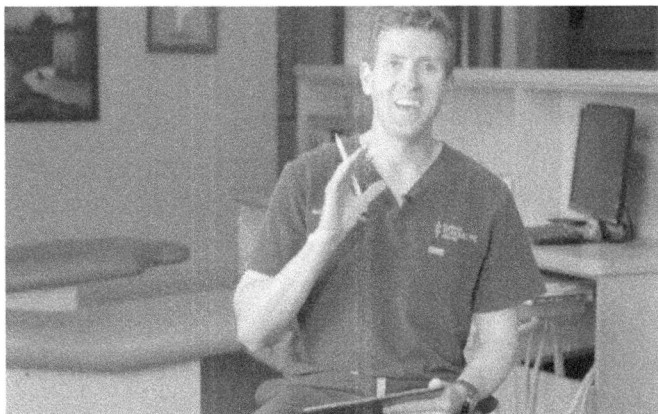

Neste curso online extensivo, o Dr. Richard Baxter explica detalhadamente como avaliar, diagnosticar e tratar pacientes com frênulos orais alterados. O conteúdo abrange uma base teórica sólida sobre língua presa e seus efeitos ao longo da vida, além da apresentação de dezenas de casos clínicos e um resumo das pesquisas mais recentes. Um módulo com foco na prática profissional aborda treinamento de equipe, faturamento e questões de convênio, além de orientações sobre como iniciar o atendimento a pacientes com língua presa. Por fim, vídeos completos de consultas, procedimentos e acompanhamentos permitem que profissionais acompanhem o fluxo clínico do consultório sem precisar viajar ou interromper suas atividades. Inscreva-se hoje mesmo para aprender no seu próprio ritmo e comece a tratar pacientes com segurança e confiança.

Saiba mais e inscreva-se para o curso online aqui:
www.TongueTie.com

www.ingramcontent.com/pod-product-compliance
Lightning Source LLC
Chambersburg PA
CBHW021613270326
41931CB00008B/682